建成环境与人群健康研究丛书

国家自然科学基金资助项目

基于步行行为的主动式健康干预的住区环境研究 (项目编号：51278503)

社区公园缓解人群精神压力的绩效及空间优化研究 (项目编号：51478057)

住区步行环境对人群健康的主动式干预：理论、方法与实践

ZHUQU BUXING HUANJING DUI RENQUN JIANKANG DE
ZHUDONGSHI GANYU : LILUN FANGFA YU SHIJIAN

谭少华　等著

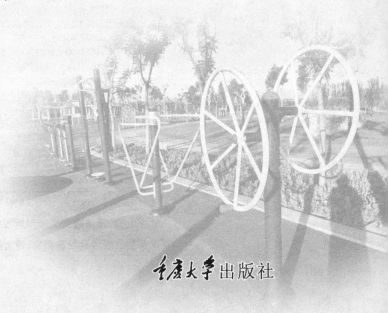

重庆大学出版社

内容简介

小汽车及家庭生活电器的普及促使人们体力活动日益减少,人群慢性疾病愈发突出,因此在医学的治疗、防控基础上利用好城乡规划的"干预-约束"手段来提升人们的生活品质势在必行。本书从人们步行的设施完备、高效便捷和优质体验出发,构建了促进人群主动步行的住区步行环境理论框架,分别对邻近性、安全性、连通性、可达性、舒适性与审美性等影响住区步行环境特征的空间形态因子进行了实证检验,探讨了住区步行环境特征对人群主动步行出行的影响效果与作用机理。

本书可供城乡规划学、风景园林学、建筑学、地理学、环境艺术设计等研究、设计人员参考,也可供相关专业师生阅读。

图书在版编目(CIP)数据

住区步行环境对人群健康的主动式干预:理论、方法与实践/谭少华等著. -- 重庆:重庆大学出版社,2019.11
(建成环境与人群健康研究丛书)
ISBN 978-7-5689-1674-5

Ⅰ.①住… Ⅱ.①谭… Ⅲ.①居住环境—影响—居民—健康状况—研究 Ⅳ.①R195

中国版本图书馆 CIP 数据核字(2019)第 172270 号

建成环境与人群健康研究丛书
住区步行环境对人群健康的主动式干预:理论、方法与实践
谭少华 等著
策划编辑:王 婷
责任编辑:姜 凤 版式设计:王 婷
责任校对:万清菊 责任印制:张 策

*

重庆大学出版社出版发行
出版人:饶帮华
社址:重庆市沙坪坝区大学城西路 21 号
邮编:401331
电话:(023)88617190 88617185(中小学)
传真:(023)88617186 88617166
网址:http://www.cqup.com.cn
邮箱:fxk@cqup.com.cn(营销中心)
全国新华书店经销
重庆市正前方彩色印刷有限公司印刷

*

开本:787mm×1092mm 1/16 印张:15.5 字数:297千
2019 年 11 月第 1 版 2019 年 11 月第 1 次印刷
ISBN 978-7-5689-1674-5 定价:39.00 元

　　早期的城乡规划学"脱胎"于建筑学,随着建筑学科参与根治"城市病"工作的深入,促使城乡规划学逐步从建筑学中剥离,并逐渐发展成为新的一级学科。自20世纪90年代开始,在探索城乡规划一级学科构建设想的同时,我们也在思考城乡规划学的"本原问题"。我们认为,新组建的城乡规划一级学科包含着两个基本问题需要解决,即探寻"城市发展规律"和深刻领悟"人的生活需求"。而"城市发展规律"太庞大,也太复杂,单个研究团队小范围的研究力量难以有效地推进相关研究,因此,十多年前,我们开始重点关注建成环境中"人的生活需求",特别是建成环境中人群健康方面的具体需求。

　　城乡规划关注人群健康需求并不是说我们能取代医生。随着医疗技术水平的提升,人们的健康水平得到了极大提升。但是,我们同时也面临许多新的健康问题,例如,小汽车及家庭生活电器普及促使人们体力活动日益减少;高密度的城市建成环境使人们离自然环境越来越远,进一步引发失眠、抑郁症等精神类疾病等。面对人群健康状况的新变化,医疗卫生领域的应对思路逐步从传统的"治病"向"治病与预防"相结合发生了转变,更加注重对健康问题的主动式干预。从城乡规划的学科层面看,我们关注的人群健康需求具体是指"通过适宜的人居环境建设,引导人们的健康生活方式,约束不健康的生活习惯和行为,实现人居环境对人群健康主动式干预的目的"。因此,现代城乡规划学除了考虑公平、效率、可持续等基本准则外,还需要考虑"健康"——不仅仅包括城市的健康,还包括城市中"人的健康"。

　　在考虑规划学科回应"人的健康"问题时,本书主要以促进体力活动为出发点,从理论与实践两个层面对住区步行环境的构建进行了探索。在理论层面,首先本书认为城乡规划学科对建成环境的影响,其实质是对环境的主动式干预,从提升体力活动的角度而言,这种干预过程主要表现为塑造促进人们主动步行出行的住区步行环境;其次,在厘清了环境对步行行为的干预机制主要表现在倾向、促成与强化三个层面的基础上,建构了由设施完备、高效便捷和优质体验三部分构成的住区步行环境理论框架。而在实践层面,本书以川渝地区为调查对象,分别对影响住区步行环境三类特征的空间形态因子(设施完备——邻近性和安全性,高效便捷——连通性和可达性，优质体验——舒适性和审美性）进行了实证检验。研究结果显示：邻近性决定了人群主动步行出行的意愿，安全性在消除人们对机动车主导的现代街道产生的步行安全隐患方面起到重要作用，连通性能直接促进人们便捷的主动步行出行外，可达性能消除人们主动步行出行的阻隔，舒适性决定了人们能否产生持续的步行出行，审美性除了刺激人们持续的步行出行外，还能丰富步行空间、促进住区交往活动。基于以上认识，我们尝试提出了适宜步行的理想住区模式。

事实上，我们有一个基本观点，城乡规划学科最基本的标尺或者本原的工具是"干预-约束"，我们如何用好这一工具，营造适宜的建成环境来引导大家的健康生活，是其中关键的科学问题。从住区步行环境的系列研究中得到的启示是：我们可以通过有效的规划布局，提高步行概率、步行频率，从而间接地促进健康。因此，城乡规划学科参与公共健康，不是取代医疗卫生领域所起的作用，而是利用好规划的"干预-约束"手段来提升人们的生活品质，增加人群的体力活动。

衷心感谢国家自然科学基金委员会对本项目的大力资助。感谢重庆大学建筑城规学院的魏皓严教授、孙忠伟高级工程师和曹风晓、周俞男、鲁斐栋、张青、黄缘罡等研究生，他们为本项目提供了很多颇有价值的理论观点与实践成果。鲁斐栋、张青、黄缘罡、王莹亮、韩玲、李建鑫、李英侠等研究生参与了本书的初稿撰写工作；邓壹心、董泽鑫、高银宝、何琪潇、李钰博、申纪泽、孙芳、孙雅文、周宗润等研究生协助整理和完善了相关研究材料，并为本书绘制了部分插图，他们为本书的最终完成作出了重要贡献。感谢重庆大学出版社的编辑，他们的职业精神促成了本书的出版。

当然，建成环境和人群健康方向的研究是一个交叉性强、发展节奏快、涉及面广的课题，本书仅以促进体力活动为出发点，以住区步行环境建设为研究内容，在前辈和专家学者研究成果的基础上，尝试提出自己的一些研究思路和方法。

鉴于作者水平有限，书中难免存在不足之处，恳请读者批评指正！

谭少华　等

2018 年 12 月

Contents 目 录

1 建成环境干预人群健康研究的迫切性

1.1 人群健康视角下城市步行环境研究缘起

人的健康是人类关注的永恒话题之一。进入 20 世纪以来,城市快速发展引领物质财富大幅增长的同时,环境的恶化和生活方式的改变却引发了新的健康问题,特别是当今许多慢性病(如肥胖、心脑血管疾病、中风和糖尿病等)逐渐呈上升趋势,已严重威胁到人类的生存与健康。肥胖等慢性病的发生虽然与遗传和个体差异有关,但是越来越多的证据显示,这些慢性疾病的产生与现代城市生活有着密不可分的关系,过长时间伏案工作、不参与运动、缺乏体力活动、依赖机动车出行等生活习惯和现代化的生活方式是导致这些慢性病迅速增长的直接原因之一。已经有越来越多的研究证明了体力活动能够降低冠心病、高血压、高血脂、Ⅱ型糖尿病、肥胖、焦虑、抑郁等慢性病的发病率,进而促进人群健康。

步行作为促进人群健康最基本的体力活动形式之一,是防治肥胖、心脑血管疾病、Ⅱ型糖尿病、骨关节疾病及精神疾病等慢性疾病的有效方法。国内一些学者就步行量与血压水平、三酰甘油水平、体重、体重指数(BMI)、腰围和腰臀比等指标的关系进行研究,证实了步行对健康的促进作用。而从城市环境角度来看,步行不仅是一种健康绿色的出行方式,还在减少环境污染、降低出行成本、增强社会效益等方面发挥的重要作用也已被证实。可以说,步行的多方面作用更加凸显了营造适宜步行城市环境的重要性。在中国经济高速发展的背景下,机动车数量以及其所带来的交通量迅猛发展,城市交通政策也逐步偏向机动车交通,而且越来越多的城市规划关注城市如何适应小汽车的增长却忽视了人性尺度的城市空间建设,致使城市结构的碎片化以及城市空间质量不断恶化(潘海啸,2011),特别是在城市建设过程中,城市蔓延、超大街区尺度、门禁社区、公共空间私有化以及缺乏步行自行车设施等诸多因素进一步导致城市步行环境的不断恶化(Day et al.,2013)。在此背景下,本书立足城乡规划学、公共健康学、行为学、心理学、环境设计等多学科交叉视角,以优化城市建成环境,提升居民健康水平为宗旨,以空间干预促进步行活动为主要途径,将人的心理感知、行为活动等要素融入城市建成环境研究中,在探讨城市建成环境与步行活动关系的前提下,着重研究这些关系对人群健康的影响效果与作用机理。

1.2 研究中的几个科学问题

1.2.1 体力活动是有效缓解慢性病的重要途径

当今全球许多慢性病逐渐呈上升趋势。据世界卫生组织（WHO）2017 年发布的《2017 世界卫生统计报告》（*World Health Statistics 2017*）显示，有 4 000 万人死于慢性非传染性疾病，占据总死亡人数（5 600 万人）的 71.4%。同年，国家卫生和计划生育委员会发布了我国首个利用大数据系统解读的家庭健康状况报告——《中国家庭健康大数据报告》显示，2017 年在线就诊中慢性病患者数量较 2013 年增加 8.2%，有 53.2% 的被访者家人患有慢性病；此外与 2013 年数据相比，2017 年一线城市白领中高血压患者平均年龄下降了约 0.8 岁，不良生活方式导致的普遍性"亚健康"状态出现了进一步恶化趋势，高血压、糖尿病等传统意义上的老年疾病，开始向更年轻的群体蔓延。

慢性病已成为我国城乡居民死亡的主要原因。城市和农村慢性病死亡的比例分别高达 85.3% 和 79.5%，许多贫困县也达到 60%，并且，城市比农村地区慢性病死亡比例更高（中国慢性病报告，2006）。慢性病造成的经济损失同样惊人，估计我国未来 10 年内，仅心脏病、中风和糖尿病导致过早死亡的国民收入损失将高达 5 580 亿美元（中国科学院，2009），预计至 2025 年，慢性病引发的相关经济损失将占我国 GDP 总量的 9%（中国科学院，2009）。对此，国务院办公厅发布了《中国防治慢性病中长期规划（2017—2025 年）》，这是首次以国务院名义印发的慢性病防治规划，明确提出，到 2020 年和 2025 年，力争 30～70 岁人群因心脑血管疾病、癌症、慢性呼吸系统疾病和糖尿病的过早死亡率分别较 2015 年降低 10% 和 20% 的核心目标，并提出了 16 项具体工作指标（表 1.1）。在此基础上按照从主体到支持性环境的顺序，针对政策支持、社会支持和技术支持等方面提出了慢性病防治的措施要求。

表 1.1 中国慢性病防治中长期规划（2017—2025 年）主要指标

主要指标	基线	2020 年	2025 年	属性
心脑血管疾病死亡率	241.3/10 万	下降 10%	下降 15%	预期性
总体癌症 5 年生存率	30.9%	提高 5%	提高 10%	预期性
高发地区重点癌种早诊率	48%	55%	60%	预期性
70 岁以下人群慢性呼吸系统疾病死亡率	11.96/10 万	下降 10%	下降 15%	预期性

续表

主要指标	基线	2020 年	2025 年	属性
40 岁以上居民肺功能检测率	7.1%	15%	25%	预期性
高血压患者管理人数	8 835 万人	10 000 万人	11 000 万人	预期性
糖尿病患者管理人数	2 614 万人	3 500 万人	4 000 万人	预期性
高血压、糖尿病患者规范管理率	50%	60%	70%	预期性
35 岁以上居民年度血脂检测率	19.4%	25%	30%	预期性
65 岁以上老年人中医药健康管理率	45%	65%	80%	预期性
居民健康素养水平	10%	大于 20%	25%	预期性
全民健康生活方式行动县(区)覆盖率	80.9%	90%	95%	预期性
经常参加体育锻炼的人数	3.6 亿人	4.35 亿人	5 亿人	预期性
15 岁以上人群吸烟率	27.7%	控制在 25%以内	控制在 20%以内	预期性
人均每日食盐摄入量	10.5 g	下降 10%	下降 15%	预期性
国家慢性病综合防控示范区覆盖率	9.3%	15%	20%	预期性

资料来源:《中国防治慢性病中长期规划(2017—2025 年)》(国办发〔2017〕12 号)。

　　除以上工作指标外,现代医学研究证实,许多慢性病还与肥胖有着密切关系。从美国等发达国家的情况来看,低劣的卫生设施与环境已不再是影响人们健康问题的首要原因,取而代之的是诸如缺乏体力活动的生产条件和生活环境等诱发肥胖等原因(Jackson et al.,2003)。肥胖所引发的众多健康问题尤为严重。美国疾病控制与预防中心报告显示,美国大约 37% 的成年人处于超重(体重指数 25~29.9 kg/m²),22% 的成年人处于肥胖(体重指数大于或等于 30 kg/m²)(Vojnovic et al.,2006)。《中国居民营养与慢性病状况报告(2015 年)》显示,全国 18 岁及以上成人超重率为 30.1%,肥胖率为 11.9%,比 2002 年上升了 7.3 个百分点和 4.8 个百分点;6~17 岁儿童青少年超重率为 9.6%,肥胖率为 6.4%,比 2002 年上升了 5.1 个百分点和 4.3 个百分点,不论成人还是青少年,超重肥胖增长幅度都高于发达国家。并且超过 80% 的肥胖者有糖尿病、高血压、高胆固醇、冠心病、骨关节炎、胆囊炎等疾病,大约 40% 的肥胖者同时患有上述多种疾病。不容置疑,这些慢性病产生的严重后果已严重威胁人类的生存,抗击慢性病对我国人民健康和社会的危害已刻不容缓。

　　肥胖等慢性病发生原因是多方面的,诸如遗传、个体差异、饮食、身体锻炼和环境因素等。但是,人类遗传基因的改变不可能在短期内如此迅速。从本质上看,肥胖是身体消耗的能量低于摄入的能量所产生的。越来越多的证据显示，过长时间伏案工作、不参与运动、缺乏体力活动、依赖机动车出行等生活习惯和现代化的生活方式是产生这些慢性病迅速增长的直接原因之一（Hansmann et al.，2007；Jackson，2003）。据统计，我国成年人每周平均体力活动量1991—2006年15年间下降了32%（Ng et al.，2009）。

有效的体力活动是减少肥胖等慢性病发生的重要途径之一。2017年《Nature》杂志刊登的斯坦福大学相关研究显示，肥胖率的高低和体力活动密切相关，体力活动量越高（每日步数越多），体力活动差异性（Activity inequality）（如一个地区的居民每天步行的步数相近，则意味着体力活动差异性小）越小，肥胖率越低（Althoff，et al.，2017），如图1.1和图1.2所示。

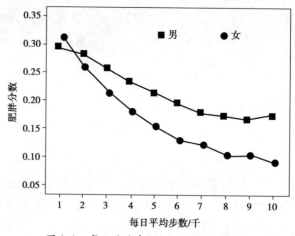

图1.1　每日平均步数与肥胖分数的关系

（资料来源：Althoff T，Sosič R，Hicks J L，et al. Large-scale physical activity data reveal worldwide activity inequality［J］. Nature，2017，547（7663）：336-339.）

同样，吸引人们主动步行、骑行、与健身锻炼等增加人群体力活动机会的人居环境（即主动式健康干预的人居环境）是消除肥胖，有效增强人群健康、遏制慢性病发生的重要途径（谭少华 等，2010b），科学合理的规划可以提高城市的步行适宜性，引发人群主动步行的意愿，已有研究证实，步行适宜性高的城市人均步数要高于步行适宜性低的城市（Althoff et al.，2017），如图1.3所示。

综上所述，以人群体力活动中发生最频繁的步行活动为研究切入点之一，从建成环境视角研究步行活动的特征与促进方式，力图降低城市居民患慢性疾病的概率，这无疑是关系人类健康水平的重要科学问题之一。

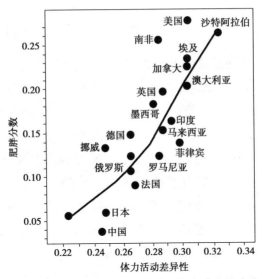

图 1.2　不同国家体力活动差异性与肥胖分数关系

（资料来源：Althoff T，Sosič R，Hicks J L，et al. Large-scale physical activity data reveal worldwide activity inequality［J］. Nature，2017，547（7663）：336-339.）

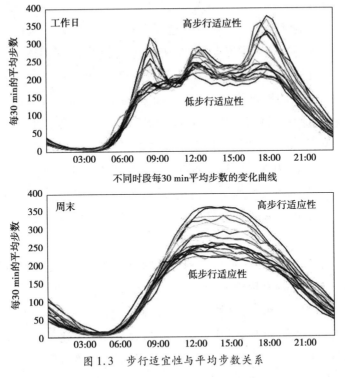

图 1.3　步行适宜性与平均步数关系

（资料来源：Althoff T，Sosič R，Hicks J L，et al. Large-scale physical activity data reveal worldwide activity inequality［J］. Nature，2017，547（7663）：336-339.）

1.2.2 增加步行能改善城市环境品质,提升城市活力

面对改革开放以来快速城市化背景下的城市快速扩张需求,我国城市空间建设的重点总体上表现为对快速增长需求下的城市空间骨架的扩张和总量的满足,致使城市土地迅速扩张。在城市扩张中,为了满足人类快速移动的期望,机动车数量不断增长,交通政策也逐步偏向机动车交通,特别是中国逐步形成汽车文化的社会标准,把汽车作为衡量国家现代化进程、社会进步程度标志以及个人社会地位高低的重要因素(Day et al.,2013),这从某种程度上加剧了机动化交通的迅猛发展。《中国统计年鉴(2017)》显示,从 2007 年到 2016 年,全国私人汽车拥有量从 2 876.22万辆增加到 16 330.22 万辆,近 10 年间增长 5.68 倍,年均增长率达到 21.3%。

在机动车迅速增长以及交通政策偏向机动车的双重影响下,越来越多的城市规划关注的是城市如何适应小汽车的增长,而忽视步行基础设施建设,这致使城市步行环境质量不断恶化(潘海啸,2011)。其主要表现为:一方面,交通设施侵占了大量的城市空间,特别是道路建设进入了道路拥堵—道路扩容—吸引更多汽车—道路再次拥堵的恶性循环,而且大量的街道空间被机动车道和停车位所占用,以步行为主的大众群体特别是弱势群体的出行权利遭到不同程度的忽视甚至侵犯;另一方面,机动车的快速发展还在某种程度上导致步行安全问题凸显,特别是在目前交通伤亡事故居高不下,居民普遍有步行出行危险、不便和不畅的感觉。

在这种"车本位"的规划导向下,国内目前的城市建设模式相应地也存在一定问题。对于宏观城市而言,城市蔓延增加了出行距离,减少了步行出行频率。城市迅速扩张延长居民通勤时间,致使居民更依赖汽车工作和生活,进而减少了居民步行出行频率(孙斌栋 等,2008),而且在城市的过快扩展中往往带来配套设施的落后以及土地的粗放使用,其引发的生活不便利、城市环境差以及社会治安问题也大大减少了居民步行出行频率,这种现象常见于城市扩张边缘的近郊地带。

对中观社区而言,超大街区 + 封闭住区的建设模式正在肢解城市步行网络。受到速度与效率优先的现代主义城市规划理念的影响,同时,快速城市化进程中规划编制相对滞后、缺乏土地利用细分,城市中逐步形成了具有大尺度、内向型空间特征的超大街区(徐苗 等,2010a);另外,伴随物权私有和社会贫富差距的扩大,多数街区采用封闭式的管理模式以满足住户对公共景观环境内向化和内向安全的强烈要求,这种门禁社区模式也因其能够有效地保障个体居住环境质量而备受国人青睐(徐苗 等,2010b)。但是由这种超大街区和门禁社区组成的超级门禁社区,也在一定程度上加剧了城市空间的阻隔,降低了城市步行道路网密度的密度和连通性,从

而导致了城市绿地、广场、街道等社会公共空间的衰退。

对微观街道而言,建设过程中过分注重街道的交通功能致使步行优质体验退化。传统城市中街道不仅是重要的步行载体也是城市公共空间的主体。它不仅担负着城市交通功能,同时还承载着商业、社会交往和休闲等多样化的城市公共活动。然而,目前的街道设计只考虑如何快速通行,仅仅将其作为交通通道之用,这使得街道空间逐渐失去了生活气息,并呈现出消极、衰败的迹象,有的街道甚至成为城市的不安全地段。

在此社会发展背景与城市建设模式下,步行作为一种绿色的交通方式,减少环境污染、降低出行成本、增强社会效益等作用,不断被国内外学者研究并证实。其普遍认为步行活动与城市发展关系密切。从生态环境角度来说,作为一种绿色无污染的交通方式,步行活动是城市可持续发展的基础,和机动交通相比,不仅能够减少交通拥堵,还能降低对环境的影响,比如减少空气和噪声污染、节约能源、减缓全球气候变化等,特别是其可以降低人类对不可再生的石油资源的依赖,对有效减少 CO_2 等温室气体的排放具有积极的意义。

从经济发展角度而言,步行可促进居民消费进而促进经济发展。《大伦敦合作关系》中对伦敦的调查表明,步行的消费者每周花费的要比开车或乘坐公共交通的人多,比如 2004 年的调查,不同出行方式的消费者每周的消费情况:步行——91 英镑、开车——64 英镑、公共汽车——63 英镑、其他(出租车、摩托车等)——56 英镑、火车/地铁——46 英镑。另外,可步行性的高低在某种程度上可以直接影响房屋等不动资产的价值。一般来说,步行性的提高将促使房屋价值得到巨大的提升。值得注意的是,步行出行能够加强居民体力活动,进而减少潜在的因小汽车过度使用而导致的缺乏身体锻炼、环境污染等引发的疾病的相关医疗费用(American Public Health Association,2010)。而从社会融合角度而言,步行能够为居民创造更多与其他步行者或商业服务人员交流的机会,以加强居民的社区意识,进而有利于居民社会资本的积累。研究表明,一个土地混合使用且紧凑的步行社区具有多种步行可达的目的地,它不仅能够为居民提供多样化的使用设施和获得服务的机会,而且居住于步行社区中的人也会因为拥有更好的"社会资本",而表现出更高的社会参与度。这在居民的邻里关系、社会信任及参政议政等方面都有较为明显的体现(Leyden,2003)。

总之,高速机动化的城市建设进程,催生了城市空间蔓延、超大街区、门禁社区、公共空间私有化、城市环境日益恶化等一系列有碍于城市健康发展的因素。已有研究表明步行作为一种绿色的交通方式,具有减少环境污染、降低出行成本、增强社会效益等积极作用,因此以城市健康与人群健康为出发点探寻适宜步行的城市环境,具有重要的社会现实意义。

1.2.3 对人健康需求的探索是城乡规划学科发展的必然命题

从学科发展层面来看,早期的城乡规划学脱胎于建筑学,主要关注城市功能要素布局与空间形态导控的问题,随着建筑学科参与根治"城市病"工作的深入,促使其逐步从建筑学中剥离,在继续保留调控城乡空间资源、指导城乡发展与建设的职能外,城乡规划进一步增加了"维护社会公平、保障公共安全和公众利益的重要公共政策"职能,同时强化了在保护生态环境、人文资源、尊重历史文化、促进城乡全面协调可持续发展、关注与扶助弱势群体、维护社会稳定和公共安全等方面的作用。通过几代城市规划学科工作者的不懈努力,2011 年 3 月国务院学位办正式批复并同意了城市规划学科上升为一级学科——城乡规划学的申请,这使得城乡规划学发展成了新的一级学科,具有划时代的意义。

城乡规划一级学科的提升,归纳起来有两个基本问题需要解决,即探寻"城市发展规律"和深刻领悟"人的生活需求"。对于城市发展规律这一庞大而复杂的问题,传统城市规划学科自形成以来从未停止对其的探寻,而对于人的生活需求而言,传统规划研究与实践则关注相对薄弱。伴随着城市规划由"量"扩到"质"提的转型,从大开大合向精雕细琢的提升,"人性尺度""居民体验""社会和谐"等人本性要素逐步进入规划师与城市研究者的视野。2017 年 10 月,党的十九大报告明确提出,中国社会主义进入新时代,我国社会主要矛盾已经转化为人民日益增长的美好生活需要和不平衡不充分的发展之间的矛盾,更是将其提升至社会主要发展矛盾的高度,这也给新一级学科背景下的城乡规划学科发展指明了方向。

在人的各种需求中,健康需求作为人类的核心需求类型之一,其动态变化和与时俱进的特征给城乡规划学科的介入提供了可能性与必要性。可以看出,随着医疗技术和水平的提升,人群健康水平得到了极大提高,人的平均寿命越来越长,健康状况越来越好。同时我们也面临许多新的健康问题,比如城市空间扩张导致通勤距离加大,人们生活节奏加快,压力也越来越大;小汽车及家庭生活电器普及促使人们体力活动日益减少;高密度的城市建成环境使人们离自然环境越来越远,进一步引发失眠、抑郁症等精神类疾病。面对这些由城市环境引发的不健康现象,单纯依靠医疗卫生领域的努力,能做到的更多是事后的治疗与缓解,无法从源头上进行根治。将人的健康需求与城市发展规律研究相结合,探寻城市环境与人群健康关系,试图通过城市环境建设,创造适宜的人居环境,引导人们的健康生活方式,约束不健康的生活习惯和行为,从而实现环境对人群健康的主动式干预,这是新时代背景下国家科技发展与建筑规划学科未来发展趋势的有机融合的重要体现(谭少华 等,2010b),同时也是城乡规划学科"人性需求"本源层面的问题,具备广泛而深刻的理论意义与实践价值。

1.3　研究视角

本书主要从空间环境视角、人群心理与行为视角及供需关系视角探讨城市建成环境特征、步行心理与行为规律以及二者的相互作用机制,如图1.4所示。

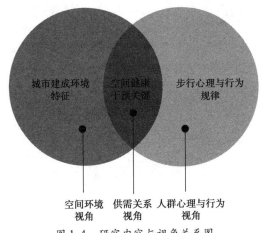

图 1.4　研究内容与视角关系图

1)空间环境视角

空间环境是由地球表层中无机的和有机的、静态的和动态的自然界各种物质和能量共同构成的地理环境。空间环境从尺度上可分为宏观尺度空间环境、中观尺度空间环境和微观尺度空间环境,诸如全国尺度、省域尺度和城市尺度。从空间尺度对空间事物变化现象进行探讨,进而发现事物在不同空间尺度范围内的变化规律,多精度地对事物演变规律进行认识。本研究在空间环境尺度上主要定位于城市住区、小学、街道等中观和微观尺度,一方面填补以往宏观、中观城市形态与功能研究关注的空白,从一定程度上丰富城市环境研究的理论体系;另一方面能将人的实际生活需求有机融合于城市空间研究中,给中微观尺度的控制性详细规划、修建性详细规划与城市设计的编制提供一定参考。

空间环境从要素数量上可分为单要素、多要素和全要素空间环境。对于单要素空间环境,我们单纯地探讨某种因子与空间环境之间的关系,初步认识其特征与格局。对于多要素空间环境,要考虑不同因子对空间环境的作用,同时必须了解多种因子之间的关系，掌握其演变过程；而全要素空间环境，考虑更为综合系统，不仅考虑要素与空间环境、要素之间的关系，还要形成一个综合的体系，在了解事物分布变化格局、演变过程的基础上厘清其形成与营销机制。本研究在空间环境要素层面，涉及的单要素研究主要包括单一空间形态变量对于步行影响程度的比较等，多要素研究主要包括不同空间形态因子的相互关系及其与不同步行行为的关系分析、街道安全性评价与连通性测度等内容，而全要素研究则主要涉及不同空间阻隔影响下的城市空间可达性研究、基于不同程度心理感的街道空间环境特征研究等内容。空间环境视角下研究尺度、因子与结构的关系，如图 1.5 所示。

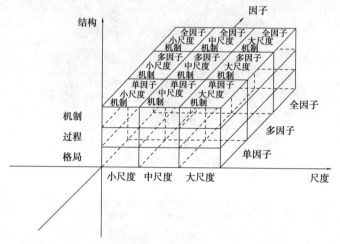

图 1.5　空间环境视角下研究尺度、因子与结构关系

（资料来源：作者根据宋长青 2016.4.23 于西南大学《关于地理尺度的思考》汇报内容绘制）

2）人群心理与行为视角

城市和人的密切关系决定了城市建成环境研究必须对人群心理、行为特征进行深入剖析。相关学者认为，行为属于人们的一种日常活动状态，心理则是人们对于外界事物所产生的比较直观的感官感知以及内在感受。心理需求外在的表现在人们的行为活动上，而人们的行为活动也是受其心理需求所驱动的。人们通过对其周边环境的观察以及通过自己的行为活动来探知其所处的环境，从而获取相关信息，并通过对相关信息进行心理加工处理，来支配自己的行为方式以及活动类型。

健康导向理论认为，人的行为包括健康行为以及健康导向行为，健康行为是满足人群心理和生理健康所进行的相关行为活动（主要有晨练、健身场所健身等），随着人群健康活动的开始，健康行为也就开始了；而健康导向行为是发生健康行为的中间过程行为。健康导向行为所需要的时间越长，人们出行和活动的心理就开始明显变弱,因此,健康城市设计应充分研究人群出行活动的行为特征及心理过程,通过空间要素的干预来缩短健康导向时间,以及提升人们接受的最大健康导向时间从而促进健康行为能够持续进行。

本研究在充分考虑人群性别、年龄、职业、活动类型、活动时间分布与空间分布特征等现状要素的前提下,着重讨论城市建成环境在促进人群步行过程中,人们所期待获得的设施完备、高效便捷与空间感知需求具体涉及哪些空间要素,又应如何导控这些要素等问题。

3)供需关系视角

供需关系(supply-demand relationship)是经济学中重要的分析理论,它是指在商品经济条件下,商品供给和需求之间的相互联系、相互制约的关系。供需关系是生产和消费关系在市场上的反映。

在环境和人群心理与行为的研究中,人的心理与行为体现着应然层面的主观需求,而人所居住、生活的物质环境代表着实然层面的客观供给。目前高强度、快节奏的城市生活使得人们的健康需求日益强烈。这种需求在城市环境中表现为支持人群健康生活的建成环境空间。从设施布局、功能形态要素控制等多方面持续地提供这种空间,满足人的体力活动、精神压力与社会交往等健康需要,这即是环境和人群心理与行为研究中供需关系的集中体现。

基于以上视角,本书主要以居民日常体力活动中发生的最为频繁的步行活动为出发点,研究城市步行环境,综合考虑人群的步行需求以及环境所能提供的物质空间二者的关系,重点讨论两个层面的内容:第一,人需要怎样的城市空间环境来促使其主动开展步行活动?第二,目前的城市空间环境能够为人群的步行行为提供怎样的条件,应如何改善这些空间环境特征?综上所述,从供需关系视角出发,充分关注人群需求以及空间环境所能提供的物质条件二者之间的关系,总结宜步行的城市环境特征及其规划要点能一方面丰富城市规划、环境景观设计与环境行为学的理论成果,同时更加科学、有效地指导城市宜步行空间的规划与建设。

1.4 研究内容

1.4.1 研究重点

本书以优化城市建成环境、提升居民健康水平为宗旨,以主动式健康干预作为抗击肥胖、高血压等慢性病的主要途径,以步行行为为中介要素,开展了住区层面步行环境的理论与实践研究，着重研究住区步行环境特征对人群主动步行出行的影响效果与作用机理，主要开展以下 4 个方面的研究：

1）探索城乡规划学科主动干预人群健康的实质内容

城市建成环境的调控与优化问题，是城乡规划学科讨论的核心问题，城乡规划学科主动干预人群健康，其实质是通过调控与优化城市建成环境来满足人的健康需求。而从提升人群体力活动，帮助抗击慢性病的角度讲，这种主动式干预集中体现在探索住区空间环境与人群步行活动的相互关系，塑造促进人们主动步行的住区环境。

2）梳理促进主动步行出行的住区环境特征理论框架

环境对步行的影响主要基于对步行行为的干预，表现为环境如何决定人们步行出行的意愿，环境如何加强人们步行出行的效率，环境如何提升人们持续步行的频率和更多丰富的交往活动 3 个层次。基于此，从步行行为常发生的住区层面，提出与 3 个层次相对应的设施完备、高效便捷、优质体验主动式健康干预的住区步行环境特征理论框架。

3）实证检验影响住区主动步行的空间环境因子

从设施完备、高效便捷、优质体验主动式健康干预的住区步行环境特征理论框架出发，基于国内外研究现状，分别对影响住区步行邻近性和安全性的空间形态因子、影响住区步行连通性和可达性的空间形态因子、影响住区步行舒适性和审美性的空间形态因子分别进行实证检验。

4）尝试提出宜步行的住区环境模式

尝试提出宜步行的住区环境模式，从个体步行环境评价转变为群体步行环境评价，构建与目前规划体系相适应的宜步行规划单元。

1.4.2 内容编排

在内容编排上本书主要分为两部分：第一部分（2～3 章）为理论研究部分，主要从环境与人的关系入手，讨论了建成环境对人群健康的主动式干预作用，同时基于体力活动视角，分别从行为干预理论及其对步行行为的适应性、步行行为影响因素及其空间内涵、促进步行行为的城市空间环境特征 3 个方面阐述城市建成环境与步行行为的紧密联系；第二部分（4～6 章）为实践探索部分，主要基于理论研究得到的基本观点，分别从促进主动步行环境的设施完备、高效便捷与优质体验 3 个方面开展专项实证研究，从而从城市发展建设、规划设计与管理等实践层面探索城市建成环境与步行行为之间的关系。图1.6为主要研究要素相互关系示意图。

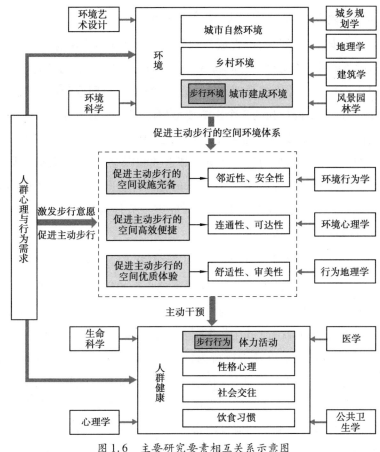

图1.6 主要研究要素相互关系示意图

1）体力活动视角下环境与人群健康的关系（第2章）

在明确了建成环境对人群健康有正、反两个方面影响的认识后,提出主动式干预的建成环境有助于为人群锻炼和社交创造便利条件,对促进人们的健康有着积极的促进作用的基本观点。

首先,以可能论、协调论等人地关系理论为基础,梳理了环境与人的相互关系:环境决定着人群的行为,并为其各种行为活动的发生提供可能,而人群通过对环境的感知也表现出一定的适应性。其次,明确了建成环境对人群健康具有正、反两个方面影响的认识:城市蔓延、环境杂乱的城市环境,会带来各种健康问题,设计精美、绿化环境优良的城市环境,会令人感到心情放松,能够有效促进人群的身心健康。再次,研究认为建成环境的建设,应同时考虑物质环境与社会环境要素,塑造可供人们积极参与的主动干预式建成环境。最后,综合考虑城市建成环境与人群健康的关系,将研究的焦点聚集在体力活动中的步行心理与行为活动上。

2)促进主动步行的空间环境体系(第 3 章)

总结了影响步行行为的倾向、促成与强化要素及与步行需求相匹配的设施完备、高效便捷与优质体验 3 个方面的空间特征,构建了促进主动步行的空间环境体系。

通过对步行行为与环境关系理论的梳理,以行为干预理论和社会生态学模型为基础,分析并阐述了步行行为的 3 个影响要素(倾向要素、促成要素、强化要素)和步行需求的空间形态内涵,即步行需求的设施完备、高效便捷和优质体验 3 个方面,并将步行需求的设施完备归纳为空间环境的邻近性和安全性,步行需求的高效便捷归纳为空间环境的连通性和可达性,步行需求的优质体验归纳为空间环境的舒适性和审美性,而后进一步构建三大系统七类要素促进步行行为的环境空间体系,为适宜步行的建成环境探讨奠定基础。

3)促进主动步行的空间设施完备(第 4 章)

从邻近性与安全性需求出发,研究促进主动步行的空间设施完备特征。

在功能邻近性研究中,首先,围绕土地利用布局和日常服务设施布局,确定了日常服务设施评价因子;其次,通过在住区层面比较分析各不同类型城市住区功能设施布局特征、社会经济特征以及步行行为特征,初步分析不同住区功能设施布局特征与居民步行行为之间的关系;再次,将步行行为作为因变量、将住区功能设施布局要素作为自变量以及将社会经济特征变量作为协变量,通过运用相关分析和回归分析对步行行为具有显著影响的功能设施布局因子,同时确定这些因子对步行出行行为的贡献度。

在安全性研究中,首先,选择重庆市沙坪坝区沙正街及其连接的 9 条生活性街道为研究对象,从对当地居民的问卷访谈中确定步行安全影响因素评价体系;其次,运用模糊数学评价法对 10 条街道的步行安全性进行初步判定并排序,同时基于步行安全性最高、一般、最低的 3 条街道的情况为典型样本,确定出步行安全影响因素评价中的关键性因子;再次,考虑实际情况的复杂性和模糊数学法的单一性,运用 SPSS 分析和问卷调查法对评价结果进行验证;最后,基于实证研究结果,分别提出满足邻近性与安全性设施完备需求的住区步行环境营造策略。

4)促进主动步行的空间高效便捷(第 5 章)

从连通性与可达性需求出发,研究促进主动步行的空间高效便捷特征。

在连通性研究中,主要基于步行出行视角,对街道连通性影响因素进行分析,在此基础上选取街道连通性测度指标,建立街道连通性数学模型,并对其进一步推导,提出了综合绕路系数的计算方法和改进街道连通性不足的方法。

在可达性研究中,以小学步行网络为研究对象,从空间阻隔的角度对影响其可达性的因素进行分析,并以此为基础构建不同层面的评价体系。分别对理想状态下、无空间阻隔状态下小学步行网络可达性进行评价,对广义可达性视角下单社会空间阻隔、城市空间阻隔、自然空间阻隔状态下小学步行网络可达性进行评价,收集相关数据,运用 GIS、物质形态定量化分析、多因子叠加分析等技术方法,对实际城市生活中小学步行网络进行可达性评价,通过实证研究的成果分析,总结影响小学步行网络可达性的空间特征及产生机制。

最后基于前文研究结果,分别提出了满足可达性与连通性高效便捷需求的住区步行环境营造策略。

5)促进主动步行的空间心理感知(第6章)

从舒适性和审美性出发,研究促进主动步行的空间优质体验特征。

在舒适性研究中,主要基于老年人的体验需求,选取重庆市江北区的 12 个住区作为研究对象,通过问卷调查、现场勘测、GIS 空间分析等方法获取老年人的健康状况、步行出行行为、空间环境评价因子数据和老年人对空间环境的主观评价等数据,然后对步行行为数据与空间环境评价因子进行关联分析,得出影响老年人步行出行的空间环境要素对其影响程度,探讨适宜老年人步行出行的住区空间环境特征。

在审美性研究中,主要从人群心理需求的角度出发,选择重庆市主城区知名度较高的 8 条生活性街道作为研究对象,在获取了表示街道美景评价的心理反应因子指标和表示街道环境状况的物质环境因子指标的基础上采用相关性分析和回归分析对数据进行处理,得到心理满足因子和街道物质环境因子之间的关系,并将这些街道的物质环境特征进行对比,得出具体街道客观环境要素与街道美景之间的正负影响关系,从而总结出美丽街道的物质环境特征。

最后基于实证研究结果,分别提出了满足舒适性与审美性优质体验需求的住区步行环境营造策略。

1.5　研究方法

本研究以城乡规划学为主导学科,以行为学、心理学、人文地理学、建筑学、环境设计等相关学科为辅助支撑,采用基础理论研究与实践案例研究相结合、实地调查与文献检索相结合、规范分析与实证分析相结合的多学科综合集成方法开展研究。具体而言,主要涉及理论研究、实地调研、数据分析 3 类方法。

1.5.1　理论研究方法

理论研究方法主要涉及文献研究、比较分析与逻辑推导。在第 2 章理论研究部分主要通过系统整理、环境心理学、环境行为学、人类学、人文地理学和建筑学在"人-环境"关系研究的文献成果，通过比较分析明确健康视角下的城市住区环境的营造的重点在于体力活动的导控，从而确定本书研究整体框架与思路；在第 3 章理论研究部分，融合心理学、环境行为学、社会生态学等多角度，基于 PRECEDE-PROCEED 模型提出环境主动干预步行行为的 3 类影响因素，阐述空间内涵，并进一步提出促进人群主动步行的 3 类环境特征和 6 种形态因子，并收纳整理了 6 种环境形态因子的国内外相关文献，作为开展实证研究的基础；在第 4 ~ 6 章实践探索部分，主要通过文献总结情况确定设施完备、高效便捷与优质体验的各子项要素及其测度方法，再结合逻辑推导方法进一步分析推导描述步行出行的物质空间形态特征评价因子和相应计算模型，为适宜主动步行的城市住区环境的探讨奠定基础。

1.5.2　实地调研方法

实地调研方法主要涉及问卷法、现场勘查与访谈。对研究区域进行现场调查问卷发放和访谈，获取特定个体属性特征和步行行为特征等基础数据，为相应理论框架下的模型量化分析提供数据来源。在本书中访谈法主要用以搜集居民对步行出行的态度意愿，一般在预调研阶段展开，为问卷的设计提供依据；问卷以结构型问卷为主，有利于控制和确定研究变量之间的关系，易于量化和进行数据统计；现场勘查是获取城市物质环境空间要素等客观指标的主要方法，主要以观察和工具测量的方式，获取其长、宽、高、面积、密度、形态、材质等环境要素信息。

其中，在第 4 章街道步行环境的安全性研究中，课题组采用了多种社会调查方式，如开放式访谈、路径实地行走、空间环境注记、问卷调查和活动观测等多种方式获取了较为全面的一手资料，为接下来的研究奠定了坚实基础。在研究中，本文通过调查访问和模糊数学法找到影响街道步行安全的重要因素，使用相关性分析和问卷调查对结果进行验证，对其中出现的误差和不适应性进行了修正。

在第 6 章住区步行环境的舒适性研究中，从老年人行为特征出发，运用数理统计手段揭示步行空间环境舒适程度与老年人步行行为的内在变化规律，确定适宜老年人步行行为的舒适性空间环境特征及影响因子，为构建适宜老年人步行的舒适性步行空间环境提供了技术支持。

1.5.3　数据分析方法

数据分析方法包括基础数据的统计处理与成果图形化处理。一方面借助 SPSS 统计分析软件,运用相关性分析和 Logistic 回归分析等方法,对调查所得的物质空间形态特征、人群社会经济特征、步行行为特征、人群心理特征等要素进行数理统计分析,尝试开展定量研究并找到与步行行为、心理相关的重要物质形态影响因素;另一方面,运用地理信息技术 Arcgis 10.0,测量城市步行活动与环境特征数据,辅以 AutoCAD 2013 与 Photoshop CS6 完善数据在空间层面的表达,以及在形态层面的描绘,力图将"人-环境"二者之间关系的揭示以"数据(定量、定性) + 图形(定位、定型)"的方式相对精确地匹配到住区、学校、街道等特定代表性空间中,为人群健康视角下城市步行环境的规划与建设提供有力支持。

其中,在第 4 章住区步行环境的邻近性研究中,首先,采用 Pearson 简单相关分析,初步筛选出与步行行为相关的物质空间形态变量影响因子。其次,以重新分类后的步行频率为因变量,社会属性因子为自变量,进行多项 logistic 回归分析,生成作为三大步行类型的基础模型。最后,将物质空间形态变量分别纳入得到的基础模型中,通过模型拟合度伪 R^2 增加值的大小来衡量加入的空间变量对步行频率的影响程度,从而得到影响步行行为的关键因素。

在第 5 章街道步行环境的连通性研究中,将步行绕路系数作为街道连通性测度的核心指标,综合考虑步行距离和步行目的对街道连通性的影响,选取步行绕路系数、目的权重值和距离衰减值作为测度指标,建立了街道连通性测度数学模型,通过对街道连通性测度数学模型进行推导,得出综合绕路系数的计算方法,同时提出分析街道连通性不足的原因的方法;在街道步行环境的可达性研究中,以吸引源和发生源的空间分布为基础建立无空间阻隔的可达性空间分布模型,再逐步加入单因素空间阻隔,再到多因素空间阻隔构建了一个科学化、普遍化的步行可达性研究模型,利用依托 AutoCAD 2012 提取基本数据,然后利用 ArcGIS 10.0 进行空间数据叠加处理,全面将步行可达性阻隔要素落到空间上,直观地表达了研究结果。

在第 6 章街道步行环境的审美性研究中,将步行活动落脚于街道空间,先采用相关分析为基础,再用多元线性回归方程分析了多个街道物质环境要素对人群心理反应的共同作用。运用数理统计手段揭示步行环境物质空间特征与人群心理审美性的内在关系,确定满足人们审美需求的步行环境特征,建立了运用从人群心理角度评价街道物质环境的指标体系,为构建满足人群心理需求的美丽街道建设提供技术支持。

2 体力活动视角下建成环境与人群健康的关系

【本章重点】着重以体力活动为视角来探讨建成环境与人群健康的关系。其中主要探讨三类关系:环境与人群健康的关系,建成环境与人群健康的关系,住区环境与人群健康的关系。旨在为本书第3章的体系构建和技术方法应用提供支撑。

2.1 环境与人群健康的相互作用关系

人类与环境的关系也即人地关系,随着人类社会的进步与时代的变化,人们对人地关系的认识从最初的简单联系逐渐转变到符合自身需求的认识上来。早期在人类社会缺乏经验和技术时,人们并不能去改变太多自然性的事情,因此地理环境在人类社会发展中起着主导作用,强烈影响着人类活动,这也是地理环境决定论的认识缘起(郑昭佩,2008)。随着人们生产生活的进步和技术的提升,人类也对周边环境产生了一些影响,特别在一些诸如"人定胜天"的唯心主义思想带动下,人们越来越相信自身力量在周边环境中的作用,因而也产生了"可能论"的思想。"可能论"强调人的选择能力,地只是提供可能(博厄斯,1999)。在对可能论和地理环境决定论的重新认识与反思后,学者们发现,人们必须通过自身的一些改变去适应环境,这样才能与环境较为和谐相处,这也促成了之后适应论的发展。在适应环境的过程中,学者们逐渐认识到环境是能够感知人类活动的,人类活动强度大的地区环境破坏相对较小,于是形成环境感知论的认识(王恩涌,1991)。相对于自然环境,建成环境对人类活动的影响更为明显,尤其体现在人类自身健康方面。设计良好的建成环境可以让人身心愉悦,而质量差的建成环境则对人群健康产生了重要伤害。因此也有大量学者指出,应该对人类活动中的建成环境进行主动干预,以此改变建成环境的特征,符合人类自身健康和发展的需求。由此可知,环境与人群之间的关系是紧密相连的,并且环境能够对人群健康产生一定的影响。

环境与人群健康的关系错综复杂,本节内容以人地关系理论假说的研究为出发点,通过梳理不同时期学者研究的核心内容与观点,试图从环境对人群的决定作用与可能性,以及人群对环境的适应性与感知两个层面来探讨环境与人群之间的相互作用关系,如图2.1所示。

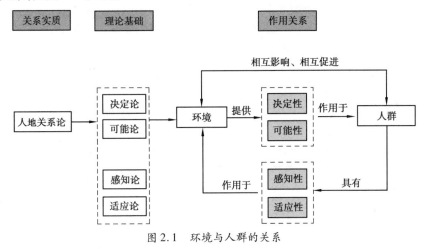

图2.1　环境与人群的关系

2.1.1　环境对人群的决定作用及可能性

1)环境对人群的决定作用

空间环境在人类发展的历史中占据十分重要的位置,人与地之间的关系成为人们探讨的永恒主题。人类以空间环境作为自身生产生活的活动载体,空间环境提供了人类所需的物质空间。因此,作为人地关系中的重要理论,环境决定论强调自然环境是社会发展的决定因素。法国启蒙思想家、社会学家孟德斯鸠(Charles de Secondat,Baron de Montesquieu)认为,气候的王国才是一切王国的第一位,人类的身心特征、民族特性、社会组织、文化发展等人文现象受自然环境,特别是气候条件支配;古希腊时代,希波克拉底(Hippocrates)同样认为人类的特性产生于气候;柏拉图(Plato)则认为人类精神生活深受所处区位的海洋的影响(柏拉图,1997)。亚里士多德(Aristotle)认为地理位置、气候、土壤等影响个别民族特性与社会性质;希腊半岛处于炎热与寒冷气候之间而赋予希腊人以优良品性,故天生能统治其他民族。16世纪初期法国历史学家、社会学家博丹(Jean Bodin)在他的著作《论主权》中认为,自然条件的不同带来民族的差异性,不同类型的人需要不同形式的政府。德国地理学家拉采尔(Ratzel)在19世纪末叶发表的著作《人类地理学》中认为,人和动植物一样是地理环境的产物,人的活动、发展和抱负受到地理环境的严格限制。然而,在长期的实践探索中,人们发现不仅地理环境能够作用于人类,人类也在以各种方式作用于地理环境。因此,人们在之后的认识中更倾向于将环境与人类作为一个互动的系统来看待。环境与人群行为之间的关系,如图2.2所示。

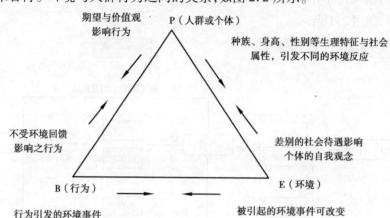

图 2.2　环境与人群行为之间的关系

(资料来源:Bandura A. Social Foundations of Thought and Action:A Social Cognitive Theory[M].
Prentice Hall,1987.)

城市空间环境即地理环境在城市范围内的一个缩影,在城市范围内对城市人群产生重大影响。城市建成环境的变化能引起城市人群在生理、心理以及社会特征方面的行为变化,以致引发不同的环境反应。因此,如同地理环境决定人群身心特征、民族特性、社会组织和文化发展等,建成环境在城市中对人群行为状态起着至关重要的作用,建筑规划及相关城市研究学科在研究城市现象或城市中各类群体时,必须对建成环境与人群关系多加关注与思考,才能更客观地认识城市与人的关系。

2) 环境为人群提供的可能性

环境可能论简称可能论,认为环境具有选择性和限制性,但并不是各种现象产生的肇始因素。具体体现在空间环境并没有造就人类文化的形成,而只是设定了某种文化现象能够发生的界限而已。法国地理学家白兰士(Paul Vidal de la Blache)认为人的特性除了受到环境的直接影响外,还有其他因素在起作用。人类学者博厄斯(Franz Boas)认为文化现象的产生是多重因素共同作用的结果,历史、社会、生物因素对文化现象产生缘由的解释具有同等重要性,他提出:"环境对文化的影响限于引起原有的文化形式中的某些修改,刺激所朝向的方向则由文化因素来决定。"也有学者提出"物质文化和技术的地理分布虽然是受到了环境的影响,但并非由环境所引起"。可能论主要运用逻辑推理的方法来论证人与环境之间的关系,环境对人群则起着严格的限制作用;人与环境各自代表一方,二者之间永远不可能汇合,其目的是确定两方之间的相互影响。在讨论文化演进过程中环境所起的作用时,可能论同样强调环境的限制作用,认为文化的发展水平是受环境严格限制的。可能论认为"地"只是提供可能,而"人"的选择能力是被着重强调的。而人是根据什么选择？是何动力推动人的选择？众多学者认为是"心理因素"(胡焕庸,1986)。法国人文地理学家白吕纳(Jean Brunhes)在《人地学原理》一书中提出心理因素是地理事实的源泉,是人与自然的媒介。他认为,心理因素是随不同社会和时代而变迁的,人们可以按心理的动力在同一自然环境内创造出不同的人生事实。可能论虽然承认环境对人类的影响,同时也反对"环境决定论"的观点,认为人地关系是相对的而不是绝对的,人类具有选择、改变和调节自然环境的能力,并且,人类改变自然越甚,则两者之间的关系越紧密(郑昭佩,2008)。

在城市建成环境中,建成环境对人群各类行为的发生提供了极大的可能性。比如,快速的交通出行方式为人群适应城市快节奏生活提供便利;绿色生态城市建设能为人群提供健康优质的生活环境等。建成环境表现出与自然环境不同的特征,直接影响着城市中的人群,对其产生积极的或者消极的影响,并为人群的多样化生活提供各种可能性。相对应地,人群对建成环境的特征也会做出自身反应,以不同的方式来适应建成环境变化,并表现在健康、行为等方面,如图2.3所示。

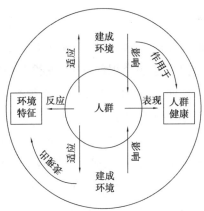

图2.3 建成环境与人群相互作用

2.1.2 人群对环境的适应性与感知

1)人群对环境的适应性

"adjustment"一词意为"协调"或"适应",由英国学者罗士培(Percy Maude Roxby)于1930年首先创用。它既意味着自然环境对人类活动的限制,也意味着人类社会对自然环境的利用和适应的可能性(张雷,2015)。适应论又称为协调论,作为人地关系论的一种学说,是受到可能论的影响而产生的。适应论试图从人类对空间环境的适应角度来解释人地关系，认为人们想要满足自己的需要，达到既定的目的，就必须适应外在环境，与外在环境保持平衡（杰弗里·马丁，2008）。19世纪末以来，人类学者在研究中也逐渐认识到人类分布特性与环境分布特性之间存在一定的协调关系，提出了与人类生态学近似的文化生态学的概念，其研究重点亦为人类社会如何协调与空间环境的关系。20世纪中期，人口数量的增长带来社会生产力提升的同时，也令人类对自然环境的干预能力变强；相对应的空间环境对人类的反作用也日益明显，长期过度消耗自然必然带来人类的生存危机。为协调人口、资源、环境和发展之间的关系，人类生态学在20世纪70年代里重新兴起。80年代开始，为使人类更好地适应自身所处的生活环境，适应论主张研究如何协调空间环境与人类文化生活的关系，该理论受到广泛重视。

一直以来，建筑与城乡规划领域致力于通过发现优良的空间环境特征、塑造良好的空间环境以及改造不良的空间环境。其核心目的在于通过空间环境对人群生理及心理产生影响，使人类在适应环境的同时保持良好的生活状态，促进人群健康的行为活动，改善人体机能。可以发现，人对环境的适应性一直都是建筑与城乡规划学科研究的理论基点。

2）人群对环境的感知

环境感知论（environmental perception）核心观点认为，人类通过对所处环境的感知产生行为，而行为的发生是受思想意识的支配，人类在环境中所发挥的各种可能性是遵循一定客观规律的，而不是随机的、任意的和毫无规律可循的（郑昭佩，2008）。通过研究人类对环境的感知以及环境促进人群产生的行为，可透彻地了解和检验人地之间的关系。传统的人地关系研究中，过分强调环境对人类产生的后果以及人类所产生的活动行为，并且理性化、概括化地看待人与环境的关系；而环境感知论中则强调人类行为的感知过程，更加注重通过这种"感知关系"将环境与人类相互关联。感知论可谓人地关系之间的协调与调控，作为一套新的理论研究体系，其中，并不是单纯考虑人与物质环境的关系，更是融入了心理因素这一介质，将地理学对人类行为的思考推向层次更深、构架全面、体系完善的领域中去；人类受环境影响所表现出的行为，首先是对环境建立一种直觉与认知，而行为方式不单纯是简单的发生，其背后受到原动力、激励、决策与反馈等一系列的关系机制制约。这一理论体系的诞生是先前环境决定论、可能论、适应论等人地关系理论的完美补充（Driver，2013）。

在现实生活中，环境对人群健康不是直接产生影响的，在此之前，人群与环境之间会有一系列的感知过程。当人身处一个环境中，首先会对此环境产生一种认知，并且这种认知会形成一种特有的认知模式,进而促进形体下一步的具体行为反应。久而久之,通过对多种环境的认知,当人多次来到同类型的环境中,身体则能快速地对此产生感知,进而发生特定行为,如图2.4所示。这也是步道有利于促进人群的身体健康、公园有利于促进人群的心理健康、广场街道等公共空间有利于促进人群社会交往健康的原因所在。总之,环境一方面影响人群行为,另一方面人群对环境产生感知并适应环境,进而产生健康效益。了解此种规律后,则可将其扩大应用于整个城市,在了解人群某种健康需求的情况下,适当地对建成环境设计进行调整,则可达到相应的目的。

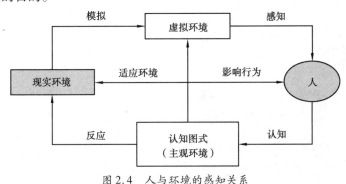

图 2.4　人与环境的感知关系

2.2　建成环境与人群健康的关系

广义上的建成环境是指包括大型城市环境在内的,为人类活动提供场地的人造环境,这些人造环境既有广阔性又有聚集性;并且有众多学者认为对建成环境的研究和言论会对公共健康产生影响。狭义上的建成环境是指人为建设改造的各种建筑物和场所,尤其是指那些可以通过政策、人为行为改变的环境,包括交通环境、步行环境、商业环境和居住环境等,具体包括其中的步行道、自行车道、绿化环境、基础设施、活动广场等空间环境的布局与设计。而书中所研究的建成环境,重点侧重在有助于引发人群发生体力活动的建成环境场所。它包括宏观层面城市设施布局位置、密度等因素;中观层面街道活力、通达性等因素;微观层面住区空间场所、步行道路宽度等因素对人群体力活动的影响。

本节内容在界定了建成环境定义的前提下,首先提出建成环境对人群健康具有正、反两方面作用的观点,分别从喧嚣的城市环境与设计精美的城市环境两个角度来探讨建成环境品质的好坏对人群健康的影响。其次认为应建设主动式干预的建成环境,来积极引导人群参与体能锻炼、发生社会交往活动,进而遏制各类疾病的发生,促进全民健康。

2.2.1 建成环境对人群健康的正、反影响

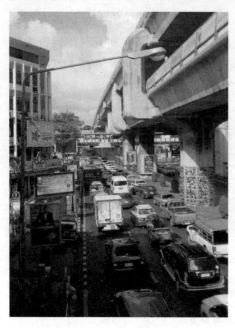

图 2.5 喧嚣的城市环境

喧嚣的城市环境会对人群健康产生负面影响,如图 2.5 所示。当今许多慢性疾病,如哮喘与过敏病症、动物传播的疾病、肥胖、心血管疾病和抑郁病症等逐渐呈上升趋势。肥胖问题也已经严重影响现代人们的身体健康。据美国疾病控制与预防中心报告,美国大约 37% 的成年人处于体重超标(体重指数 25~29.9 kg/m²),22% 的成年人处于肥胖(体重指数大于或等于 30 kg/m²),肥胖和体重超标将引发众多的健康危害。这些慢性疾病与城市现代环境有着密不可分的关系,高密度的建成环境一味地追求数量而忽视质量,导致缺乏对人性关怀的考虑,适宜人们进行体育锻炼、社交休闲的公共活动空间严重不足。噪声对人们健康的影响同样严重。如长期处于 70 dB 的噪声环境中,患心肌梗死概率将会增加 30% 以上;在此环境中长期生活超过 10 年以上,患心肌梗死概率将会增至 80%(Skärbäck et al. ,2007)。还有学者进一步针对机场的噪声对儿童的影响进行深入研究,结果显示,机场噪声每增加 5 dB,受影响儿童的阅读理解“年龄”会推迟发育 1~2 个月(Skärbäck et al. ,2007)。另有研究表明,城市中心区喧嚣环境中成长的青少年出现学习成绩差、少年犯罪、未婚妈妈以及其他重要负面影响的概率比其他地区成长的青少年要大(Taylor et al. ,2002)。虽然男孩和女孩对于这种情况表现出一定的差异,如处于家庭窗外具有更多自然景色的女孩,她们的自律能力更强,而男孩玩耍的活动范围较大,家庭周围的自然景色对他们的自律能力影响不大,但离家更远距离的绿地对他们的自律能力培养同样有效(Taylor et al. ,2002)。与此同时,精神压力也是影响人们身心健康的重要因素之一,引发精神压力的主要因素有噪声、求学与工作、社会矛盾与争论、时间、出行等(Hansmann et al. ,2007),这些因素与良好的建成环境密不可分。

相反,设计精美的户外环境能促进人群的身心健康,如图 2.6 所示。乌尔希里(Ulrich)早就提出了“康复花园”的概念,认为医院良好的户外环境能极大改善疾病

的康复效果(Ulrich,1984);Gesler 提出了"景观疗法"的概念(也有学者称之为"环境疗法"),着力于探讨特定场所("治疗花园")的治疗特征(Velarde et al.,2007),并在圣地亚哥建成了莱奇坦哥儿童治疗中心的"治疗花园"。环境疗法也是一种治疗方法,通过创造一种空间环境,让人们身处其中,能感受到心情安宁、充满希望、情绪高涨、快乐安详,给人们提供精神放松、情感交流和游憩的场所(Velarde et al.,2007)。比如,Ulrich 通过对做了胆囊手术的病员的恢复状况研究表明,手术后面对窗外树林的病员,比单纯面对砖墙的病员康复得快得多;还有针对监狱犯人的犯病率研究表明,其监室面对草地和森林的犯人,比监室单纯面对砖墙院落的犯人犯病率要低得多(Mass et al.,2007)。人们通过大量实验研究证实,自然环境对缓解精神压力、消除视觉疲劳具有明显效果(谭少华 等,2010a;谭少华 等,2010b)。处于压抑状态下的人们,当观赏到户外自然环境与观赏到户外建筑环境相比,其心理压力释放变现出明显的特质,诸如,皮肤电导脉冲值降低、血压也降低、肌肉张力明显减弱(Van de Berg et al.,2003)。与此同时,良好的户外环境除了对人们的生理状况(降低血压)、认知能力(高注意力测试成绩)具有促进作用外,还对人们的情感状况(增强幸福感,减少激动情绪)具有明显的正向作用(Hartig et al.,2003),并且研究结果还显示,在公园游玩的人群中,97.4%认为公园游玩对改善他们的心情有积极的影响(Hansmann et al.,2007),等等。

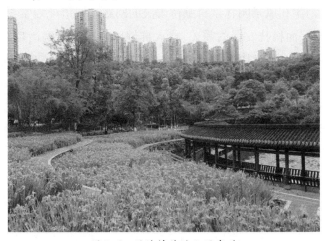

图 2.6 设计精美的公园步道

由此可见,城市建成环境的好坏对人群健康会产生直接的影响。城市蔓延、环境杂乱的城市环境会给人群带来各种健康问题;设计精美、绿化环境优良的城市环境会令人感受到心情放松,能够有效促进人群的身心健康。建成环境质量与人群健康呈现出显著的正相关关系,如图 2.7 所示。

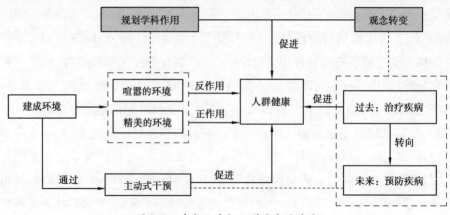

图 2.7　建成环境与人群健康的关系

2.2.2　建成环境的主动式干预

　　城市与人群是空间环境与人类的一个缩影。越来越多的证据显示，现代生活节奏加快、社会竞争压力加大，特别是城市建成环境空间设计的不合理导致现代城市生活远离自然环境的现状，将进一步引发失眠、抑郁症等精神类疾病。另外，现代社会每一次重大科技进步与创新在促进人类社会变革的同时，也伴随着一系列社会问题的产生，带来公众健康隐患。因此，系统探究建成环境与人群健康的关系，是当前建筑学、城乡规划学和风景园林学科亟待解决的问题。城市规划学科必须积极主动地适应未来国家层面科技发展的需要，将人群健康问题由疾病治疗为主向预测、预防为主，强调环境对人群健康的干预作用；在不断提升城市发展功能与效率的同时，必须积极面对、着力改善人们的生活质量，而这种转变必将回归主动式干预的建成环境理念。只有城市环境健康了，才能对人群健康实现正向作用的干预，生活在其中的人民群众才能获得健康。介于城市具有物质与社会双重属性，因此，主动式干预的建成环境则主要包括物质环境和社会环境两个部分。

　　城市物质环境的好坏，可以直接体现在街区物质空间属性对人们步行行为的影响上。主动式干预的建成环境应该能保障所有人群方便的参与体能锻炼，并且这种参与具有主动性。体力活动对于促进人群健康具有重要意义，加强身体锻炼可预防早期死亡率、延缓局部或全部劳动力丧失和慢性疾病的发生，也可以降低病人生命晚期对药物控制的依赖（Vojnovic et al. ,2006）。通常，适宜于体力活动的主动式干预的建成环境具有较高的容积率、土地混合使用度、高度连通的街道网络格局、人体尺度的街道环境、良好的街道景观特征等（Handy et al. ,2002）。这将极大地促进人群体力活动的发生；相反，无序的城市建成环境会增加人群对机动车交通的依赖。

特别是小汽车出行的生活方式,一方面产生了大量的汽车尾气排放,加剧了对城市生活环境质量的危害,有研究表明,汽车尾气排放是导致哮喘病症发生的重要原因之一(Jackson et al.,2003);另一方面也降低了人们参与步行等体能锻炼的概率(Handy et al.,2002),造成了与主动式健康干预的冲突,不利于人们的健康。

城市社会环境在促进人群健康方面发挥着同等重要的作用。人们通过彼此之间的交流,在情感和身体上获得巨大的收益,相反,缺乏有效的社会交往,往往会引发诸如癌症、早产、抑郁症等疾病。缺乏有效社会交往的危害甚至超过吸烟、肥胖、高血压、肺结核、冠心病等疾病,增加自杀、精神分裂症、婚前怀孕、酗酒等不利于健康的行为(Jackson et al.,2003)。城市中的公园、街道、广场、绿地等公共活动空间,是人们发生交往行为的活动场所。健康社会环境的营造,应该体现在城市规划设计的方方面面。例如,通过城市功能区的混合布局,降低人们的通勤时间,能够在一定程度上增加人们参与社会活动的频率以及面对面交往的时间;自然环境对于人群精神压力的缓解功效已经得到多次证明,在城市高密度建成环境中适当增加城市公共绿地,也在一定程度上提供了更多人与人之间发生交往行为的空间;加强城市内部可渗透性的公共空间,可以促进生态环境改善,降低地表水净流量,也可以增进城市居民的社会交流机会,避免社会分歧的产生,促进人居和谐的建成环境建设。因此,主动式干预的建成环境,也应进一步强化公共交往的自然活动空间的设计,这些对促进人们的健康有着积极的作用。

但需要说明的是建成环境由于受到不同地域的气候、景观、空间格局、文化习俗等影响,不同国家与地区对"适宜"的认识差异较大,学界对此认识也还不统一,适宜于人群生活的主动干预的健康城市环境的评价标准也不完备;并且,不同国家与地区所采取的城市发展模式差异大,如美国、澳大利亚等国家采取低密度、郊区化开发模式,而中国以及欧洲一些国家普遍采取高密度、紧凑式发展模式,以及国外部分国家早已盛行的门禁社区等,在一定程度上造成了国际间成果比较的困难与差异(Millington et al.,2009)。因此,非常有必要开展我国本土化的研究,探讨适用于我国国情的主动式干预的健康人居环境。

2.3 住区环境与人群健康的关系

住区环境作为建成环境的一部分,广义上是指住区内部除居住建筑以外的空间环境,其中包括休闲步道、基础设施、公园绿化、活动场地等。本节所研究的住区环境,则特指为人群提供发生散步、慢跑等休闲性步行行为或出行等交通性行为的步行空间场所,主要是以绿化步道、社区公园绿道、住区内部小型生活街道的形式出现；可以简单地概括为供人群发生步行行为，进而促进体力活动发生的环境场所。此环境对提升人群健康有着积极意义。

在界定住区环境的定义后，本节内容与上两节相衔接，进一步探讨了住区环境与人群健康的关系。首先，在总结了体力活动的积极意义后，提出了住区环境能够引发步行行为发生的观点；其次，长期进行体力活动也有助于各类肥胖、心血管疾病等慢性病的恢复；步行行为作为主要的体力活动发生形式，对促进人群健康的意义不容忽视。

2.3.1 住区环境引发步行行为

步行行为不仅有利于绿色交通方式的出行，还在减少环境污染、降低出行成本、增强社会效益、促进身心健康方面有着重要的作用，这也为本书研究适宜步行的建成环境提供了现实意义，如图2.8所示。

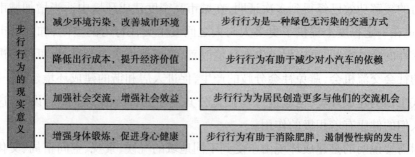

图2.8　步行行为的现实意义

（1）减少环境污染，改善城市环境

步行作为一种绿色无污染的交通方式，是城市可持续发展的基础（Southworth，2005），其不仅能够减少交通拥堵，还能降低对环境的影响，例如，减少空气和噪声污染、节约能源、减缓全球气候变化等，特别是可以降低人类对不可再生的石油资源的依赖，对有效减少 CO_2 等温室气体的排放具有积极的意义。

（2）降低出行成本，提升经济价值

长期进行步行出行的交通方式，有助于减少对小汽车的依赖，节约了使用小汽车带来的汽油、保养、维修等费用。步行行为可促进居民消费，进而促进经济发展，《大伦敦合作关系》中对伦敦的调查表明，经常步行的消费者每周的花费要比长期待在室内的人的花费多。例如，2004年调查不同出行方式的消费者每周消费的结果如下：步行—91英镑、开车—64英镑、公共汽车—63英镑、其他（出租车、摩托车等）—56英镑、火车/地铁—46英镑。另外，步行行为的发生频率在某种程度上可以直接影响房屋等不动资产的价值,一般来说,有利于步行的公共空间数量的提高将促使房屋价值得到巨大的提升。值得注意的是,步行行为能够加强居民的体力活动,进而减少潜在的因小汽车过度使用导致的缺乏身体锻炼、环境污染等引发的疾病的相关医疗费用。

(3)加强社会交流,增强社会效益

经常进行步行行为能够为居民创造更多与其他活动者交流的机会,以加强居民的社区意识,进而有利于居民社会资本的积累。研究表明,土地混合使用且紧凑的社区环境,不仅能够为居民提供步行可达的空间和设施使用的机会,而且居住于该社区中的人也会有更好的"社会资本"和更高的社会参与度,这部分人群更有可能认识他们的邻居、积极参政、信任他人等(Leyden,2003)。

(4)增强身体锻炼,促进身心健康

吸引人们主动参与步行活动和骑自行车出行、方便参与健身锻炼等机会的人居环境是消除肥胖、有效增强人群健康、遏制慢性病发生的重要途径(谭少华 等,2010b)。步行作为一种积极的生活方式是防治肥胖、高血压、心脑血管疾病、癌症、Ⅱ型糖尿病、骨关节疾病及精神疾病的有效方法(US Department of Health and Human Services,1996)。

通过上述总结可知,步行行为的发生对环境、交通、经济和社会各方面均有积极影响,并且这种影响会体现在人群生活中的方方面面。住区与人群生活息息相关,作为城市区域内人们的居住空间,它是城市某一特定区域内人口、资源、环境(包括生物的和物理的、社会的和经济的、政治的和文化的)通过各种相生相克关系建立起来的人类聚居地或社会-经济-自然的复合体。多项研究表明,住区环境要素对人群行为有着直接影响。绿化环境优美、视觉丰富、连续性较强和界面具有较高美学价值的道路,是人群发生步行行为的主要场所(Heinen et al. ,2010);充满趣味性与丰富性的住区环境设计,能够让人感受到安全、舒适,人们更倾向于在其中进行体育运动、散步、骑行等体力活动(Wendel-Vos et al. ,2007);方向感明确和可识性较高的路网设计有助于儿童、残疾人和老年人等弱势群体采用步行的出行方式(Li et al. ,2008),而趣味性与探索性较强、无障碍活动设施配置齐全的环境,则分别能够吸引儿童和老年人在其中进行游玩、漫步等休闲性行为。可见,住区环境的优劣直接影响人群的行为活动。良好的住区环境,往往有着指示性较强的慢行交通步道、优美连续的公园绿道或是生活氛围浓厚的小型商业街区,这些空间场所不仅能够提升整个住区环境的活力,也是积极引导人群发生步行行为的主要活动场所。因此可以简单理解为,良好的住区环境能够引发步行行为,而步行行为是具有众多积极意义的,这将有助于促进人群整体健康水平的提升。

2.3.2 体力活动有益于慢性疾病的恢复

在当前机动性主导的城市生活中，人们过多依赖汽车出行，体力活动明显减少，造成人群慢性病（如肥胖、心血管疾病、糖尿病等）的发生，并且呈上升趋势，如图2.9所示。世界卫生组织2006年的报告《预防慢性病：一项至关重要的投资》指出，慢性病造成的死亡人数已占人类死亡总数的60%，今后十年将增加17%。我国卫生部疾病预防控制局和中国疾病预防控制中心2006年的《中国慢性病报告》同样显示，慢性病已成为我国城乡居民死亡的主要原因，城市和农村慢性病死亡的比例分别高达85.3%和79.5%，许多贫困县也已达到60%，并且城市比农村地区的慢性病死亡比例更高。可见，各类慢性疾病的频发，已经严重影响到人群的生命健康。

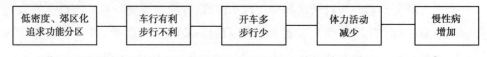

图 2.9　机动性的建成环境对人群健康的影响

许多慢性病与肥胖有着密切关系。肥胖等慢性病发生的原因是多方面的，诸如遗传、个体差异、饮食、身体锻炼和环境因素等。但是，人类遗传基因的改变不可能在短期内如此迅速。从本质上看，肥胖是身体消耗的能量低于摄入的能量所产生的。但越来越多的证据显示，长时间伏案工作、不参与运动、过分依赖于小汽车、缺乏体力活动等生活习惯和交通出行方式是产生这些慢性病迅速增长的直接原因之一（Hansmann et al.，2007；Jackson，2003）。

住区环境作为与人群日常生活最为密切相关的城市建成环境的一部分，其发展模式对人们的出行与生活习惯产生较大影响，直接影响着人们健康。相关研究表明，居住在具有良好户外自然环境住区的居民，参与身体锻炼的概率，比自然环境不太好的住区居民参与身体锻炼的概率要高3倍，而发生肥胖的概率要低40%（Maas et al.，2007）；相反，昏暗的灯光、过度嘈杂、交通拥堵、缺少公共交通换乘的住区环境，将大大降低社区住户的步行出行的频率（Jackson，2003）。Doyle等在步行出行频率与人群健康状况的研究基础上，提出了运动型住区概念，认为运动型住区最为重要的因素是可步行性，居住在运动设施完善的住区，人们的健康状况会更佳（Doyle et al.，2006）。国际城市间的比较，同样显示开展体力活动是有利于促进慢性病恢复的。例如，美国人的饮食中含油脂量并不比法国和意大利等欧洲国家高，但肥胖、糖尿病和心血管疾病发病率远高于欧洲国家。其原因在于欧洲国家的步行与骑自行车的比率比美国高（如54%意大利人和49%瑞典人是依靠步行和骑自行车出行，而美国仅有10%）。

基于以上研究可知，有效的体力活动是减少肥胖等慢性病发生的重要途径之一；步行作为体力活动的主要形式，主要通过促进慢性疾病的恢复来提升人群健康水平。因此，建设吸引人们主动步行和骑自行车出行、引导人群形成健康的生活习惯、方便参与健身锻炼等增加人群体力活动机会的住区环境（即主动式健康干预的住区环境）是消除肥胖、有效增强人群健康、遏制慢性病发生的重要途径。

本章小结

早期人们对于环境与人群关系的探讨，主要集中在环境可能论、协调论、感知论等理论假说的基础上来解释人地关系。环境与人群健康之间的关系虽然复杂多变，受到地理位置、气候、物质文化、人群心理等多方面的影响，但环境为人群提供各种可能性。人群在适应环境的过程中，对环境产生感知并引发各种行为来促进身心健康的这种相互关系则是平衡的。因此，环境与人群健康之间的关系可以简单概括为相互促进、相互影响。只有了解到城市的发展规律以及人群的真正需求，才能更好地协调两者之间的关系，促进人群健康。

在了解到环境与人群健康之间的关系后，通过梳理建成环境与人群健康关系发现，建成环境的质量与人群健康呈显著的正相关关系：城市环境杂乱喧嚣，容易引发肥胖、心血管疾病和抑郁病等，严重影响公众健康；而设计精美、绿化环境优良的城市环境，会令人感受到心情放松，有益于人群的身心健康。不健康的建成环境，不仅带来各种疾病，也会引发众多社会问题。城市发展速度的突飞猛进，引来了诸多人群健康隐患，未来人群健康的问题也将由疾病治疗为主向预测、预防为主，相对应的城乡规划学科未来的发展也应当向主动式干预的建成环境方向发展。主动式干预的建成环境包括物质环境与社会环境的建设两部分，并且应结合考虑我国国情，开展本土化研究。

住区环境作为建成环境的一部分，与人群的日常生活密切相关。步行行为具有众多积极的意义，而良好的步行环境则可以有效引导人群发生步行行为。适当地进行体力活动，有助于改善人群过分依赖小汽车的问题；长期进行步行行为则有助于慢性病的恢复。由此可见，住区环境是通过引导体力活动的发生来实现人群慢性疾病的恢复，从而影响人群健康。

3 主动式健康干预的住区步行环境

【本章重点】有效的体力活动是减少肥胖等慢性病发生的首要途径，构建吸引人群主动步行、增加体力活动机会的住区步行环境是城乡规划学科遏制慢性病发生、有效干预人群健康的重要举措。本章重点从环境对步行行为的主动式干预作用，分析干预步行行为的关键影响因素及其空间内涵，总结出促进人群主动步行目的需求的住区环境空间特征，进一步讨论如何构建主动式健康干预的住区步行环境。

3.1 环境对步行行为干预理论回顾

步行是人类行为的重要类型，在探索吸引人群主动步行的步行环境时，必然要回归到行为与环境的理论基础上进行探讨，本文选择从环境对行为的干预视角进行理论探索。

3.1.1 环境心理和行为学视角

回顾环境心理学、环境行为学等领域有关行为和环境之间关系的研究，可以发现目前研究的理论基础主要建立在两大对立的"人—环境"理论上，一个是强调环境力量对人的行为的影响（主要指行为主义理论），另一个则是强调人作为代理人构建自己对现实环境的认知和符号化过程（主要指控制理论）。

行为主义理论也被称为刺激理论，其认为现实环境是我们很重要的感觉信息源，并强调行为主要由环境决定，个体的行为差异被认为是每个人对环境独特的条件反射模式（徐磊青 等，2002）。可以发现，行为主义对行为影响因素的研究主要集中于关注环境在行为结果中的作用，且过于强调单一因素对其影响，决定了其必然是片面的和极端的。

控制理论包括个人控制理论和边界调节机制，其认为行为主要集中于人的控制层面，而不是刺激，即我们可能适应于刺激的某一水平，并且刺激也会太强或者太弱，但是我们对环境刺激能够有多大的控制，显然那些对刺激数量和种类能够有很好控制的人比无控制的人的情况要好(徐磊青 等,2002)。可以发现,控制理论对行为影响因素的研究则过于强调人的主观能动性,其认为环境对行为的影响是一种间接作用,人的意识以及主动性在其中仍旧是处于主导地位。

虽然两种观点的侧重点各有不同,但是这两种理论导向都在某种程度上肯定了环境对行为的作用,同时也发现了行为不仅仅是受环境的影响。影响行为的因素有很多,主要包括个人因素、社会环境因素和物质环境因素 3 个层面,其中个人因素层面中的很多因素对个人行为起着决定性的作用(Dishman,1991)。因此,先前的干预理论研究主要集中于影响个体行为选择心理特征的支配因素和人际关系为主导的社会环境特征影响因素上,其最初理论模型研究也主要集中在传统的心理学或者行为学上,例如,经典学习理论、理性行为和计划行为理论、社会认知理论、行为阶段转变理论等。

美国心理学家约翰·华生(John Broadus Watson)在 20 世纪初创立了行为主义学习理论。该理论关注个体内部的影响因素,认为培育一个新行为(如规律性的身体锻炼)要有一个从简单到复杂以细微行为改变为基础的程序化过程。一旦发现了环境刺激与行为反应之间的规律性关系,就能根据刺激预知反应,或根据反应推断刺激,达到预测并控制动物和人的行为的目的。

阿杰恩(Ajzen)和菲什拜因(Fishbein)共同提出了理性行为和计划行为理论。他们认为理性行为理论用个体对行为的信念、态度和意向来解释意志控制行为的发生。计划行为是理性行为理论的发展,其指出完成行为的意图由 3 个因素决定:个体行为态度、主观标准和个体行为控制感知;并且认为行为不单单由个体的行为意图控制,个体对行为的实际控制程度也控制着行为的产生。

社会认知理论是 20 世纪 70 年代末美国心理学家班杜拉的教育理论,90 年代得到迅猛发展;在传统的行为主义人格理论中加入了认知成分,形成了自己的社会认知理论。该理论认为操控个体的个人因素、环境因素、个体的行为归因来影响行为本身的变化。个体的自我效能是这一理论模式的核心,是指一个人通过对自己能力的评价所表达出来的成功地完成某任务以达到某一目的的期望或信念程度。

行为转变理论模式也称为行为阶段转变理论模型,是美国心理学教授普罗察斯卡(Prochaska)在 1984 年提出的。它认为个体行为的改变要经由一系列代表他们对行为改变准备状态的 5 个阶段,分别为无意阶段(precontemplation)、意向阶段(contemplation)、准备阶段(preparation)、行为执行阶段(action)、行为维持阶段(maintenance)。

可以发现,这些理论关注的个人因素及以人际关系为主导的社会环境因素,仅仅是整个影响行为因素的一个方面。认识到这一限制，研究者将研究注意力集中到更广泛的影响因素，不仅仅是个人特征与人际环境为主导的社会环境，还包括物质环境、制度政策为主导的社会环境的影响，因此，学者们也开始探讨其他更为有效的理论模型。

3.1.2　社会生态学视角

20世纪90年代，一些研究学者开始借助生态学领域全面、联系的观点来研究人类行为的影响因素，重点研究人与所处的物质环境和社会环境的相互关系，并认为个体行为是个体与环境的整合，且个体和环境的融合对个体行为的影响已超越个体自身因素，进而提出行为干预的社会生态学模型（Kelly，1990）。"社会生态"模型因其考虑个体行为受到个人特征（如基因、社会经济特征、态度、喜好、时间要求）、物质环境因素（土地利用类型、交通系统、规划设计特征）、社会环境因素（社会规范、社会网络、社区资源）的多元影响（Ding，2013）而受到学者们的广泛欢迎，也是目前广泛认可的行为干预理论模型，如图3.1所示。

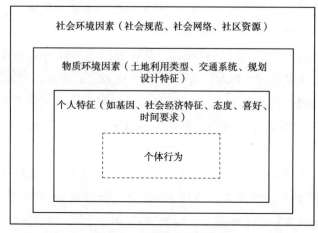

图 3.1　行为的多层级影响

（资料来源：Transportation Research Board（TRB）. Does the built environment influence physical activity：examining the evidence. Washington DC：TRB，2005.）

从行为干预的理论发展过程中我们可以看到，经典学习理论、理性行为和计划行为理论、行为阶段转变理论主要关注个体因素；社会认知理论则重点关注个体因素和人际关系为主导的社会因素，虽然其认识到环境对于人的影响，但是它的关注点依旧以人为主导，所关注的环境意识也主要是以"人"为核心的人际环境；而社会生态学理论在结合前面研究的基础上，认为行为干预因素主要包括个人因素、物质环境、社会环境 3 个层面。其中,个人因素主要是指个人认知、能力、态度等对行为的影响;物质环境主要包括土地利用、交通系统等建成环境;社会环境主要包括人际环境、社会制度、政策等。社会生态学理论模型对于行为干预理论最重要的认识就是确立了土地利用、交通系统等物质环境和制度、政策等社会环境这些非“人”因素对行为的影响。与此同时,社会生态学模型更强调有效的行为干预都建立在个人因素、物质环境因素、社会环境因素等多水平因素的影响之下。另外,社会生态学理论将物质环境因素带入整个行为干预理论中,给以行为干预理论为基础探讨城市空间环境对行为的影响提供了可能性,见表 3.1。

表 3.1　行为干预理论认识

影响因素	因素特征	关注点	视角	理论分类
物质环境、社会因素	非“人”的影响因素	物质环境:土地利用、交通系统等 社会环境:制度、政策等	社会生态学视角	社会生态学理论
社会环境	与“人”相关的影响因素	人际环境	环境心理和行为学视角	社会认知理论
个人因素		认知、能力、态度等		经典学习理论、理性行为和计划行为理论、阶段性改变理论

在社会生态学思想的影响下,众多学者开始提出了不同行为(主要讨论步行行为以及与步行密切相关的体力活动)的社会生态学模型,这些模型重点强调广义的环境(社会环境和物质环境)对行为的干预,重点研究个体在行为改变过程中的环境支持。

Simmons 等及其同事最早提出体力活动促进的社会生态学模型,其模型研究中所涉及的行为影响因素变量主要包括行为结果、行为障碍、行为控制(自我效能)的个体感知,社会影响及社会支持,物理环境及政策 3 个方面,同时该模型从个人、组织、政府 3 个水平和学校、社区、工厂、疗养院 4 种场所来研究各自环境对体力活动行为的影响。这个相对较为全面的模型为后续的研究奠定了基础(Simmons,1988)。

Corti 等在总结前人体力活动的社会生态学模型的基础上,提出了步行行为干预的社会生态学模型,其认为步行行为受到个人因素、社会环境、物质环境的多方面影响,其中个人因素主要包括行为能力、态度和习惯,社会因素主要包括伙伴的影响及体力活动规律的认知,物质环境则包括公共空间可达、商店或者路径可达、社会景观、自然设施(Corti,1998),如图 3.2 所示。

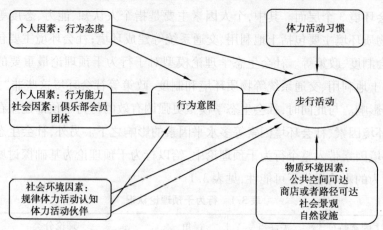

图 3.2　影响步行的社会生态模型

（资料来源：Sallis J,Bauman A,Pratt M. Environmental and policy interventions to promote physical activity[J]. American Journal of Preventive Medicine,1998,15(4):379-397. ）

为了进一步全面认识环境因素对步行及体力活动的影响，Spence 等在总结前人研究的基础上提出了更为全面的模型，其主要将个体及其环境影响因素进一步整合，提出影响步行及体力活动的生活空间系统结构。该系统结构包括微系统、中系统、外系统、宏系统 4 个维度。其中，微系统（microsystem）指在特定环境下，与个体直接发生相互作用的场所，包括社会特征（如人际环境）和物质特征，其表现为具体的行为场所，如公园、街道、学校等。中系统（mesosystem）通过两个及以上的微系统的相互作用影响步行与体力活动行为。该系统最重要的特征是发生于行为场所之间的联系。例如，一个学生的体力活动水平可能受到来自公园运动设施（微环境）和家庭（微环境）的父母支持的影响。外系统（exosystem）是一个较大的社会系统，它能通过社会经济压力、文化信仰、道德等影响个人和环境。宏系统（macsystem）是指人们居住地域的社会文化环境（如社会阶层、文化价值），包括微系统、中系统和外系统。这一模型说明了影响体力活动的环境因素分类以及不同水平的影响，同时它还说明了物质环境的基础性影响（Spence,2003），如图 3.3 所示。

Alfonzo 等在社会生态学模型的基础上提出步行需求层级模型，此模型在社会生态学模型的基础上进一步深化城市空间形态对步行活动的因果关系，认为影响步行决定的有 5 个需求层次。这些需求包括从最基本的可行性（与个人因素有关），到可达、安全、舒适、愉悦的高层级（与城市形态有关），这些需求也是外在的环境影响要素，其中，可行性首先是由个体因素社会经济属性以及机动性、时间、能力等因素决定的，其也是起决定因素的（Alfonzo,2005）。需要指出的是，Alfonzo 认为个人因素、群体设计因素与物质环境因素相互影响所构建的生活方式环境是决定步行行为的内在过程,也是环境要素与步行行为的中介要素。也就是说,只有当外在的环境要素被满足时,内在的过程才有可能发生,如图3.4所示。

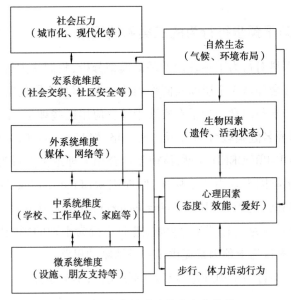

图3.3 体力活动的社会生态模型

(资料来源:Spence J C,Lee R E. Toward a comprehensive model of physical activity[J].

Psychology of Sport and Exercise,2003,4(1):7224.)

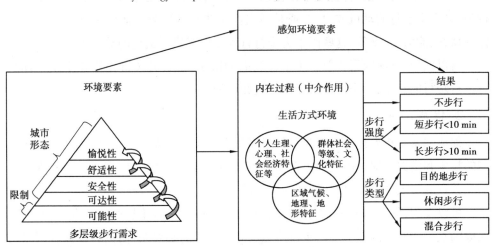

图3.4 基于社会生态学模型框架的多层级步行环境需求

(资料来源:Alfonzo M A. To Walk or Not to Walk? The Hierarchy of Walking Needs[J].

Environment and Behavior,2005,37(6):808-836.)

3.2　满足主动步行出行需求的空间内涵

3.2.1　主动干预步行行为的三类影响因素

通过从不同学科对行为干预理论的理论模型分析，我们认为行为的改变是个人因素、物质环境、社会环境 3 个层面共同作用的结果，但是不同的行为干预模型关注于不同层面的行为干预因素。为了在实践中综合应用这些理论，全面认识行为干预的相关因素，美国著名健康教育学家劳伦斯·格林（Lawrence Green）提出了极具高适应性的 PRECEDE-PROCEED 模型，该模型综合相关理论关于行为干预因素论述，将行为干预关键影响因素分为 3 个层次：倾向因素（Predisposing factors）、促成因素（Enabling factors）和强化因素（Reinforcing factors），其主要从功能角度考察行为变化，将其行为干预划分为 3 个层次的影响，进而将行为干预的影响因素系统组织起来，这为全面的理解行为干预因素提供了一条清晰的思路。

考虑前文分析中行为干预理论对步行的使用性，本节重点探寻三要素对步行行为的影响。

1）倾向因素

倾向因素是指为步行行为干预提供理由或者动机的先行因素。通常先于步行行为，是产生步行的动机或愿望，或是诱发产生步行的因素。倾向因素主要包括个体的认知、能力、态度等，这些因素为步行行为发生提供了最初的动力。

可以发现，倾向因素主要属于个体层面的影响因素，其关键作用在于使个体具有进行步行的意愿，为个体步行提供前提和可能。

2）促成因素

促成因素是指允许步行行为动机或愿望得以实现的先行因素，即实现步行所必需的技术和资源。促成因素除了个体步行所必须具有的能力外，主要包括实现步行的相关资源可及性、便捷性和制度、政策等。

可以发现，促成因素主要包括物质环境因素和制度、政策层面的社会环境因素。促成因素是使倾向因素引发的步行从想法变为现实的必要条件，只有在促成因素与倾向因素的共同作用下，步行才能得以发生。

3）强化因素

强化因素是指个体实现步行行为后所得到的加强或减弱步行的因素，这类因素主要来自步行者旁边的人，也包括自己对步行后的感受。强化因素主要表现为个体所处的社会群体的支持,特别是对个体有影响力的人的影响,常见的包括长辈、同学、同事等,比如小孩因为经常步行锻炼而得到大人的称赞和期许。

可以发现,强化因素主要来自人际层面的社会环境,即不同社群对个体步行有积极的影响。虽然从某种程度上来说,当有促成因素与倾向因素的共同作用时步行就会发生,但是这并不能保证步行发生的持久性,维持步行的持久性还需要下述强化因素的支持。

从上面的论述中可以看出,这三类因素综合考虑了个人、社会环境、物质环境等多层面的影响,并将这些要素从功能的角度有机串联起来,即倾向因素提供行为动机,促成因素成为现实,强化因素则让步行行为持久的发生,这也是步行行为干预的整个过程。需要指出的是,这三个因素不仅是阶段性的功能链,它们之间还可以相互交织与影响。所以,在现实分析与应用的过程中,任何一个因素的构建,都应考虑其与另外两个因素的互动作用,以充分发挥对步行行为的促进作用,如图 3.5 所示。

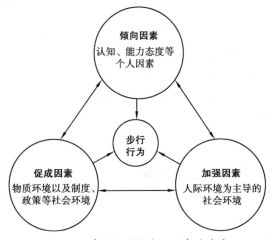

图 3.5 步行行为改变三因素的关系

3.2.2 步行行为影响因素的空间内涵

从以上对步行行为干预三因素的概念说明可以看出,物质环境主要是作为促成因素而存在的。然而这三个因素之间是彼此互相影响作用的,因此,应该以联系的眼光来看待物质环境与步行的作用,探讨倾向因素、促成因素以及强化因素对物质环境的意义,从而更全面深入地了解物质环境对步行行为的意义。

1)倾向因素:步行设施完备的需求

步行行为干预的倾向因素内含着对步行设施完备的定义。

从前一节的论述中,我们发现促成因素主要强调物质环境的可及性,但是其对于物质环境的内容并没有明确，而从某种程度上来说，促成因素的物质环境是内含在行为倾向中的，是倾向因素对促成因素的内在要求。也就是说，对于物质环境的分析，首先需要倾向因素确定的步行行为的资源需求是什么，其对应的设施完备是什么，即倾向因素在实际上必须有所需求的空间设施完备的定位（首先决定了空间中应该"有"什么）。而这种"有"，必须由个人对步行需求的认知、能力态度决定，例如在以机动车交通为主要出行方式的现代社会，以步行出行方式的人群首先会考虑是否威胁个人安全或是否自身附近有可供步行的设施，只有在保证个人安全认知且能较快实现个人步行能力的前提下，人们才会产生实施步行出行的倾向。

2）促成因素：步行高效便捷的需求

步行行为干预的促成因素决定了步行需求的可及性和便捷性。

倾向因素强调"有"设施完备来干预步行行为的想法，暗含着资源上"有"某类功能存在，而促成因素则是保障步行行为实现的设施完备能否便捷运用，是对设施完备获取性的保证。对于空间资源来说，倾向因素主要是确定空间适合人群步行的设施完备，明确了要供给的功能要素；促成因素则强调的是该设施完备在环境中的高效便捷，其重点关注已有的设施完备要素是否"可用"，空间上表现为是否"可及"。无论是"可用"还是"可及"，实际上都是建立在人群已经从产生步行念头转向已实施步行行为的基础上。无障碍、分布广、转换快等更加高效便捷的步行空间是这个阶段人群步行的最主要需求。

3）加强因素：步行优质体验的需求

步行行为干预的强化因素决定了行为个体所在的社群环境特征，在空间上表现为对步行优质体验的要求（本文认为相同的社群结构会反映在城市空间的选择和喜好上）。

步行行为强化因素主要是由行为个体所处的社群环境（人际环境为主导的社会环境）构成的，该群体对步行行为有共同认知，特别是体现在对于步行行为的态度以及文化认同上。相同的社群结构会反映在对城市空间的选择和喜好上，因此社群结构的一致性往往会表现在空间环境上，对于步行行为而言则重点表现在优质体验上，比如对某类街道环境的偏爱，对某类街道立面的喜爱。在这个阶段，步行空间必须满足人群在步行过程中生理或心理方面拥有更优质体验的需求，包括五官感受、审美体验、记忆唤醒、文化认同等。只有获取过更好的步行体验，才能保证人们更加持之以恒的坚持步行出行。

综上所述，倾向因素内含着对步行设施完备需求的定义，决定了空间中应该

"有"什么;促成因素强调的是步行需求的高效便捷,关注的是已有的空间要素是否"可用"即"可步行";强化因素则对应的是步行优质体验,关注的是通过空间环境能促进居民"坚持用"即"坚持步行"。这三个方面决定了步行干预的空间形态特征,只有这三个方面共同作用,才能从空间形态的角度促进步行出行行为,这三个方面的空间特征也为步行行为的物质空间形态干预研究初步构建了一个理论框架,如图3.6 所示。

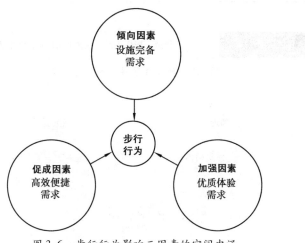

图 3.6　步行行为影响三因素的空间内涵

3.3　促进人群主动步行的住区步行环境特征

人们在建成环境的步行行为,主要发生在宏观的区域、中观的城市和微观的住区三个层面。区域层面包括交通干道、区域绿道、森林公园及大型游览设施等,是重要的步行空间,主要功能是交通疏散和联系;城市层面包括商业步行街、城市公园、滨水步道以及城市综合体,是重要的步行空间,其主要功能是信息传递和服务;住区层面包括生活街道、居住小区、社区公园以及日常生活设施,是重要的步行空间,主要功能是通勤和休闲。本文从提升体力活动角度,更加关注在日常生活中的步行,因此主要探讨住区的步行环境构建,如图3.7 所示。

上一节对干预步行行为的倾向、促成和强化三类影响因素进行了空间内涵的探讨,确定了满足主动步行行为需求的空间内涵,即步行需求的设施完备、高效便捷和优质体验。从吸引人群主动步行、增加体力活动机会的角度,住区层面的步行设施完备的环境特征主要体现在安全性和邻近性;步行高效便捷的环境特征主要体现在连通性和可达性;步行优质体验的环境特征主要体现在满足优质体验的舒适性和审美性。这6类环境特征呈递进关系又相互统一,共同构建促进主动步行的住区环境体系,如图3.8所示。

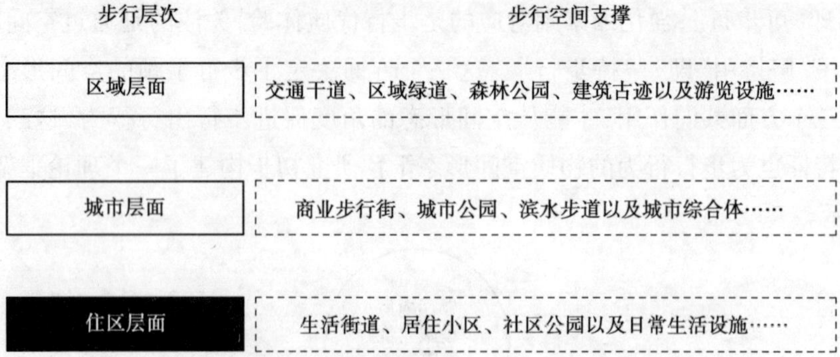

步行层次	步行空间支撑
区域层面	交通干道、区域绿道、森林公园、建筑古迹以及游览设施……
城市层面	商业步行街、城市公园、滨水步道以及城市综合体……
住区层面	生活街道、居住小区、社区公园以及日常生活设施……

图 3.7　研究住区层面的步行环境

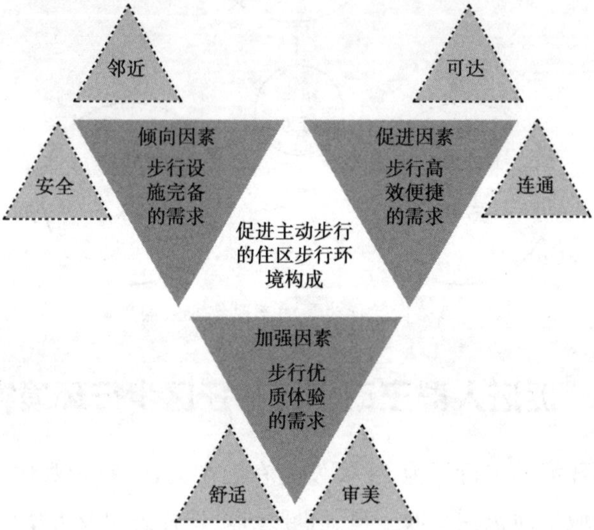

图 3.8　促进主动步行的空间环境体系构建

3.3.1　步行设施完备的环境特征

步行行为干预的倾向因素内含着对步行需求的设施完备的定义,决定了空间中应该"有"什么,本文认为该层面的空间特征主要体现在住区环境的邻近性和安全性。

1) 邻近性

居住地与目的地(诸如工作场所、商业、公园等)较短距离的土地混合使用布局方式,其影响因素主要包括土地利用布局和日常服务设施布局两个方面。从某种程度上来说,功能的布局(包括土地利用和日常服务设施布局)很好地体现了倾向因素中的"有"步行需求设施完备的这一要求。

（1）土地利用布局的影响

土地利用对空间邻近性具有积极的影响，其主要体现为土地混合利用，即区域内土地利用的多样性对步行的影响。土地混合利用主要通过其空间布局，将两种不同的地点（如居住地和商业地）转化为相关邻近性，缩短出行的距离，同时鼓励主动式交通模式。比如，土地混合利用可以带来功能的多样性，增加公交设施和就业点的可达性，提升短距离工作机会和公交使用率，进而促进步行出行（Frank et al.，2004）；而商业、公共服务设施的邻近性也会促使人群选择步行出行，特别是大型集中商业，更是影响住区服务设施丰富程度的决定因素（Rundle et al.，2007）。

土地混合使用有很多指标，比如商业用地比率、土地利用混合度等。土地混合使用指标主要分为两类：一类是反映土地类型要素混合和协调程度的类型结构指标；另一类是规模结构指标，其主要反映某一土地利用要素的数量及比例。土地混合利用一般由土地混合度表示，其一般在居住、商业、办公、工业用地的基础上引入信息论中熵的原理来表示，熵值的大小表示混合程度的高低。已经有一些学者研究发现，土地混合度与交通性步行、休闲性步行都呈现正相关（Li et al.，2008），特别是当增加10%的土地利用混合度，步行水平的变化尤为明显（Li et al.，2008）。

（2）日常服务设施布局的影响

对步行者而言，住区日常生活设施的邻近才是出行目的最真实的体现，而且考虑同种土地利用下不同设施布局会对步行活动产生不同的影响，如商业用地。Handy 等在一项加利福尼亚的研究中发现步行零售商店、超市对于步行具有积极的影响（Handy，2008）；而 Lee 和 Moudon 则发现同样作为商业用地的大型建筑综合体会降低步行和自行车使用（Lee et al.，2008）；又如对于公共服务用地步行水平会因为剧院的距离减少而增加，但是图书馆、邮局的距离对步行却并不显著（Cao et al.，2009）。从本质上来说，其实是对土地利用布局的一种深化，其重点研究居住地与目的地的空间关系以及目的地的规模、等级等特征。日常服务设施主要指作为日常生活中步行出行目的地的各种服务性设施，主要包括三类：一是商店、卖场、菜场、餐饮店、体育健身场所、医院、学校等日常服务设施；二是公园绿地等开敞空间；三是公交站、地铁站等公共交通换乘站点，需要指出的是机动化时代不可能将工作岗位都安排在步行距离之内，但可以将通勤出行引向公共交通（卢银桃，2013）。

日常服务设施布局对人群主动步行的影响因素一般有日常设施距离、日常服务设施种类与数量、集聚形态三类。

日常服务设施距离是日常设施邻近性的最关键指标，因为当日常生活设施与居住地距离较短时，人们一般倾向于步行到达目的地。很多学者通过研究证明了商店

（Humpel et al.，2004）、公共设施（Cao et al.，2009）、公交站（Lee et al.，2009）、轻轨站（Brown et al.，2007）等日常服务设施的距离与步行出行有显著的联系，特别是对于交通性步行作用尤其明显。公园（Powell，2003）、邻里街道（Borst et al.，2008）等公共空间与居住地的距离对步行水平具有积极的影响，特别是公共空间的邻近不仅可以增加交通性步行，还能够增加公共空间的使用频率进而增加休闲性步行（Mccormack et al.，2010）。

日常服务设施距离主要指居住地点到特定类型日常生活设施的距离，一般由空间距离和网络距离表示（Frank et al.，2004）。空间距离主要指二维空间上的起讫点之间的距离，而网络距离则主要指沿着街道的距离。这里需要指出的是，该距离主要是指距离居住地最近设施的距离。

居住周边日常服务设施种类与数量在一定程度上表示居民可选择公共资源的可达程度。一般来说，人群不会考虑与他们需求无关的日常设施，但是更多种类和数量的日常设施在居住地周围，可以增加满足居民拥有就近需求日常设施的概率，也就是说，更多种类和数量的日常设施可以增加日常设施的邻近程度（Moudon et al.，2006c）。

布局形态重点考虑服务设施的集聚形态，主要指日常服务设施之间的空间位置关系，其用来表征日常服务设施相互之间的联系程度。从某种程度上来说，日常服务设施的集聚，可以使居民在出行过程中构建出行链，完成多元目的出行，比如妇女在一次出行中可同时完成接孩子、去商店购物、个人的琐事等事物，以减少单次出行的步行距离，进而增加步行的出行频率。与此同时，相对集聚的形态可以通过多元混合功能，增强场所的活力，进而增强步行出行的吸引力。

2）安全性

安全性是促进人们步行出行行为选择的保障条件，包括影响人们步行出行的交通安全和住区的社会治安状况两个方面，对人们步行出行抉择产生重要的影响。国外学者在对友好步行环境的研究中发现，步行环境的安全性是影响人群主动步行的重要因素。Vojnovic 等认为，街区的连通性、安全性、舒适性和趣味性是吸引人们采取非机动性出行的重要因子（Vojnovic et al.，2006）；Cunningham 等认为，步行环境应包括街道功能性、通行安全性、景观审美感、服务便捷性等因素（Cunningham et al.，2005）；Millington 等认为整洁美观、交通安全、建筑密度、土地混合利用、街道连通性，铺装路面、服务设施、邻近运动场地、邻近公园绿地等因素对促进步行具有积极作用（Millington et al.，2009）。国内学者也发现安全性是影响人群主动步行出行的重要影响因子。陈泳等从步行距离、步行时间与步行心理3个方面实证了上海市生活街区的轨道交通站点周边的步行环境,结果发现乘坐轨道交通的步行人群最关注步行环境的便捷性,同时安全性等其他环境特征也会对步行人群的时空感知产生不同程度的影响(陈泳 等,2012)。张莹等采用灰色关联法对环境设计、环境卫生及景观、居住环境、用地可达性、交通环境、环境安全6个方面的23个步行环境的影响因子进行研究,结果发现影响步行的环境因子中排名前5位的是健身场所、交通安全、道路设计、街道路面和穿越马路,交通安全的重要性不言而喻(张莹 等,2010)。

住区环境安全影响因素众多,国外较早开展了理论探索和实践研究。19世纪20年代在美国新泽西州的雷德明新镇提出了人车分离模式;第二次世界大战以后德国、英国推出了提升步行安全的交通政策;1960年以来许多学者提出了交通安宁政策和街区共享理论,以实现住区步行环境的回归,提高步行的安全性。在实践方面,克里斯托弗·汉森(Christopher S. Hanson)、罗伯特·诺兰德(Robert B. Noland)、安妮·凡尔纳·穆东(Anne Verne Moudon)、丹博·E. 瑞伊(Dumbough E. Rae)等学者运用实例进行了行人事故与个体特征、道路环境、人行道、车道数量、路灯照明、交叉口交通控制、限速管理等因素的关联分析,街区步行环境的安全性及影响因素已成为业界研究的重点。国内对步行安全方面的研究主要侧重于街道人性化空间构建、人车共存道路规划、行人过街安全性、住区防卫空间构成等方面。

3.3.2　步行高效便捷的环境特征

步行行为干预的促成因素决定了步行需求的设施完备的可及性,而在倾向性因素已经"有"设施完备的基础上,那么设施完备的可及性就成了促成因素的关键点。连通性和可达性作为是否便捷不绕路的重要指标,其反映了住区设施完备的空间布局及与其他设施完备的相互作用过程的状况,是达到设施完备可及的重要关键因素。

1) 连通性

连通性在国内外学相关研究的定义不一,本文在研究住区层面街道连通性时首先做进一步解读:第一,街道连通性的相关研究应以步行出行为研究视角,其研究的基础和目的都是促进步行出行。车行出行研究视角,或者仅仅重视道路平面布局的图面视角都不能准确反映街道连通性情况。第二,街道连通性体现步行路径的直线性程度或者绕路程度,是一个体现步行距离的指标。它既需要体现步行路径的实际步行距离,也需要体现步行路径的直线距离,更需要体现实际步行距离和直线距离的比值大小情况(即步行绕路系数)。只有当实际步行距离和步行绕路系数在一定范围内时,步行出行才容易发生。第三,街道连通性体现出发点和目的地的空间布局关系。脱离出发点和目的地则步行出行行为无从谈起，没有目的地则没有步行出行最根本的动机和街道连通性计算的实际意义。

街道连通性程度体现建成环境中步行出行的方便程度和居民步行出行的意愿程度，体现建成环境对步行出行的促进或抑制作用的大小。良好的街道连通性能够促进步行出行方式的选择，不良的街道连通性会阻碍人们选择步行出行。街道连通性的大小程度集中体现了步行出行的步行距离、步行绕路系数以及步行出发点和步行目的地空间布局等因素。街道连通性程度越高，则代表出发点和目的地之间的实际步行距离越短，步行绕路系数越低（实际步行距离越接近于直线距离），即从实际步行路径角度缩短步行距离，减少步行出行的体力消耗，促进步行出行的发生。如 Frank 指出街道连通性程度越高，则步行路径的绕路系数越低，能增加出发点与步行目的地的邻近性（即出发地和目的地的步行距离），从而促进步行（Frank，2004）。

步行距离（目的地的距离）和交通换乘便捷程度是影响街道连通性的重要因素。连通性主要是满足出行路径选择的多样性与便捷的需求，以利于住区更多的居民在最短的距离内到达目的地，尽量减少迂回路线。因此，通过加强道路路网体系建设、增加出行路径的可选择性与多方向选择性提升连通性。可通过街区连通性、步行便捷性、路径多样性等指标来测量街道连通性。连通性具体可采用道路交叉口数量与密度、目的地的距离、从一点到另一点路径选择的数量等确定。通常道路连通程度越高、交叉口数量越多、密度越大、步行距离越短、可选择路径越多的住区，选择步行出行的比例越高。相反，死胡同、街道的低连通性、大尺度的街坊等会大大降低人们选择步行出行比例（Doyle et al.，2006）。从人们对步行和骑自行车出行距离调查结果显示，2 mi（1 mi = 1 609 m）是人们步行出行的阈值，超过 2 mi 很少有人愿意步行出行（Vojnovic et al.，2006）。

2）可达性

目的地可达性关系人群从住所到商店等多种目的地的便利程度，包括很多方面的因素，如不同功能用地之间的连通性和服务设施的规模、数量、质量等。路边步行道、步行小路以及其他可以为老年人提供步行的通道，这些都可以通过影响路网的连通性来影响目的地的可达性。另外老年人步行容忍距离的范围内目的地的数量，特定区域内土地使用的多样化程度，也包括实际的和感知到的步行障碍，如不可穿越的门禁住区，山沟、河流等自然特征，宽阔的机动车道所带来的心理障碍等，这些因素都和土地利用布局紧密相关。总的来说，可以从路网连通性和土地利用布局两个方面来解释目的地的可达性。

国外学者认为，可达性是指克服空间阻隔的难易程度。具体来说，如果某一地点到其他地点的空间阻隔较大,那么说明该点的可达性较差;反之,则认为该点的可达性较好(Mackiewicz & Ratajczak,1996)。可达性表达了在一定的时间范围内,所能接近的发展机会的数量,若能接近发展机会较多,则该点的可达性较好;若能接近发展机会较少,则该点的可达性较差。有学者认为,可达性表达的是相互作用的潜力。如果某一点所受的相互作用力较大,则该点的可达性较好;如果某一点所受的相互作用力较小,则该点的可达性较差(Shen,1998)。

在我国,可达性优先在交通运输的研究范围内出现,其含义是采用一种特定的交通系统从某一给定区位到达活动地点的便利程度。可达性通常采用交通时间、交通成本、目的地获得的机会数量、起点与目标点之间的吸引能力来表示(李平华 等,2005)。其他学者则认为,可达性表达了从空间中任意一点到达目的地的难易程度,反映了人们到达目的地过程所克服的空间阻力大小,常用时间、距离、费用等指标来衡量(俞孔坚 等,1999)。而有的学者则认为,空间可达性反映了空间实体之间克服距离障碍进行交流的难易程度,表达了空间实体之间的疏密关系,它与区位、空间相互作用和空间尺度等概念紧密相关(李平华 等,2005)。

3.3.3 步行优质体验的环境特征

人们在步行环境中的优质体验体现在两个方面,如图3.9所示。首先,人在步行环境中的肢体感知舒适性是良好步行体验的基本需求,步行感知的舒适性主要体现在步行设施舒适性与步行环境舒适性两个方面。其次,在满足了基本的肢体感知舒适性后,更好的步行体验与更高层次的心理审美感知也密切相关,具有较高审美性的步行环境主要表现为步行环境形式美和步行环境内涵美。

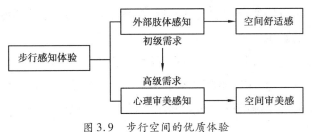

图 3.9 步行空间的优质体验

1)舒适性

舒适的步行设施、宜人的步行环境是吸引人们主动步行的重要触媒因素。完善的步行设施在一定程度上影响着人们步行出行行为的选择,研究表明,具有专用的步行道、路面铺装整洁、道路平缓、拥有街道休闲家具小品的街区,人们选择步行出行的频率会更高(Krizek et al.,2006)。同时,环境安静、噪声污染小、环境卫生状况良好、绿化景观宜人的步行环境也使得步行活动更加舒适，从而促进步行活动的发生。

（1）步行设施舒适性

在步行设施舒适性方面，较多学者关注人行道使用的舒适性，认为步行道的舒适性和步行行为有显著关系。首先，在人行道宽度方面，综合考虑人流量，并减少街道上的货物堆放，减少机动车停靠，才能满足人们步行尺度的舒适感。通常情况下，对于普通人而言400～500 m是能够普遍被接受的步行距离，500～1 000 m的距离是舒适性步行距离的极限，超过1 000 m时人们将很少选择步行的方式（扬·盖尔，2002）。其次，研究表明，在步行道舒适、无障碍的社区中，人群步行频率较高（Booth et al.，2000），街道设施的数量会促进人们的步行舒适性，设施的位置也会影响使用的便捷性。研究认为，人行道的宽度、人行道的路面铺装材料、人行道上是否有台阶和坡道的设置、过街设施等都能影响人群步行体验的舒适性（Borst，2008）。此外，为步行者提供恶劣天气下的防护措施（如雨棚、骑楼等）、街道座椅、饮水设施等城市家具也会影响人群的步行出行意愿（Suminski et al.，2005）。

（2）步行环境舒适性

舒适感对步行导向的环境建设具有重要的作用，其中街道景观的舒适感是决定人们步行远近的重要因素。步行环境的舒适感与街道交通环境、绿化景观丰富性、街道卫生状况相关。机动车车速较慢、路边停车少、宜人的安宁化交通环境会使得环境更适宜步行，绿化的丰富度和植物种类的多样性同样会提升步行环境的舒适感，并且保证绿化植物、天空和建筑在视线内相对均衡的出现，能够最大限度地满足人们步行的舒适感。此外，人们肢体所感知的空间尺度、空间质量对步行舒适性也有着决定性影响，尺度适宜、空间多样、空间安全度较高的步行环境更能激发人们的步行兴趣和促成步行停留活动。天气状况、气候、空气湿度等微环境要素也对步行舒适性具有一定的影响。

步行体验的舒适程度将直接影响步行活动的时间和频率，本书针对人群步行体验舒适性的需求，通过相关文献综述提取出影响步行环境体验舒适性的步行空间环境要素。在重视局部设施的设置布局基础上，还要重视整体环境体验的舒适感，吸引人群的步行活动。

2）审美性

人群对建成环境的审美表现出了两面性，即个人性和公共性。审美体验是一种主观的心理活动过程，它必然具有个体性，可能会随着人们的性格、社会和文化背景、目标、期望和环境要素的不同而变化。但是，美同时也受制于客观因素，研究证明，环境比人格更能影响人们的审美。所以，"美学"在城市街道景观的应用更应该深层次地表现为人、景、街道三者之间产生的交流互动和感受。

空间环境在满足步行的肢体感知舒适性的基础上，更高导向应是满足人群心理对于美的需求，良好的步行环境美感不仅提升空间吸引力，而且有效促进人们的步行活动。"美丽"的街道不仅体现在街道空间的多样、步行空间的序列、步行景观的魅力上，也包含了空间"文化性""愉悦感""归属感"等更深的情感意义。本节主要从步行环境形式美和步行环境内涵美两方面探讨步行空间与审美感知的关系。

(1)步行空间环境形式美

形式审美也称为直接审美，指人们对所感知到的物体的色彩、外形、种类，本能地产生的感觉。统一变化、均衡稳定、比例尺度、节奏韵律等可作为其基本法则。建成环境的形式美要素符合一定的规律，才形成一种更直观的美感。经过归纳发现影响步行空间的形式美要素有围合感、复杂感、通透感和秩序感4个方面。

步行空间复杂感与观察者在单位时间内所感受到的环境中显著差异的数目有关，它是变化着的形状、大小、材质、建筑和装饰共同作用，是各种要素在空间中组合和排列的结果。复杂性低的空间容易给人单调、枯燥的感觉；相反，复杂性较高的空间能够给人丰富的视觉体验，吸引更多的人步行。研究表明人们通向目的地的环境吸引力能够影响人们的步行行为(Lee et al.，2008)，适度复杂的步行空间可以提供人们足够有趣的事物去观察和感受，正如扬·盖尔在《交往与空间》中提到的，一个丰富的街道会让人觉得步行距离看起来很短(扬·盖尔，2002)。适度的标志设置也对复杂性的提高有积极作用(Nasar，1994)。Borst等对影响人群步行的街道环境特征的研究表明街道上出现不同的建筑类型、街道上高层建筑的数目、街道商店的橱窗都会带给人们不同程度的复杂体验，从而吸引人群步行活动(Borst，2008)。

步行空间的围合感是由室外空间的垂直元素定义和形成的，涉及步行空间尺度、高度等方面的特性。阿兰·B.雅各布斯(Allan B. Jacobs)曾说："伟大的街道都有清晰的轮廓，他们都有各自明确的边界，常常是各种各样的围墙，它们界定道路边缘的位置。"Isaacs R认为围合感是一种重要的城市设计品质，不同程度的街道开敞与围合程度会给街道的美感造成重大的影响(Isaacs R，2000)。

通透感是指人们通过门、窗、围墙和栏杆对街道立面内部事物或者活动的感知状况(陈泳 等；赵杏花，2014)。阿兰·B.雅各布斯曾说过，"最优秀的街道的特质是：他们的边缘都是透明的"。通透感的经典例子是橱窗上展示的优美的商品吸引过路者围观，然后进入店内购物(Ewing，2009)。

秩序感涉及步行空间环境是否协调和有意义，关乎人们对步行环境理解的难易程度。Nasar表明了秩序感是空间形式美的重要组成部分(Nasar，1994)。

　　步行空间的复杂感、围合感、通透感和秩序感能够通过建筑的类型和数量、多样的建筑风格和立面装饰、透明度、景观元素、标志、街道家具及人的活动等因素来控制（Ewing et al.，2009）。人群喜欢在视野开阔、街道封闭性弱的街道行走，另外街道上的草地、灌木丛、河流、小渠、池塘和小路灯等都会吸引人群步行，街道上的树木和动物活动也起到积极的促进作用（Borst et al.，2008）。其次，景观绿化能够对步行环境的审美感知起到重要的影响，Tight 等在"英国国家报告"中也得出了类似的结论，即任何形式的植物的存在，无论是十分显眼的公园，还是很小的绿地草丛，都是人们接近自然的方式（Tight et al.，2005）。

　　随着时代的发展与生活品质的提升，人们对于步行环境的审美感知需求逐渐增强，美丽的步行空间环境明显具有更强烈的吸引力，近年的绿道建设、滨水步道建设以及各地出现的高架步行空间都因其独特的景观而吸引越来越多的人走出家门，提高步行频率和强度，增强了步行环境的吸引力。

　　（2）步行空间环境内涵美

　　内涵美是观察者对自身心理世界的一切内省式把握，物质环境都有其代表的个人意义、历史意义和场所意义。对于空间来说，个人意义是指改善人们心情的作用；历史意义表现为空间对其文化、历史和文脉的传承；场所意义表现为使用者的认同程度。本书将街道的内涵美归纳为文化感、愉悦感和归属感。

　　文化感是指通过地域文化、社会风俗、风土人情、民族气氛、社会经济状况等环境要素的综合作用，为一个场所提供了物质的、精神的和感知的属性，正如阿诺德·贝尔伦特（Arnold Berleant）在《环境美学》中提出，"审美价值必须放在它们的文化和历史的语境中来考察"，所以，文化感是步行空间内涵美的重要组成部分。

　　愉悦感在步行需求层级里处于最高层级。涉及环境对人们步行活动的吸引程度、趣味程度以及人群活动的影响。人们在街道环境中愉悦感表示步行空间的物质环境对人们心理健康产生了积极的影响，表现了物质环境对于个人的意义。

　　归属感是指与人群活动有关的场所，使其产生认可、喜爱和依赖的感觉（Hester，1984）。归属感能够满足人们塑造社区意识，承载人群对过去的记忆的能力。具有归属感的步行空间使得其成为人们日常生活中不可或缺的活动场所，使其具有的场所意义。Mehta 将归属感作为人们步行活动的最高层次的需求（Mehta，2008）。

　　综上所述，本书在人群审美需求的两个层次下，得到最常见的关于描述人们对步行空间心理反应的主观因子，形式美方面包括复杂感、秩序感、围合感与通透感；内涵美方面包括文化感、愉悦感和归属感。这些因子基本上较为全面地概括了人对步行空间环境的审美感知。

本章小结

　　本章讨论了促进人群主动步行、增加体力活动为目的需求的主动式健康干预的住区步行环境。首先,基于环境心理学、环境行为学、社会生态学等多学科,回顾了环境对步行行为的干预理论,发现步行行为受个人因素、物质环境、社会环境3个层面共同干预的结果;其次,借助 PRECEDE-PROCEED 健康干预模型梳理出环境主动式干预步行行为的三类影响要素(倾向因素、促成因素、强化因素);再次,进一步总结了满足步行出行需求的三类空间内涵,即步行需求的设施完备、步行需求的高效便捷和步行需求的优质体验;最后,从住区层面初步构建了由6类环境特征组成的促进人群主动步行的住区步行环境体系,作为本文的基本结论和调查框架。在接下来的4、5、6章中,通过住区不同层面步行环境的实证调查和评价,进一步探讨影响6类环境特征的关键物质空间形态因素,逐步完善该体系。

4 住区步行环境的设施完备

【本章重点】住区步行环境的设施完备程度是影响居民步行出行意愿的重要因素。邻近步行设施的完备,决定了居民对步行出行的选择;街道安全设施的完备,为居民选择主动步行提供最基本的安全保障。本章重点探讨住区步行设施邻近性与街道安全性。从设施邻近性的角度,以步行行为作为因变量,以设施种类、数量、密度等住区物质空间形态因子以及社会经济特征变量作为自变量,运用多项逻辑回归分析方法探究了影响居民步行出行的关键性因素。从街道安全性的角度,分析了道路设施、空间环境与交通管理对居民步行的影响,采用开放式访谈、路径实地行走、空间环境注记、问卷调查和活动观测等多种调查方式获取步行数据,运用模糊数学法的路径对街道步行安全评价和影响因素的差异性分析。以此为基础,进一步提出设施邻近和街道安全的步行环境营造策略。

4.1 住区步行环境邻近性与安全性影响研究

4.1.1 步行设施邻近性的影响因素——以重庆南岸区 12 个住区为例

住区是人群主动步行的主要空间,而步行设施的邻近性是决定主动出行的重要因素之一。本文通过在住区层面简单比较分析各不同类型城市住区功能设施布局特征、社会经济特征以及步行行为特征,初步分析不同住区功能设施布局特征与人群主动步行之间的关系。然后,本文将步行行为作为因变量、将住区步行设施布局要素作为自变量,社会经济特征变量作为自变量,通过运用相关分析和回归分析对步行行为具有显著影响的功能设施布局因子,同时确定这些因子对人群主动步行的贡献度。

1)研究样本

本文选取重庆市南岸区的相关住区进行研究。南岸区位于长江以北,独立组团特征明显,且各项配套也较为成熟;另一方面相比其他几个城区,其地势较为平坦,研究更具有普遍性。

(1)选取依据

①居住功能主导。所选取的住区以居住功能为主导辅以日常生活所必需的商业、娱乐休闲功能,但是所选住区不出现城市商业街、城市综合体、城市地标性建筑物、建筑古迹以及大型游览设施等易吸引外来购物、旅游、休闲的人群的公共设施,以此提升住区范围内日常生活设施对人群步行的影响力。

②住区环境成熟。住区所处建设阶段、配套公建设施还不完善以及社区氛围还未成熟等因素,会导致住区的人口密度、规模和配套达不到要求,进而使调查结果不能真实地反映居民真实的步行状况。因此,所选住区需要具备一定的成熟度,主要表现为具备一定的人口规模,同时所选区域范围内拥有较为完善的生活服务设施配套,以满足居民一般日常生活需要。这种区域内的环境可以满足区域内居住人口的日常步行活动,以利于研究的科学性。

③外围边界明确。本次研究范围是指城市中以居住功能为主导的某区域,与由城市道路所划分的地块相比,其具有更大的地域空间及范围,为了统计上的方便,研究的住区以街道办事处为单位。由于街道办事处是一个行政概念,其范围大小不一,特别是针对某些街道办事处范围较大的问题,本书为强调所选区域的步行单元概念,将居民住所所在500 m半径范围内为其住区环境,这也是相对独立的日常步行活动区域,同时也具备物质环境的相似性和心理环境的社区认同感。因此,为了简化调研,本文认为住区所在的街坊为一个住区单位,以街坊的几何中心为该住区居民的居住点,如图4.1所示。

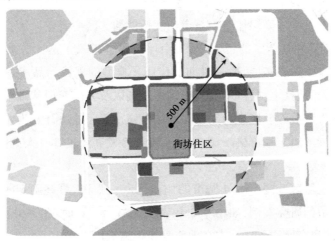

图 4.1 住区环境研究范围

（2）所选案例及其特征

不同时期社会、经济、文化背景不同，导致城市建设过程中规划理念和建设体制的不同，进而形成不同的空间结构形态的城市住区。本文将依据南坪组团发展阶段，将南坪组团的住区类型大致分为老城发展成熟期、老城发展更新调整期、城市功能拓展期，见表4.1。

表4.1　住区类型及其特征

住区类型	住区性质	建设年代	地块开发模式	建筑形态
老城发展成熟期	单位制住区、少量普通商品住区	20世纪80年代末和90年代初	小地块	中低层
老城发展更新调整期	普通商品住区	20世纪90年代末和21世纪初	小地块以及部分中等地块	中低层、少量高层
城市功能拓展期	现代商品住区	21世纪初特别是2006年后	大地块为主，中等地块为辅助	高层、花园洋房、别墅

老城发展成熟期住区主要建设于20世纪80年代末和90年代初，经历90年代改革开放的黄金期后，逐步走向成熟，这一时期主要以单位住区为主，同时夹杂部分普通商品住区。老城发展成熟期住区主要以小规模地块为主，住区形态以经济实用的中低城为主。老城区发展更新调整期住区主要建设于20世纪90年代末和21世纪初，特别是1997年直辖后，重庆迎来新一轮的发展契机，经历了大规模的老城改造，其主要以普通商品房为主。与老城发展成熟期住区类似，老城更新调整期住区主要以小规模地块为主，住区建筑形态也以经济实用的中低层为主，但是在后期开发过程中逐步混杂一些高层住宅。城市功能拓展期住区主要建设于直辖后，特别是2006年以后，随着两江新区的带动发展，南坪组团也进入了迅速扩展期，本文特指海峡路以北的城市住区拓展，这一时期的住区是典型的现代商品房住区，其由于在小汽车逐渐普及，地铁、公共汽车等公交迅速发展以及大量交通基础建设的背景下，在短期内迅速发展成熟。城市功能拓展期住区往往以大地块开发为主，其住区形态逐步向高空发展解决土地价格问题，向低密度社区发展满足部分人群对居住环境和品质的追求。

经过重庆主城区范围内多处城市的调研、分析、筛选，最终确定了南岸区的12个住区作为本节的研究案例，如图4.2和表4.2所示。同时，为避开南岸区中心的辐射影响，本次研究所选住区基本在中心直线距离1 km以外。

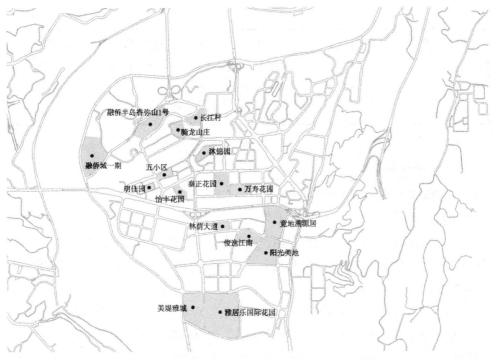

图 4.2 住区调研案例

表 4.2 调查住区一览表

住区类型	序号	住区名称	所属社区街道	面积/ha
老城发展成熟期	1	南湖社区沐锦园	花园路街道	1.98
	2	鼓楼湾社区五小区	花园路街道	3.24
	3	花园路社区明佳园	花园路街道	2.07
	4	花园路社区怡丰花园	花园路街道	3.60
老城更新调整期	5	泰正花园	花园路街道	8.84
	6	万寿花园	花园路街道	6.73
	7	长江村	花园路街道	7.33
	8	骑龙山庄	花园路街道	5.82
城市功能拓展期	9	融侨半岛香弥山 1 号	铜元局街道	14.50
	10	融侨城一期	铜元局街道	18.22
	11	阳光美地	海棠溪街道	18.78
	12	竟地溯源居	海棠溪街道	18.06
	13	俊逸江南	花园路街道	7.63

续表

住区类型	序号	住区名称	所属社区街道	面积/ha
	14	中冶林荫大道	花园路街道	3.94
城市功能拓展期	15	雅居乐国际花园	海棠溪街道	45.16
	16	美堤雅城	海棠溪街道	18.23

2) 数据获取

调查研究主要分为两部分:一部分是样本问卷调查部分;另一部分是城市住区环境勘测调研部分。

问卷调查部分,根据所选住区建设规模及人口密度确定发放问卷的数量,一般每个住区控制在30~40份。同时,按每个住区问卷的人口构成进行了问卷数量的有效控制,以保证调查样本分布的合理性。

2012年12月到2014年1月期间,课题组先后对重庆市中心城区的16个城市住区进行问卷发放及回收工作,每个住区的发放至回收周期基本控制在1周左右。问卷由研究者进户随机发放与回收,同时在问卷发放过程中考虑各个年龄段上的均衡性。问卷调查内容主要包括个体社会经济属性、步行出行特征等方面。这次问卷调查在16个住区共发放问卷520份,回收问卷466份,通过对每张问卷各方面完整性与真实性的评定,最终筛选出406份问卷作为最后使用的样本,有效问卷的回收率为78.08%,见表4.3。

表4.3　问卷回收情况

编号	住区名称	发放问卷数量	回收有效问卷数量	有效回收率/%
1	美堤雅城	30	28	93.33
2	雅居乐国际花园	30	23	76.67
3	阳光美地	30	25	83.33
4	竞地溯源居	30	24	80.00
5	俊逸江南	30	25	83.33
6	中冶林荫大道	30	26	86.67
7	融侨半岛	40	28	70.00
8	融侨半岛香弥山1号	40	27	67.50
9	南湖社区沐锦园	40	29	72.50
10	万寿花园	30	23	76.67

续表

编号	住区名称	发放问卷数量	回收有效问卷数量	有效回收率/%
11	泰正花园	30	22	73.33
12	怡丰花园	30	23	76.67
13	鼓楼湾社区五小区	30	24	80.00
14	明佳园	30	26	86.67
15	长江村	40	30	75.00
16	骑龙山庄	30	23	76.67
	合计	520	406	78.08

对于城市住区环境勘测调研部分,首先结合通过文献综述和理论分析,梳理可能对步行活动产生影响的住区物质环境因素,进而通过重庆大学建筑城规学院 GIS 信息处提供的所选研究住区的 GIS 资料,提取城市住区物质环境变量数据,同时通过实地考察和勘测,获得城市住区物质空间环境特征,以此补充 GIS 勘测所获得的变量数据。

3)变量设定

(1)步行行为变量

步行行为可由类型(步行出行目的)、模式(步行出行比例)、距离、频率、持续时间、强度来描述,其中持续时间、频率、强度 3 个维度是评价步行行为的主要定量指标,也是衡量步行水平(即步行出行量)的主要测度。一般来说,持续时间是指一次步行的时间或者一段时间内的步行时间,频率是指在指定的时间内的步行次数,强度是指参加步行行为的生理努力程度(如同等时间内,快走和慢行散步就反映了不同步行水平),其中频率和持续时间是最为常用的指标,而强度更多用于描述体力活动。不同研究领域,对步行行为所采取的量度也不尽相同,比如城乡规划和交通领域的研究者主要关注包括步行出行和交通使用在内的出行模式,如步行交通模式选择(Frank et al. ,1994)、日常生活设施出行距离(卢银桃,2013)、每周步行出行的频率(Handy et al. ,2006)、步行到商店的频率(Ding,2013)等;而公共健康领域的研究,则主要研究以步行持续时间为表征的步行总量(Frank et al. ,2004)、休闲性步行总量(Brown et al. ,2008)等。可以发现城乡规划和交通领域重点关注步行的出行模式和交通出行量,而公共健康领域则关注步行总量和休闲步行总量,但是,近来这些领域通过相互借鉴,在步行行为的研究中已经开始交叉和融合。

由第3章对邻近性的探讨,其影响因素主要包括土地利用布局和日常服务设施布局两个方面。土地利用布局是指城市功能布局上的相互邻近性,日常服务设施布局主要是指出行目的地的邻近性。居民步行类型分为通勤性步行、购物性步行以及休闲性步行。相关文献研究表明土地利用布局对人群出行方式选择具有重要影响。而日常服务设施,如锻炼场所、公园、绿地和商店等公共空间,也已有很多研究证明了它们的邻近性与居民步行出行相关,特别是公共空间的邻近性可以增加居民步行休闲性步行活动。本节将步行行为特征变量作为因变量,并依据本次研究数据获取的可行性和便利性,主要以步行频率作为步行行为的主要指标,同时,步行频率的高低从某种程度上来说可以同时反映步行交通模式的选择。本文近似认为步行频率高说明步行比例高以及步行量大,即居民的步行频率可在一定层面上说明住区的宜步行性水平,见表4.4。

表4.4　因变量设定

Y 步行频率		
Y_1 通勤性步行频率	Y_2 购物性步行频率	Y_3 休闲性步行频率

依据问卷调查结果,提取居民每周步行次数以及通勤性步行、购物性步行、休闲性步行的次数的数据,作为居民日常步行频率数据。本文通过对所调研的步行频率数据进行重分类,按照步行频率的大小排序并将其分为频繁出行、较多出行、一般出行、较少出行4类步行人群,每类各占人群数的25%,以便进行下一步研究。

（2）个体属性变量

影响步行行为的因素很多,主要包括个人因素、环境因素等,如果说物质环境因素是影响人群步行行为的外因,那么个人因素层面的很多因素则是对人群步行行为起着决定性作用的内因,因此,社会经济特征分析是人群行为研究的重要手段。依据前文研究模型假设,本文将人群社会特征变量作为协变量,影响因子主要包括性别、年龄、职业、教育、家庭人口、家庭收入、家庭是否拥有私家车(简称私家车)7个变量,见表4.5。

表4.5　自变量设定(一)

人口属性 X_i						
X_{i1} 性别	X_{i2} 年龄	X_{i3} 职业	X_{i4} 教育	X_{i5} 家庭人口	X_{i6} 家庭收入	X_{i7} 私家车

（3）住区物质空间形态变量

住区物质空间形态是本次研究的重点对象。依据前文研究模型假设，将住区物质空间形态特征变量作为自变量。邻近性是本次实证重点考察的空间形态变量，将采用土地利用混合度衡量土地利用布局的邻近性指标，重点计算商业办公、公共服务、居住、工业 4 种用地的混合度对步行行为的影响，同时为了测量指标的全面性，还将采取商业办公用地面积比、公共服务设施用地面积比、公园绿地用地面积比作为土地利用的指标，见表 4.6。

表 4.6　土地利用指标列表

评价因子	计算模型
土地利用混合度	$\mathrm{LUM} = \dfrac{\sum\limits_{i=1}^{n} p_i \ln p_i}{\ln n}$，其中 P_i 是研究区域内的 i 类土地利用的使用比例
商业办公用地面积比/%	商业办公用地面积/总面积
公共服务设施用地面积比/%	公共服务设施用地面积/总面积
公园绿地用地面积比/%	公园广场用地面积/总面积

为了更好地对日常服务设施进行研究，将日常服务设施分为商业设施、文化娱乐设施、教育设施、医疗设施、社区服务设施、绿色开敞空间、公交设施，见表 4.7。需要指出的是，某些设施由于构成复杂，本文将予以简化考虑，研究重点日常服务设施对步行出行的影响。

表 4.7　日常服务设施列表

日常服务设施分类	重点研究设施
商业设施	重点研究住区范围内集中性的大型商业，主要包括：1 大型超市及综合商场，2 农贸市场，3 集中商业
文化娱乐设施	重点研究住区范围文化娱乐场所，主要包括：1 运动健身场馆，2 娱乐场所，3 文化活动中心、活动室
教育设施	重点研究住区范围内的幼儿园、小学、中学等教学机构，主要包括：1 幼儿园，2 小学
医疗设施	重点研究住区范围内的医疗保障设施，主要包括：1 医院，2 卫生站
社区服务设施	重点研究住区范围内的邮局、银行以及街道居委会、警卫室等政府性部门，主要包括：1 邮局，2 银行，3 政府性部门

续表

设施分类	重点研究设施
绿色开敞空间	重点研究住区范围内开放的城市公园、街道上及街道转角的绿地和广场，主要包括：1 社区公园，2 街旁绿地、小广场
公交设施	重点研究住区范围内的公共交通设施，主要包括：1 公交站，2 地铁站

本文拟采用网络距离指标研究日常服务设施距离与步行出行的关系，主要研究上述 7 类设施的距离，也就是说，只选取每个类型中最近的设施距离，具体评价因了及计算模型见表4.8。日常服务设施种类与数量一般指一定范围内日常服务设施的种类及数量，主要以居住地 500 m 范围内日常服务设施的种类及数量，为了便于计算，本文将其日常服务设施数量转化为密度，具体评价因子及计算模型见表4.8。布局形态重点反映集聚形态，一般可用集聚度来表示，其计算方法是能够相互联系的目的地对数/理论上相互联系的目的地对数（Albert et al.，2002）。本文采用此方法表示日常服务设施的集聚形态，具体评价因子及计算模型，见表4.8。

表4.8 日常服务设施评价因子及计算模型

评价因子		计算模型
距离	商业设施距离	居住地与商业设施的最小距离/m
	文化娱乐设施距离	居住地与文化设施的最小距离/m
	教育设施距离	居住地与商业设施的最小距离/m
	医疗设施距离	居住地与文化休闲设施的最小距离/m
	社区服务设施距离	居住地与公共服务设施的最小距离/m
	绿色开敞空间距离	居住地与绿色开敞空间的最小距离/m
	公交设施距离	居住地与公交站点的最小距离/m
种类与数量	日常服务设施种类	居住地 500 m 范围内日常服务设施的种类/（种·km^{-2}）
	日常服务设施密度	居住地 500 m 范围日常服务设施的数量/（个·km^{-2}）
	商业设施数量密度	居住地 500 m 范围商业设施的数量/（个·km^{-2}）
	文化娱乐设施数量密度	居住地 500 m 范围文化设施的数量/（个·km^{-2}）
	教育设施数量密度	居住地 500 m 范围教育设施的数量/（个·km^{-2}）
	医疗设施数量密度	居住地 500 m 范围医疗设施的数量/（个·km^{-2}）
	社区服务设施数量密度	居住地 500 m 范围社区服务设施的数量/（个·km^{-2}）
	绿色开敞空间数量密度	居住地 500 m 范围绿色开敞空间的数量/（个·km^{-2}）
	公交设施数量密度	居住地 500 m 范围公交站的数量/（个·km^{-2}）
集聚度	日常服务设施集聚度	相互联系的日常设施对数/理论上相互联系的日常服务设施对数/%

从实际调研发现,在住区层面,空间形态的连接性和场所性对人群主动步行的影响也很大,故将两者作为次要的空间形态变量。根据步行行为与住区环境的内在逻辑关系,本文从邻近性、连接性和场所性3个方面出发,拟订物质空间形态评价因子及其评价标准,具体见表4.9。

表4.9 自变量设定(二)

物质空间形态 X_j			
邻近性	土地利用布局		X_{j1}土地利用混合度
			X_{j2}商业办公设施用地比例
			X_{j3}公共服务设施用地比例
			X_{j4}绿地广场用地比例
	日常服务设施布局	日常服务设施距离	X_{j5}商业设施距离
			X_{j6}文化娱乐设施距离
			X_{j7}教育设施距离
			X_{j8}医疗设施距离
			X_{j9}社区服务设施距离
			X_{j10}绿色开敞空间距离
			X_{j11}公交换乘距离
		日常服务设施种类	X_{j12}设施种类
			X_{j13}设施密度
			X_{j14}商业设施密度
			X_{j15}文化娱乐设施密度
			X_{j16}教育设施密度
			X_{j17}医疗设施密度
			X_{j18}社区服务设施密度
			X_{j19}绿色开敞空间密度
			X_{j20}公交换乘密度
		布局形态	X_{j21}日常服务设施布局集聚度
连接性	街道连接性		X_{j22}街道路网密度
			X_{j23}街区边长
			X_{j24}交叉口密度
			X_{j25}路段节点比

续表

物质空间形态 X_j		
场所性	步行设施设计	X_{j26} 可步行面积密度
		X_{j27} 步行道平均宽度
		X_{j28} 8 m 以上步行道长度密度
		X_{j29} 干道过街设施密度
		X_{j30} 地块出入口密度
	街道环境设计	X_{j31} 建筑界面长度比例
		X_{j32} 通透界面长度比例
		X_{j33} 实体围墙界面长度比例
		X_{j34} 沿街店面总长度密度
		X_{j35} 15 家/100 m 以上沿街店面总长度密度
	交通控制设计	X_{j36} 交通流量
		X_{j37} 汽车速度

4）分析方法

通过在住区层面简单比较分析各不同类型城市住区物质环境特征、社会经济特征以及步行行为特征，初步分析不同住区物质环境特征与居民步行行为之间的关系。然后，将步行行为作为因变量、将住区物质空间形态因子作为自变量以及将社会经济特征变量作为自变量，运用相关分析和回归分析确定对步行行为具有显著影响的住区物质环境影响因子，同时确定这些因子对步行出行行为的贡献度。

（1）相关性分析

相关性分析是研究事物之间关系紧密程度的一种数理统计方法。本文使用 Pearson 简单相关分析，考查 2 个变量之间的相关程度，以便找出关键变量，为下一步的模型建立提供依据。

统计学中常用 Pearson 简单相关系数来衡量两个定距变量之间的线性相关程度。变量间相关程度通常用相关系数 r 和 p 值衡量。相关系数 r 在 -1 和 1 之间，表示自变量对因变量的影响程度；$r > 0$ 表示两个变量存在正相关，反之则为负相关；$|r|$ 越接近于 1，表示该自变量对因变量的影响程度越大。p 值在 0 和 1 之间表示自变量和因变量的相关性。当 $p < 0.05$ 时，表示自变量和因变量有较高的相关性；当 $0.05 < p < 0.1$ 时，表示两者有一定的相关性；当 $p > 0.1$ 时则表示两者没有相关性。

Pearson 简单相关系数的计算方式为：

$$r = \frac{\sum (x_i - \bar{x})(y_i - \bar{y})}{\sqrt{\sum (x_i - \bar{x})^2 \sum (y_i - \bar{y})^2}} \tag{4.1}$$

（2）回归分析

由于相关性分析只能辨别两个变量之间的关系，且只能考虑单个自变量与因变量的关系。因此，本文进一步采用多项逻辑回归方程，重点研究在人口属性的影响下，单个物质空间形态指标对步行频率的影响，从而更精确地分析对步行行为的影响因素。

为了更好地利用多项逻辑回归进行运算，本次研究首先将调研的步行频率数据进行重分类，按照步行频率的大小排序并将其分为频繁出行、较多出行、一般出行、较少出行 4 类步行人群，每类大约各占人群数的 25%，以便进行下一步研究。随后，本文以较少出行为参照目标，步行频率为因变量，人群社会属性因子为协变量，进行多项逻辑回归运算，通过似然比检验观察各因子在模型中的显著性，去除无统计意义的因子，最终建立针对不同步行频率的人群社会属性基础模型。

假定多项逻辑回归模拟模型如下：

$$\text{Logit}(P(\text{一般出行 } i)/P(\text{较少出行})) = f(X_{\text{in}}, X_{\text{jn}}) \tag{4.2}$$

式中，$\text{Logit}(P(\text{出行 } i)/P(\text{较少出行}))$ 为任意出行频率与较少出行比值的自然对数值；

"i" = 1,2,3，出行 1 = 一般出行，出行 2 = 较多出行，出行 3 = 频繁出行；X_{in} = 个体属性，包括性别、年龄、教育、职业、家庭人口、家庭收入、家庭是否拥有私家车 7 个因子；

X_{jn} = 物质空间形态指标，X_{jn} 即为表 4.9 中的各物质空间形态指标。

为了更好地描述居民步行频率的频繁程度，以较少出行作为其他 3 种出行频率的共同对比参照目标，将以上模型转化为如下 3 个应用分析模型：

$$\text{LN}(P(\text{一般出行})/P(\text{较少出行})) = \beta_{\text{b}} + \beta_{\text{bi1}} X_{\text{i1}} + \beta_{\text{bi2}} X_{\text{i2}} + \cdots + \beta_{\text{bj1}} X_{\text{j1}} + \beta_{\text{bj2}} X_{\text{j2}} + \cdots \tag{4.3}$$

$$\text{LN}(P(\text{较多出行})/P(\text{较少出行})) = \beta_{\text{c}} + \beta_{\text{ci1}} X_{\text{i1}} + \beta_{\text{ci2}} X_{\text{i2}} + \cdots + \beta_{\text{cj1}} X_{\text{j1}} + \beta_{\text{cj2}} X_{\text{j2}} + \cdots \tag{4.4}$$

$$\text{LN}(P(\text{频繁出行})/P(\text{较少出行})) = \beta_{\text{c}} + \beta_{\text{ci1}} X_{\text{i1}} + \beta_{\text{ci2}} X_{\text{i2}} + \cdots + \beta_{\text{cj1}} X_{\text{j1}} + \beta_{\text{cj2}} X_{\text{j2}} + \cdots \tag{4.5}$$

在模型中，分别纳入上一步 Pearson 相关分析中选出的 $p < 0.1$ 的物质空间形态

指标变量,逐个检验该变量在逻辑斯蒂克回归模型的 3 个子模型中的因子显著性,进而提取对 3 个类别的步行行为特征具有关键性影响的物质空间形态指标。

由于各空间指标计量单位不同,为了方便在模型中比较各物质空间形态指标对步行出行频率的影响,对物质空间形态指标的原始数据进行标准化处理,可以使各种不同单位的数据无量纲化。本次标准差公式为:

$$z = \frac{x - \mu}{\sigma}$$

式中 x——原始数据;

μ——平均值;

σ——标准差。

平均值:

$$\mu = \frac{1}{N} \sum_{i=1}^{N} x_i \tag{4.6}$$

标准差:

$$\sigma = \sqrt{\frac{1}{N} \sum_{i=1}^{N} x_i (x_i - \mu)^2} \tag{4.7}$$

5)影响通勤性步行的关键性因子分析

(1)模型结果

①相关性分析。本节将对通勤性步行出行频率与物质空间形态因子进行相关性分析,计算 Pearson 相关系数,初步筛选通勤性步行行为相关的物质空间形态变量影响因子,具体见表 4.10。

表 4.10   通勤性步行出行频率与物质空间形态因子的相关性

步行频率	邻近性—土地利用布局				
	X_{j1} 土地利用混合度	X_{j2} 商业办公用地比例	X_{j3} 公共服务设施用地比例	X_{j4} 绿地广场用地比例	
通勤(P)	.128 **		.142 **		

步行频率	邻近性—日常服务设施布局—距离						
	X_{j5} 商业设施距离	X_{j6} 文化娱乐设施距离	X_{j7} 教育设施距离	X_{j8} 医疗设施距离	X_{j9} 社区服务设施距离	X_{j10} 绿色开敞空间距离	X_{j11} 公交换乘距离
通勤(P)	—	-.137 **	-.175 **		—		-.118 **

步行频率	邻近性—日常服务设施布局—种类与数量						
	X_{j12}设施种类	X_{j13}设施密度	X_{j14}商业设施密度	X_{j15}文化娱乐设施密度	X_{j16}教育设施密度	X_{j17}医疗设施密度	X_{j18}社区服务设施密度
通勤(P)	.173**	.170**	.123**	.180**	.126**		.155**

步行频率	邻近性—日常服务设施布局—种类与数量	
	X_{j19}绿色开敞空间密度	X_{j20}公交换乘密度
通勤(P)	.116**	.106**

步行频率	邻近性—日常服务设施布局—布局形态
	X_{j21}集聚度
通勤(P)	—

步行频率	连接性			
	X_{j22}街道路网密度	X_{j23}街区边长	X_{j24}交叉口密度	X_{j25}路段节点比
通勤(P)	.175**	-.159**	.201**	

步行频率	场所性—步行设施设计				
	X_{j26}可步行面积	X_{j27}步行道平均宽度	X_{j28}8 m以上步行道长度密度	X_{j29}干道过街设施密度	X_{j30}地块出入口密度
通勤(P)	.122**	-.101*	—		.158**

步行频率	场所性—街道环境设计				
	X_{j31}建筑（商业）界面长度比例	X_{j32}通透（绿化）界面长度比例	X_{j33}实体围墙界面长度比例	X_{j34}沿街店面总长度密度	X_{j35}15 家/100 m以上沿街店面总长度密度
通勤(P)	-.118	-.109		.141**	.145**

续表

步行频率	场所性—交通控制设计		
	X_{j36} 交通流量	X_{j37} 汽车速度	
通勤(P)	$-.109^{**}$	$-.140^{**}$	

注：$^{*}p<0.1$，$^{**}p<0.05$；深灰 $r>0.2$，浅灰 $0.1<r<0.2$。

②回归分析。以重新分类后的通勤性步行频率为因变量，社会属性因子为自变量，进行多项逻辑回归分析，生成作为通勤性步行频率的基础模型。与此同时，为了考察不同社会经济属性对通勤性步行的影响程度，逐个单独从基础模型中移除回归保留的变量，观察伪 R^2 的变化值。由于伪 R^2 反映了整个模型的拟合程度，所移除变量的伪 R^2 变化值越大，说明该变量对模型拟合的影响越显著，最终得到的基础模型为：

$$LN(P_i/P_0) = \beta_i + \beta_{ig1}X_{g2} + \beta_{ig2}X_{g3} + \beta_{ig3}X_{g4} \tag{4.8}$$

其中，X_{g2} 表示年龄；X_{g3} 表示职业；X_{g4} 表示私家车。

"i" $=1,2,3$，出行 $1 =$ 一般出行，出行 $2 =$ 较多出行，出行 $3 =$ 频繁出行；β_{ign} 的取值为参数估计中对应的 B 值系数。其计算结果见表 4.11。

表 4.11 通勤步行基础模型的拟合结果

社会属性	伪 R^2 增加值	似然比检验的显著水平	Sig 值显著水平 <0.1 时的 B 值		
			模型 1（一般出行/较少出行）	模型 2（较多出行/较少出行）	模型 3（频繁出行/较少出行）
年龄	0.024	.001		0.430^{**}	0.830^{**}
职业	0.108	.000		3.55^{**}	4.37^{**}
私家车	0.418	.000	-1.139^{**}	-4.179^{**}	-5.462^{**}

注：** 表示 Sig 值 <0.05；* 表示 $0.05<$ Sig 值 <0.1。

然后，将前文 Pearson 相关分析中选出与通勤步行频率 $p<0.1$ 的物质空间形态变量分别纳入上一步的人口属性基础模型，一方面通过加入该空间变量后模型拟合度伪 R^2 增加值的大小来衡量该变量对通勤步行频率的影响程度。计算结果见表4.12。

表4.12 空间形态变量在通勤性基础模型中的参数结果

编号	空间变量	伪R^2增加值	一般出行/较少出行		较多出行/较少出行		频繁出行/较少出行	
			模型参数(B)	显著性(Sig.)	模型参数(B)	显著性(Sig.)	模型参数(B)	显著性(Sig.)
1	X_{j8}教育设施距离	0.013					-.565	.032
2	X_{j12}设施种类	0.007					.495	.046
3	X_{j13}设施密度	0.008					.466	.055
4	X_{j14}商业设施密度	0.006					.401	.092
5	X_{j15}文化娱乐数量密度	0.006					.453	.058
6	X_{j17}教育设施密度	0.010	-.373	.099				
7	X_{j18}社区服务设施密度	0.005					.405	.089
8	X_{j20}公交换乘密度	0.010					.449	.086
9	X_{j22}街道路网密度	0.013					.450	.063
10	X_{j23}街区边长	0.013					.501	.044
11	X_{j24}交叉口密度	0.012					.489	.042
12	X_{j30}地块出入口密度	0.017	.441	.058			.528	.027
13	X_{j31}建筑(商业)界面长度比例	0.006			.294	.099		
14	X_{j34}沿街店面总长度密度	0.006			.318	.081	.433	.068
15	X_{j35}15 家/100 m 以上沿街店面总长度密度	0.007					.417	.080

注:无填充*$p<0.1$,浅灰**$p<0.05$,深灰**$P<0.01$。

(2)关键性因子分析

从前文模型来看,影响通勤性步行频率的空间形态因子较多,且相互之间关系较为复杂。因此,本文将重点挑选关键性指标进行分析。

本文首先按照模型分析的结果按伪R^2增加值对排名前10的因子进行大小排序,结果见表4.13。考虑到街区边长、道路网络密度、交叉口密度3个指标的相似性,本次分析将去掉道路网络密度、交叉口密度指标,重点分析其他8个指标。

邻近性评价因子中的设施密度(0.008)、设施种类(0.007)、教育设施密度(0.010)、教育设施距离(0.013)、公交换乘站密度(0.010)对步行出行具有积极的影响。设施数量和设施种类在一定程度上反映了住区功能的多样性,其可以满足居

民在通勤过程中完成其他任务，如顺便购物、交水电费等，这两个因素主要对高频率步行出行人群来说显得尤为重要。教育设施密度、教育设施距离在一定程度上反映了家长接送小孩的方便程度，特别是对于教育设施距离而言，其距离对家长接送小孩起到了决定性的作用。公交换乘站密度主要体现为短距离的公共换乘和公共交通的选择度，这有利于促进居民的步行交通转换，为居民的步行出行便利性提供了良好的条件。

连接性评价因子中的街道路网密度（0.013）对步行出行具有积极的影响，其在某种程度上说明街道路网密度对通勤步行的路径的便捷性，较高的街道路网密度往往意味着小尺度街区模式，其加强街道连通性，增加步行路网的渗透性，有利于便捷出行。特别是方便达到公交换乘站、教育设施等与步行通勤极为相关的场所，为居民步行通勤提供极大的便利。

场所性评价因子中的大于 15 家/100 m 沿街商业长度密度（0.007），地块出入口密度（0.017）对步行出行也有积极的影响。对于大于 15 家/100 m 沿街商业长度密度可能的解释是丰富的沿街商业有利于居民在上下班过程中顺便购物。而高地块出入口密度，反映了住区道路与封闭小区（公园）之间的内外渗透性，它能够为居民提供多种出行路径的选择，这一指标在当下中国普遍封闭住区的环境下具有积极的意义，从某种程度上来说，它强化了住区内部与外部街道（即外部交通）的联系，进而促进步行出行。

表 4.13　按伪 R^2 增加值大小排列前 10 位的关键性空间变量（一）

空间变量	按伪 R^2 增加值									
	X_{j30}地块出入口密度	X_{j23}街区边长	X_{j22}街道路网密度	X_{j8}教育设施距离	X_{j24}交叉口密度	X_{j17}教育设施密度	X_{j20}公交换乘密度	X_{j13}设施密度	X_{j12}设施种类	X_{j35}15 家/100 m 以上沿街店面总长度密度
伪 R^2 增加值	0.017	0.013	0.013	0.013	0.012	0.010	0.010	0.008	0.007	0.007

6）影响购物性步行的关键性因子分析

（1）模型结果

①相关性分析。本节将对购物性步行出行频率与物质空间形态因子进行相关性分析，计算 Pearson 相关系数，进一步筛选购物性步行行为相关的物质空间形态变

量影响因子,具体见表4.14。

表4.14 购物性步行频率和邻近性物质空间形态的相关性

步行频率	邻近性—土地利用布局						
	X_{j1}土地利用混合度	X_{j2}商业办公用地比例	X_{j3}公共服务设施用地比例	X_{j4}绿地广场用地比例			
购物(P)	.247**	.139**	.279**				

步行频率	邻近性—日常服务设施布局—距离						
	X_{j5}商业设施距离	X_{j6}文化娱乐设施距离	X_{j7}教育设施距离	X_{j8}医疗设施距离	X_{j9}社区服务设施距离	X_{j10}绿色开敞空间距离	X_{j11}公交换乘距离
购物(P)	−.125**	−.214**	−.260**	−.137**	−.137**		−.171**

步行频率	邻近性—日常服务设施布局—种类与数量						
	X_{j12}设施种类	X_{j13}设施密度	X_{j14}商业设施密度	X_{j15}文化娱乐设施密度	X_{j16}教育设施密度	X_{j17}医疗设施密度	X_{j18}社区服务设施密度
购物(P)	.271**	.294**	.259**	.302**	.203**	.175**	.255**

步行频率	邻近性—日常服务设施布局—种类与数量	
	X_{j19}绿色开敞空间密度	X_{j20}公交换乘密度
购物(P)	.130**	.198**

步行频率	邻近性—日常服务设施布局—布局形态
	X_{j21}集聚度
购物(P)	—

步行频率	连接性			
	X_{j22}街道路网密度	X_{j23}街区边长	X_{j24}交叉口密度	X_{j25}路段节点比
购物(P)	.281**	−.277**	.308**	.144**

续表

步行频率	场所性—步行设施设计					
	X_{j26}可步行面积	X_{j27}步行道平均宽度	X_{j28}8 m以上步行道长度密度	X_{j29}干道过街设施密度	X_{j30}地块出入口密度	
购物（P）	.204 **	−.131 **			.267 **	
步行频率	场所性—街道环境设计					
	X_{j31}建筑（商业）界面长度比例	X_{j32}通透（绿化）界面长度比例	X_{j33}实体围墙界面长度比例	X_{j34}沿街店面总长度密度	X_{j35}15家/100 m以上沿街店面总长度密度	
购物（P）	.222 **	−.184 **	−.116 **	.246 **	.269 **	
步行频率	场所性—交通控制设计					
	X_{j36}交通流量	X_{j37}汽车速度				
购物（P）	−.240 **	−.197 **				

注：$^{*}p < 0.1$，$^{**}p < 0.05$；深灰 $r > 0.2$，浅灰 $0.1 < r < 0.2$。

②回归分析。以重新分类后的购物性步行频率为因变量，社会属性因子为自变量，进行多项逻辑回归分析，生成作为购物性步行频率的基础模型。与此同时，为了考察不同社会经济属性对购物性步行的影响程度，从基础模型中逐个单独移除回归保留的变量，观察伪 R^2 的变化值。由于伪 R^2 反映了整个模型的拟合程度，所移除变量的伪 R^2 变化值越大，说明该变量对模型拟合的影响越显著。最终得到的基础模型为：

$$LN(P_i/P_0) = \beta_i + \beta_{ig1}X_{g2} + \beta_{ig2}X_{g3} + \beta_{ig3}X_{g4} + \beta_{ig4}X_{g5} + \beta_{ig5}X_{g6} + \beta_{ig6}X_{g7} \quad (4.9)$$

式中，X_{g2}表示性别；X_{g3}表示年龄；X_{g4}表示职业；X_{g5}表示教育；X_{g6}表示家庭人口；X_{g7}表示私家车。

"i" = 1，2，3，出行 1 = 一般出行，出行 2 = 较多出行，出行 3 = 频繁出行；β_{ign} 的取值为参数估计中对应的 B 值系数（计算结果见表 4.15）。

表 4.15　通勤步行基础模型的拟合结果

社会属性	伪 R^2 增加值	似然比检验的显著水平	Sig 值显著水平 <0.1 时的 B 值		
			模型1(一般出行/较少出行)	模型2(较多出行/较少出行)	模型3(频繁出行/较少出行)
性别	0.013	.058		0.639*	1.098**
年龄	0.018	.017		0.348**	0.555**
教育	0.012	.000	−2.025**	−1.993**	−2.826**
职业	0.034	.076	−0.363**	−0.414**	−0.538**
家庭人口	0.016	.030			−0.598*
私家车	0.081	.000	−1.098**	−2.383**	−2.524**

注：** 表示 Sig 值 <0.05；* 表示 0.05< Sig 值 <0.1。

　　然后,将前文 Pearson 相关分析中选出与购物性步行频率 $p<0.1$ 的物质空间形态变量分别纳入上一步的社会属性基础模型,一方面通过加入该空间变量后模型拟合度伪 R^2 增加值的大小来衡量该变量对通勤步行频率的影响程度。计算结果见表 4.16。

表 4.16　空间形态变量在购物性基础模型中的参数结果

编号	空间变量	伪 R^2 增加值	一般出行/较少出行		较多出行/较少出行		频繁出行/较少出行	
			模型参数(B)	显著性(Sig.)	模型参数(B)	显著性(Sig.)	模型参数(B)	显著性(Sig.)
1	X_{j1} 土地利用混合度	.041	.420	.009	.637	.000	.992	.000
2	X_{j2} 商业办公用地比例	.017			.419	.027	.423	.041
3	X_{j3} 公共服务设施用地比例	.050			.684	.001	.564	.000
4	X_{j5} 商业设施距离	.022	—		.723	.071	.952	.001
5	X_6 文化娱乐设施距离	.045			−.475	.009	−1.135	.000
6	X_{j7} 教育设施距离	.044			−.572	.002	−.995	.000
7	X_{j8} 医疗设施距离	.021					−.664	.002
8	X_{j9} 社区服务设施距离	.019			−.472	.000	−.594	.007
9	X_{j11} 公交换乘距离	.017					−.542	.009
10	X_{j12} 设施种类	.043			.634	.001	1.047	.000

续表

编号	空间变量	伪 R^2 增加值	一般出行/较少出行		较多出行/较少出行		频繁出行/较少出行	
			模型参数(B)	显著性（Sig.）	模型参数(B)	显著性（Sig.）	模型参数(B)	显著性（Sig.）
11	X_{j13} 设施密度	.059			.698	.000	.044	.000
12	X_{j15} 文化娱乐设施密度	.062	.395	.023	.723	.000	1.193	.000
13	X_{j17} 教育设施密度	.029	.422	.013	.590	.002	.800	.000
14	X_{j16} 医疗设施密度	.028			.580	.002	.689	.001
15	X_{j18} 社区服务设施数量	.042			.538	.004	.765	.000
16	X_{j20} 公交换乘密度	.038			.586	.003	.556	.011
17	X_{j22} 街道路网密度	.048	.285	.097	.566	.004	1.018	.000
18	X_{j23} 街区边长	.058			−.630	.001	−1.083	.000
19	X_{j24} 交叉口密度	.056	.390	.040	.641	.002	1.150	.000
20	X_{j25} 路段节点比	.022			.554	.002	.573	.005
21	X_{j26} 可步行面积	.042			.531	.004	.658	.001
22	X_{j27} 步行道平均宽度	.014					−.473	.026
23	X_{j30} 地块出入口密度	.046			.555	.005	.832	.000
24	X_{j31} 建筑（商业）界面长度比例	.039			.186	.002	.210	.000
25	X_{j32} 通透（绿化）界面长度比例	.024			−.463	.011	−.536	.010
26	X_{j32} 实体围墙界面长度比例	.017			−.180	.066	−.213	.009
27	X_{j34} 沿街店面总长度密度	.041			.562	.003	.797	.000
28	X_{j35} 15 家/100 m 以上沿街店面总长度密度	.049			.676	.001	.887	.000
29	X_{j36} 交通流量	.034	−.314	.053	−.338	.071	−.894	.000
30	X_{j37} 汽车速度	.024			−.395	.032	−.723	.002

注：无填充 * $p<0.1$，浅灰 ** $p<0.05$，深灰 ** $P<0.01$。

（2）关键性因子分析

从前文模型来看，影响购物性步行频率的空间形态因子较多，且相互之间关系较为复杂。因此，本文将重点挑选关键性指标进行分析。

按照模型分析的结果按伪 R^2 增加值对排名前 10 的因子进行大小排序，结果见表 4.17。考虑到街区边长、道路网络密度、交叉口密度 3 个指标的相似性，本次分析将去掉街区边长、交叉口密度指标，重点分析其他 8 个指标。

邻近性评价因子中的设施密度（0.059）、设施种类（0.043）、文化娱乐设施密度（0.062）、文化娱乐设施距离（0.045）对步行出行具有积极的影响。设施密度和设施种类在一定程度上反映了住区功能的多样性，它可以满足居民一次出行中的多个目的，也为居民创造步行出行提供了一次出行完成多次任务的可能，在某种程度上增加了步行的可能性，例如，接送小孩的过程中顺便购物。文化娱乐设施密度、文化娱乐设施距离对购物性步行的影响巨大，远远超过了商业设施布局的影响，这也是对目前购物消费观念的重要体现，即购物休闲化，特别是当商业和文化休闲组合时，对居民的吸引力也会大大上升。

连接性评价因子中的街道路网密度（0.048）对步行出行具有积极的影响，它在某种程度上说明了街道路网密度对购物步行的路径的便捷性，较高的街道路网密度往往意味着小尺度街区模式，其加强街道连通性，增加步行路网的渗透性，便于到达购物场所。

场所性评价因子中的大于 15 家/100 m 沿街商业长度密度（0.049）、地块出入口密度（0.046）、可步行面积（0.042）对步行出行也有积极的影响。对于大于 15 家/100 m 沿街商业长度密度可能的解释是丰富的沿街商业有利于居民在上下班的过程中顺便购物的行为，而且部分沿街商业可以使人群的部分购物需求在家门口解决。高地块出入口密度为居民提供多种出行路径的选择，进而促进步行，特别是密集的小区出入口缩短了居民到达购物场所的距离，有利于居民更多地选择步行购物类出行，这一指标在当下中国普遍封闭住区的环境下具有积极的意义。可步行面积是对购物行为的重要空间保障，特别是对于我国高密度的城市而言，加大步行面积可以大大缓解购物过程中的人口拥挤，例如，对于城市中心商业街道而言，宽阔的人行道可以为居民提供良好的购物优质体验，同时也可以容纳更多为居民服务的各种小品，可进一步提升购物质量。

表 4.17　按伪 R^2 增加值大小排列前 10 位的关键性空间变量(二)

空间变量	按伪 R^2 增加值									
	X_{j15} 文化娱乐设施密度	X_{j13} 设施密度	X_{j23} 街区边长	X_{j24} 交叉口密度	X_{j35} 15 家/100 m 以上沿街店面总长度密度	X_{j22} 街道路网密度	X_{j30} 地块出入口密度	X_{j6} 文化娱乐设施距离	X_{j12} 设施种类	X_{j26} 可步行面积
伪 R^2 增加值	0.062	0.059	0.058	0.056	0.049	0.048	0.046	0.045	0.043	0.042

7)影响休闲性步行的关键性因子分析

(1)模型结果

①相关性分析。本节将对休闲性步行出行频率与物质空间形态因子进行相关性分析,计算 Pearson 相关系数,进一步筛选购物性步行行为相关的物质空间形态变量影响因子,结果见表 4.18。

表 4.18　休闲性步行频率和邻近性物质空间形态的相关性

步行频率	邻近性—土地利用布局					
	X_{j1} 土地利用混合度	X_{j2} 商业办公用地比例	X_{j3} 公共服务设施用地比例	X_{j4} 绿地广场用地比例		
休闲(P)	.110**		.139**			
步行频率	邻近性—日常服务设施布局—距离					
	X_{j5} 商业设施距离	X_{j6} 文化娱乐设施距离	X_{j7} 教育设施距离	X_{j8} 医疗设施距离	X_{j9} 社区服务设施距离	X_{j10} 绿色开敞空间距离	X_{j11} 公交换乘距离
休闲(P)				−.140**			
步行频率	邻近性—日常服务设施布局—种类与数量					
	X_{j12} 设施种类	X_{j13} 设施密度	X_{j14} 商业设施密度	X_{j15} 文化娱乐设施密度	X_{j16} 教育设施密度	X_{j17} 医疗设施密度	X_{j18} 社区服务设施密度
休闲(P)		.108**	.116**	.128**			

续表

步行频率	邻近性—日常服务设施布局—种类与数量				
	X_{j19}绿色开敞空间密度	X_{j20}公交换乘密度			
休闲(P)	.115**				

步行频率	邻近性—日常服务设施布局—布局形态				
	X_{j21}集聚度				
休闲(P)					

步行频率	连接性				
	X_{j22}街道路网密度	X_{j23}街区边长	X_{j24}交叉口密度	X_{j25}路段节点比	
休闲(P)	.108**		.126**		

步行频率	场所性—步行设施设计				
	X_{j26}可步行面积	X_{j28}步行道平均宽度	X_{j29}8 m以上步行道长度密度	X_{j30}干道过街设施密度	X_{j31}地块出入口密度
休闲(P)			.137**		.126**

步行频率	场所性—街道环境设计				
	X_{j26}建筑（商业）界面长度比例	X_{j27}通透（绿化）界面长度比例	X_{j28}实体围墙界面长度比例	X_{j29}沿街店面总长度密度	X_{j30}15 家/100 m以上沿街店面总长度密度
休闲(P)				.103**	.110**

步行频率	场所性—交通控制设计				
	X_{j31}交通流量	X_{j32}汽车速度			
休闲(P)	$-$.136**				

注：* $p < 0.1$，** $p < 0.05$；深灰 $r > 0.2$，浅灰 $0.1 < r < 0.2$。

②回归分析。以重新分类后的休闲性步行频率为因变量，社会属性因子为自变量，进行多项逻辑回归分析，生成作为休闲性步行频率的基础模型。与此同时，为了考察不同社会经济属性对休闲性步行的影响程度，从基础模型中逐个单独移除回归保留的变量，观察伪 R^2 的变化值。由于伪 R^2 反映了整个模型的拟合程度，所移除变量的伪 R^2 变化值越大，说明该变量对模型拟合的影响越显著。最终得到的基础模型为：

$$\text{LN}(P_i/P_0) = \beta_i + \beta_{ig1}X_{g2} + \beta_{ig2}X_{g3} + \beta_{ig3}X_{g4} + \beta_{ig4}X_{g5} \tag{4.10}$$

式中，X_{g2} 表示年龄；X_{g3} 表示职业；X_{g4} 表示家庭人口；X_{g5} 表示私家车。

"i" = 1,2,3，出行 1 = 一般出行，出行 2 = 较多出行，出行 3 = 频繁出行；β_{ign} 的取值为参数估计中对应的 B 值系数，计算结果见表 4.19。

表 4.19　通勤步行基础模型的拟合结果

社会属性	伪 R^2 增加值	似然比检验的显著水平	Sig 值显著水平 < 0.1 时的 B 值		
			模型 1（一般出行/较少出行）	模型 2（较多出行/较少出行）	模型 3（频繁出行/较少出行）
年龄	0.022	.002	0.429**	0.517**	0.371**
职业	0.108	.014	−1.911*	−1.788*	−3.899**
家庭人口	0.025	.008			−0.665*
私家车	0.022	.015		−1.179*	

注：** 表示 Sig 值 < 0.05；* 表示 0.05 < Sig 值 < 0.1。

将前文 Pearson 相关分析中选出与休闲步行频率 $p < 0.1$ 的物质空间形态变量分别纳入上一步的人口属性基础模型，一方面通过加入该空间变量后模型拟合度伪 R^2 增加值的大小来衡量该变量对休闲步行频率的影响程度。计算结果见表 4.20。

表 4.20　空间形态变量在休闲步行基础模型中的参数结果

编号	空间变量	伪 R^2 增加值	一般出行/较少出行		较多出行/较少出行		频繁出行/较少出行	
			模型参数（B）	显著性（Sig.）	模型参数（B）	显著性（Sig.）	模型参数（B）	显著性（Sig.）
1	X_{j3} 公共服务设施用地比例	0.026					.447	0.021
2	X_{j7} 医疗设施距离	0.009					−.423	.041
3	X_{j13} 设施密度	0.018			−0.027	0.020		

编号	空间变量	伪 R^2 增加值	一般出行/较少出行		较多出行/较少出行		频繁出行/较少出行	
			模型参数(B)	显著性(Sig.)	模型参数(B)	显著性(Sig.)	模型参数(B)	显著性(Sig.)
4	X_{j15} 文化娱乐设施密度	0.030					0.472	0.026
5	X_{j19} 绿色开敞空间数量	0.049					.779	.000
6	X_{j22} 街道路网密度	0.020					.359	0.086
7	X_{j24} 交叉口密度	0.026					.442	.041
8	X_{j29}8 m 以上步行道长度密度	0.028					.509	.014
9	X_{j31} 地块出入口密度	0.011					.338	.098
10	X_{j29} 沿街店面总长度密度	0.010			.217**	.025	.237**	.011
11	X_{j30}15 家/100 m 以上沿街店面总长度密度	0.012			.296**	.030	.433**	.026
12	X_{j31} 交通流量	0.009					-.637	0.004

注:无填充 $^*p<0.1$,浅灰 $^{**}p<0.05$,深灰 $^{**}P<0.01$。

（2）关键性因子分析

从前文模型来看,影响休闲性步行频率的空间形态因子较多,且相互之间关系较为复杂。因此,本文将重点挑选关键性指标进行分析。

本文首先按照模型分析的结果按伪 R^2 增加值对排名前 10 的因子进行大小排序,结果见表 4.21。考虑到道路网络密度、交叉口密度两个指标的相似性,本次分析将去掉交叉口密度指标;同时考虑到设施密度、文化娱乐设施密度、绿色开敞空间密度等细化为各类公共服务设施,其在某种程度上解释了公共服务设施用地比例指标,本次分析也将去掉公共服务设施用地比例指标。另外,沿街店面总长度密度和15 家/100 m 以上沿街店面总长度密度也在一定程度上相似,主要分析 15 家/100 m以上沿街店面总长度密度指标。因此,本次重点分析 7 个关键性指标。

邻近性评价因子中的设施密度(0.018)、文化娱乐设施密度(0.030)、绿色开敞设施密度(0.049)对步行休闲出行具有积极的影响。设施密度在一定程度上反映了住区功能的多样性,而多样的设施往往意味着多样的空间环境和社会活动,对于休闲步行具有积极的吸引力。文化娱乐设施密度对丰富居民业余生活具有积极的作用,也是引发休闲性行为的重要因素。它不仅本身就是休闲锻炼的场所,更重要的是可与当商业、绿地公园等设施结合形成重要的吸引力，让居民产生想去逛逛的想法。绿色开敞设施对休闲性步行行为具有天然的吸引力，不仅为住区提供了良好的环境。而且还是社区重要的休闲锻炼场所，特别是对于有较大社区公园的社区来说，其对休闲步行的促进较为明显（南湖社区沐锦园）。同时，在社区范围内若有相当数量的分散的绿地，其对于休闲性也有积极的影响（如花园路四小区住区）。

连接性评价因子中的街道路网密度（0.020）对步行出行具有积极的影响，反映了道路网络的渗透性。尽管休闲性没有明确的目的地，便捷性也不是其考虑的首要目标，但是高渗透性的街道网络可以为居民提供更多的路径选择，增加步行体验的复杂性和多样性，同时也可以为邻里之间提供更多邂逅与交流的机会。

场所性评价因子中的 8 m 以上步行道长度密度（0.028）、大于 15 家/100 m 沿街店面长度密度（0.012）、地块出入口密度（0.011）对步行出行也有积极的影响。8 m 以上步行道长度密度能容纳街头表演、健身锻炼等多样化的活动，并形成良好的活动场所，进而吸引周边居民进行休闲性出行，与此同时宽阔的人行道可提供户外座椅、咖啡茶座等户外休闲设施，也进一步满足了居民休闲步行的需求。大于 15 家/100 m 沿街店面长度密度主要通过增加商业氛围来吸引休闲步行。从某种程度上来说，沿街商业店面越密且越长，其街道商业活力和社会活动也会相应地越来越丰富，其对休闲性步行也具有很大的吸引力；相反，实墙界面、杂乱的街道界面则会减弱居民的休闲行为。地块出入口密度反映了住区道路与封闭小区（公园）之间的内外渗透性，其密度越高，街区空间的渗透程度也越高，可以为居民提供更多的路径选择，增加步行体验的多样性和复杂性，提供更多的休闲交流机会。

表 4.21　伪 R^2 增加值大小排列前 10 位的关键性空间变量（三）

空间变量	按伪 R^2 增加值									
	X_{j19}绿色开敞空间密度	X_{j15}文化娱乐设施密度	X_{j29}8 m以上步行道长度密度	X_{j24}交叉口密度	X_{j3}公共服务设施用地比例	X_{j22}街道路网密度	X_{j13}设施密度	X_{j30}15 家/100 m 以上沿街店面总长度密度	X_{j31}地块出入口密度	X_{j29}沿街店面总长度密度
伪 R^2 增加值	0.049	0.030	0.028	0.026	0.026	0.020	0.018	0.012	0.011	0.010

8）小结

本节对步行环境的邻近性进行实证研究。邻近性越好，则居民步行出行的意愿更高;反之,居民步行出行意愿越低。邻近性方面影响步行出行最主要的因素是土地利用布局和日常服务设施布局两大因素。土地利用对步行出行具有积极的影响,其主要体现为较高程度的土地混合利用,即区域内土地利用的多样性具有更多的公交设施和就业点,可以提升短距离工作机会和公交使用率,进而促进步行出行;日常服务设施中主要的商业、公共服务设施的邻近性也会促使人群选择步行出行。

通过分析影响通勤性、购物性和休闲性 3 种步行出行的影响因素,结果显示住区环境的设施密度、设施种类、教育设施密度、教育设施距离、公交换乘站密度对通勤性步行出行具有积极的影响;设施密度、设施种类、文化娱乐设施密度、文化娱乐设施距离对购物性出行具有重要影响;设施密度、文化娱乐设施密度、绿色开敞设施密度对休闲性出行具有重要影响。其中,文化娱乐设施距离、公交设施距离和教育设施距离是步行环境设施邻近性的重要关注方面,对居民步行出行具有重要影响。

4.1.2　步行环境安全性的影响因素——以重庆市沙正街为例

安全性是居民主动出行的重要保障,住区街道是人群步行的主要空间,住区街道空间安全对人群主动步行具有重要的促进作用。近年来,随着我国机动车数量的飞速增长,原本舒适宜人的街道空间被机动车占领,步行者受到排挤,人车矛盾加剧,街道的安全系数逐渐降低;城市生活性街道作为城市中数量最多,与居民日常生活关系最为紧密的街道,其安全问题也日渐突出。基于经验判断或定性研究,街道安全性对居民主动步行的作用已经进行了广泛研究,但是街道的空间指标与居民对街道安全性的感知之间的关系及强度鲜有涉及。本文使用模糊数学法和 SPSS 相关性分析将街道空间的空间指标与居民主观评价联系起来,检验了重庆市沙正街相关街道的安全性感知与客观特征之间的相关性,这对营造安全步行环境具有重要意义。

1)研究样本

沙正街位于重庆市沙坪坝区中心,沙坪坝区保留着传统的住区特征,如小尺度混合功能的用地划分和高密度的街巷体系。随着街道两侧大量高层住宅和沿街商业综合体模式的出现,该地区人群步行出行越来越频繁。

为客观反映步行安全环境的差异性,本节选择沙正街以及相连接的 10 条生活性街道作为研究样本,如图 4.3 所示。其街道特征为:①位于高密度住区;②街道提供交通、社交、游戏及休闲等多种功能;③行人、摩托车和汽车使用同一路面;④过境交通少。

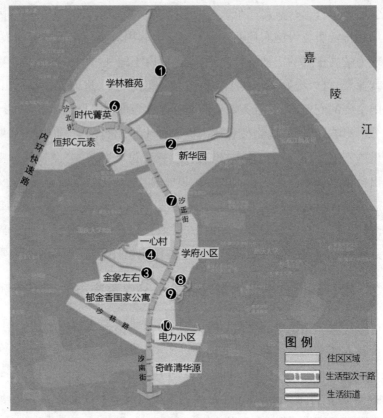

图 4.3　调查范围及主要研究街道编号

2）数据获取

调查开展于 2013 年 5—11 月，采用开放式访谈、路径实地行走、空间环境注记、问卷调查和活动观测等多种调查方式相互比对。其中，街道路网运用 Google Earth 卫星观测图获取；空间环境与安全状况采用现场观察、拍照等方式记录；问卷访谈对象选择每周步行到该街道 2 次及以上的人群，面对面开展访谈完成答题，问卷内容包括受访者的个体属性、出行情况、对该住区步行交通安全状况总体与各单项满意度评价，以及对住区步行安全影响因素的自我感知。

3）研究策略

根据相关研究，本文从道路设施、空间环境、交通管理 3 个方面对住区步行交通安全影响因素进行分析，如图 4.4 所示。

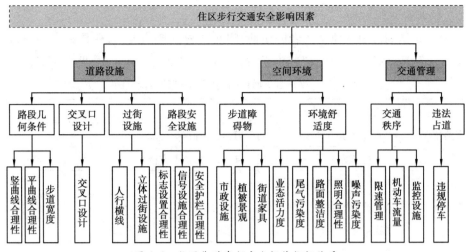

图4.4　住区街道步行安全评价指标体系

（1）道路设施

步行安全水平与道路条件存在密切关系。道路设施可从以下方面考虑：路段几何条件、交叉口设计、过街设施、路段安全设施。

（2）空间环境

适宜的街道空间环境可以缓和人流与车流的冲突，丰富街道的空间层次。空间环境可从以下方面考虑：步道障碍物、环境舒适度。

（3）交通管理

交通管理是为行人提供安全保障，侧重于处理道路交通中人、车、道之间的关系，使交通尽可能安全、通畅。交通管理可从以下方面考虑：交通秩序规范性、违法占道率。

4）数据分析方法

安全性评价是一个复杂的模糊系统，其评价往往不是确定的安全与不安全，而是采用模糊语言，采用模糊数学法较为科学。模糊数学法是应用模糊关系合成的原理，将一些边界不清不易定量的因素定量化，从多个因素对被评价事物隶属等级状况进行综合性评价的一种方法。运用模糊数学法的路径对街道步行安全评价和影响因素的差异性分析，具有合理性。

5）步行安全影响因素体系构建

通过第3章对步行环境安全性影响因素的综述，结合本次实证的实地调查访谈，建立起评价步行环境安全性的三级指标体系。

（1）调查访谈

对沙正街周边 100 位受访者的访谈，问及："根据您的经历，在什么样的街道步行是安全的或者是不安全的?"搜集受访者对步行安全的主观印象，见表 4.22。

表 4.22　受访者正面(＋)、负面(－)的访谈示例

道路情况	和车辆行驶相关的安全性感知
	＋"我喜欢步道和车道分开的街道，有一种保护屏障"
	－"人行道太窄了……我感到不自在，过街也不方便"
物质环境	对环境造成影响的物质因素
	＋"街道很明亮，晚上照明充足，我觉得很安全"
	－"我不喜欢的是……街面上有很多垃圾"
社会环境	人群数量、类型、活动等引发的情感
	＋"这里有很多小孩子嬉戏。我希望看到更多的孩子"
	－"那条街道上有好多乞讨的人，我感觉不安全"
自然环境	标示、嗅觉、声音、植物等
	＋"这条街道非常美。有很多树木和漂亮的花池"
	－"它太丑了……看起来不安全"
	－"这个地方太吵了，我觉得很难受"
人性设施	为步行者创造舒适便利的设施
	＋"这里有很多条凳，很有人气，比较安全"
	－"那里没有可坐的地方"
	－"那里没有地图等标示，感觉没有方向感"
土地使用	是否多样的、合理的商业服务
	＋"我喜欢那里的餐馆，那种生活气息给我安全感"
	＋"有好多不同的商店……我喜欢那里的书店"
	＋"街道两边的服装店和橱窗展示是我的最爱"
	－"我不喜欢边上是住宅铁栅栏，冷冷清清的……"
交通秩序	交通是否井井有条，车辆行驶、停放秩序等
	＋"街道车辆适度，车辆车速不高，走路很放心"
	－"太吓人了……在住区车还开得这么快"
	－"路面都被停放的车辆占满了，根本没有可走的地"

从访谈表格内容可以看出,受访者主观感知的安全性影响因素主要集中在道路、环境、管理 3 个方面,这与国内学者(张殿业,2005)的研究一致。他们认为步行的安全性受到由人、车、道路、自然环境、人为环境和管理等要素构成的复杂动态系统的影响,人、车是主观可控制变量,道路、自然环境、人为环境和管理是不可控制的客观变量。步行的安全性在很大程度上取决于道路、环境、管理 3 项客观要素。

因此,本文在考虑受访者主观评判上,选取道路、环境、管理 3 项评价,以保证客观反映实际情况。

（2）体系构建

①道路设施:步行安全水平与道路条件存在密切关系。基于以下方面考虑:道路几何条件、交叉口设计、过街设施、路段防护设施。

②空间环境:适宜的街道空间环境可以缓和人流与车流冲突,丰富街道空间层次。基于以下方面考虑:步道障碍物、环境舒适度。

③交通管理:侧重于处理道路交通中人、车、道之间的关系,使交通尽可能安全、通畅。基于以下方面考虑:交通秩序规范性、违法占道率。

基于一级指标体系,按照系统性、科学性、公正性、定量与定性相结合、实用性等原则,建立 8 项二级指标、21 项三级指标体系,尽可能涵盖居民关心的主要因素,如图 4.4 所示。

6）步行安全影响因素重要度评价

（1）评价指标值确定

鉴于三级指标较多,故用二级指标计算。各项评价指标的取值采用德尔菲法。邀请 20 位本地受访者进行实地调研与参阅相关资料,对每条街道 8 项指标采用百分制打分。每项评价指标参考李克特量表,分 5 级语义描述,见表 4.23。接着使用 20 个分数的平均值作为每项评价指标的最终取值。

表 4.23 评价指标值

路段几何条件	很好	好	一般	差	很差
交叉口设计	很好	好	一般	差	很差
过街设施	很好	好	一般	差	很差
路段安全设施	很好	好	一般	差	很差
步道障碍物	很低	低	一般	高	很高
环境舒适度	很好	好	一般	差	很差
交通秩序规范	很高	高	一般	低	很低

续表

违法占道率	很低	低	一般	高	很高
分值	90～100	80～90	70～80	60～70	<60

根据平均值统计数据,得到10条街道(编号为1～10的街道)的8项评价指标取值的样本矩阵 $\mathbf{D}$。

$$\mathbf{D} = \begin{bmatrix} d_{11} & d_{12} & \cdots & d_{1,10} \\ d_{21} & d_{22} & \cdots & d_{2,10} \\ \vdots & \vdots & \vdots & \vdots \\ d_{81} & d_{82} & \cdots & d_{8,10} \end{bmatrix} = \begin{bmatrix} 62 & 91 & 65 & 62 & 78 & 93 & 93 & 71 & 62 & 79 \\ 82 & 88 & 75 & 75 & 74 & 88 & 69 & 72 & 95 & 69 \\ 68 & 68 & 67 & 81 & 64 & 96 & 90 & 92 & 71 & 88 \\ 91 & 92 & 67 & 82 & 83 & 95 & 92 & 62 & 71 & 78 \\ 83 & 87 & 97 & 83 & 90 & 81 & 97 & 75 & 83 & 78 \\ 79 & 80 & 78 & 83 & 90 & 67 & 97 & 65 & 86 & 96 \\ 74 & 72 & 66 & 67 & 80 & 78 & 84 & 86 & 92 & 88 \\ 94 & 62 & 62 & 85 & 72 & 70 & 76 & 64 & 88 & 65 \end{bmatrix}$$

$$(4.11)$$

式中,d_{ij}表示第 j 个街道的第 i 项评价指标的取值;$j = 1,2,\cdots,10$,代表10条街道;$i = 1,2,\cdots,8$,代表8项指标。

(2)模糊数学法评价

本文各项指标选取相同的隶属函数,确保在各项评价指标量纲不同的情况下实现各项指标值的无量纲化如下:

$$u = \mu(k_j) = \begin{cases} 0, k_j \leqslant 60 \\ 1 - \dfrac{1}{1 + 0.016(k_j - 60)^{0.988}}, k_j > 60 \end{cases}$$

$$(4.12)$$

由样本矩阵 $\mathbf{D}$ 和隶属函数 μ 得到评价值关系矩阵 $\mathbf{R}: Q \times U \rightarrow [0 \quad 1]$:

$$\mathbf{R} = \begin{bmatrix} R_1 \\ R_2 \\ R_3 \\ R_4 \\ R_5 \\ R_6 \\ R_7 \\ R_8 \end{bmatrix} = \begin{bmatrix} 0.0308 & 0.3225 & 0.0728 & 0.0308 & 0.2176 & 0.3361 & 0.3361 & 0.1460 & 0.0308 & 0.2269 \\ 0.2533 & 0.3009 & 0.1885 & 0.1885 & 0.1783 & 0.3009 & 0.1230 & 0.1571 & 0.3492 & 0.1230 \\ 0.1110 & 0.1110 & 0.0986 & 0.2447 & 0.0592 & 0.3556 & 0.3154 & 0.3294 & 0.1460 & 0.3009 \\ 0.3225 & 0.3294 & 0.0986 & 0.2533 & 0.2617 & 0.3492 & 0.3294 & 0.0308 & 0.1460 & 0.2176 \\ 0.2671 & 0.2934 & 0.3618 & 0.2617 & 0.3154 & 0.2447 & 0.3618 & 0.1885 & 0.2617 & 0.2176 \\ 0.2269 & 0.2359 & 0.2176 & 0.2617 & 0.3154 & 0.0986 & 0.3618 & 0.0728 & 0.2857 & 0.3556 \\ 0.1783 & 0.1571 & 0.0859 & 0.0986 & 0.2359 & 0.2176 & 0.2690 & 0.2857 & 0.3294 & 0.3009 \\ 0.3427 & 0.0308 & 0.0308 & 0.2779 & 0.1571 & 0.1347 & 0.1985 & 0.0592 & 0.3009 & 0.0728 \end{bmatrix}$$

$$(4.13)$$

模糊向量 $A = \{a_1 \quad a_2 \quad \cdots \quad a_m\}$，$a_j$ 代表各项指标关于第一级评价的相对重要程度系数。假设各项指标在评价中的地位无显著差异，故对模型 $B_j(j = 1, 2)$ 取 $a_1 = a_2 = \cdots = a_m = 1$，对模型 $B_j(j = 3)$ 取 $a_1 = a_2 = \cdots = a_m = 1/m$。可得到 3 种综合评价模型：

$$B_1 = \left[\bigvee_{j=1}^{m} r_{j1} \quad \bigvee_{j=1}^{m} r_{j2} \quad \cdots \quad \bigvee_{j=1}^{m} r_{jn} \right] \tag{4.14}$$

$$B_2 = \left[\bigwedge_{j=1}^{m} r_{j1} \quad \bigwedge_{j=1}^{m} r_{j2} \quad \cdots \quad \bigwedge_{j=1}^{m} r_{jn} \right] \tag{4.15}$$

$$B_3 = \left[\frac{1}{m} \sum_{j=1}^{m} r_{j1} \quad \frac{1}{m} \sum_{j=1}^{m} r_{j2} \quad \cdots \quad \frac{1}{m} \sum_{j=1}^{m} r_{jn} \right] \tag{4.16}$$

由关系矩阵 R 结合上述 3 种综合评价模型 B_1，B_2，B_3 计算可得到总评价矩阵 R_1：

$$R_1 = \begin{bmatrix} B_1 \\ B_2 \\ B_3 \end{bmatrix} = \begin{bmatrix} 0.342\,7 & 0.329\,4 & 0.361\,8 & 0.277\,9 & 0.315\,4 & 0.355\,6 & 0.361\,8 & 0.329\,4 & 0.349\,2 & 0.355\,6 \\ 0.030\,8 & 0.030\,8 & 0.030\,8 & 0.030\,8 & 0.059\,2 & 0.098\,6 & 0.123\,0 & 0.030\,8 & 0.030\,8 & 0.123\,0 \\ 0.215\,9 & 0.222\,7 & 0.144\,3 & 0.202\,2 & 0.217\,6 & 0.254\,7 & 0.287\,0 & 0.158\,7 & 0.231\,2 & 0.226\,9 \end{bmatrix}$$

$$\tag{4.17}$$

权重向量 $A_1 = \{a_1 \quad a_2 \quad a_3\}$ 中的元素 a_1，a_2，a_3 分别表示 3 种模糊算子对 $M(\vee \wedge)$、$M(乘幂 \vee)$、$M(\cdot +)$ 的相对重要性，即最大值、最小值和平均值的权重分配情况。根据 3 种模糊算子对各自的运算特征，以及运算结果的"粗糙性"为参考，计算得到 $A_1 = \{0.122 \quad 0.230 \quad 0.645\}$。

利用公式 $B = A_1 \cdot R_1$，由权重向量 A_1 和总评价矩阵 R_1，计算得到 10 条街道（编号 1～10）的安全性模糊综合评价指数，见表4.24。

由表4.23可知，10 条街道（1～10）的步行安全性由高到低的编号排序大致如下：7，6，10，9，2，5，1，4，8，3（编号见图4.3）。此评价结果与受访者的评价意见较为符合，说明本文建立的评价指标体系是合理的。

表4.24　10 条街道步行安全性模糊评价指数

街道编号	1	2	3	4	5	6	7	8	9	10
评价指数	0.188 8	0.191 5	0.144 7	0.172 0	0.191 3	0.231 1	0.254 8	0.150 1	0.199 5	0.218 7

7）影响因素重要度评价

在安全性评价基础上，本文选择安全性最高的 7 号街道、一般的 3 号街道、最低的 2 号街道作为典型样本，以此求得三级指标中的 3 个最重要因素。

首先，采用德尔菲法得出各个指标的平均值，得到 3 条街道（编号为 7,2,3）的三级指标取值样本矩阵 D；其次，根据隶属函数 μ 得到评价关系矩阵 R，求得总评价矩阵 R_1；最后，由权重向量 A_1 和总评价矩阵 R_1，得到 3 条街道 21 项指标的重要性评价值，见表 4.25。

由表 4.25 可知，机动车速度、业态活力、违规停车是影响步行安全性的最关键因素，机动车流量、人行横线、立体过街设施等次之，监控设施、道路平曲线等影响不大。

表 4.25　21 项因素重要性评价指数

名称	竖曲线合理性	平曲线合理性	步道宽度	交叉口设计	人行横线	立体过街设施	标志设置	信号设置	安全护栏	市政设施	植被景观	街道家具	业态活力	尾气污染度	路面整洁度	照明合理度	噪声污染度	机动车速度	机动车流量	监控设施	违规停车
评价指数	0.162	0.148	0.199	0.180	0.207	0.201	0.182	0.188	0.179	0.150	0.175	0.156	0.256	0.165	0.184	0.199	0.172	0.287	0.214	0.142	0.225
排序	17	20	7	12	5	6	11	9	13	19	14	18	2	16	10	8	15	1	4	21	3

8）相关方法验证

考虑到实际情况的复杂性和模糊数学法的单一性，运用模糊数学法的重要度评价结果可能有偏差。因此，运用 SPSS 分析和问卷调查法对结果进行验证。

（1）SPSS 相关性分析

本文用 SPSS 软件对 10 条街道合计 500 份问卷做相关性分析，其对象为步行安全性与 8 项二级影响因素，结果表明（表 4.26）：①各个影响因素都会对街道步行安全的评价值产生影响，但影响程度不同；②交通秩序（$p = .692$）与评价值最相关，说明最受步行者关注，其次是环境舒适度（$p = .682$）、违法占道（$p = .494$）；③交叉口设计、路段几何条件、步道障碍率等对安全性影响较小；④不同街道的相关性程度呈现类似特点。

表 4.26　步行安全性与影响因素的相关性分析

评价值	评价值	路段几何条件	交叉口设计	过街设施	路段安全措施	步道障碍率	环境舒适度	交通秩序	违法占道
Pearson 相关性	1	.153	.049	.369	.437	.122	.682*	.692*	.494

注：* p 在 0.5 水平（单侧）上表示显著相关。

（2）问卷调查验证

对交通秩序、环境舒适度、违法占道 3 个二级指标的 10 个三级指标的重要性进行问卷调查。共发放问卷 500 份，有效收回问卷 416 份。当被问及哪个因素最能影响步行安全时，有 31.8% 选择"业态活力"，有 26.3% 选择"机动车速度"，有 21.1% 选择"违规占道停车"，剩下 7 项因素占 20.8%。可见，业态活力、机动车速度、违规占道停车的确是影响步行安全性的最重要因素。

另外需指出：问卷调查中居民对"业态活力"的重要性程度感知大于"机动车速度"，这与模糊数学分析的结果有偏差。这说明步行作为慢速的出行方式，相比车行交通更容易受到环境的影响，居民对环境的感知强于对车速的感知，从而印证了居民对车速感知存在的盲区。

9）小结

安全性是影响居民主动步行意愿倾向的重要内容，对生活性街道的安全性进行评价研究是十分重要的。本节基于调查访谈和相关研究构建了步行安全影响因素体系，运用模糊数学法的路径对街道步行安全评价和影响因素进行差异性分析。最后采取 SPSS 相关性分析和问卷调查将空间指标与主观判断联系起来，认为步行的安全性在很大程度上取决于道路、环境、管理 3 项客观要素，街道业态活力、机动车速度、违规占道停车是影响步行安全性的最重要因素。

安全的步行环境对促进人群主动低碳出行、降低对私家车的依赖性、缓解车辆对环境的影响等方面具有重要作用。本节引入模糊数学法模型，对住区街道的步行安全性进行评价，并有助于发现影响步行安全的关键性因素，为从限制机动车速度、增加街道业态活力、控制占道停车 3 个方面制订安全改善措施提供科学依据。

4.2 提升住区步行环境设施完备的规划策略

4.2.1 设施邻近的步行环境营造

从 4.1 节实证结果可知，影响人群主动步行意愿倾向的住区环境邻近性主要包括土地利用布局和日常服务设施布局两大因素。提高土地利用的多样性是步行城市土地利用规划的重要方面，尤其是出行设施、就业点和居住空间的空间混合。同时为满足居民日常生活需求，商业、公共服务设施的邻近性布局也是重点。本节从邻近性角度营造适宜的步行环境，提出住区环境规划要优化社区功能布局，强调以公共交通为导向的功能混合，提高城市功能有效混合使用和统一规划日常服务设施，提高设施多样性和邻近性两大策略。

1）优化社区功能布局，提高有效混合使用

合理布局城市功能。以短距离出行为目的，有效的土地功能混合，减少居民的出行距离和时间，从而促进步行出行。土地功能的混合不仅能够提供较多的就业机会，给居民创造短距离的就业可能，而且其可以在就近范围内为居民提供丰富多样的生活服务设施以满足居民不同的生活需求。特别在繁忙的现代生活中，功能的有效混合在出行过程中为完成多种步行活动提供了可能性（如购物和逛街休闲、下班和购物），这也是诱发居民主动步行出行的重要因素。需要指出的是"有效混合"的概念，不仅仅是功能形态上的混合，而是以促进居民短距离出行为目标。

在机动化时代，不可能将工作岗位都安排在步行距离之内，但可以将通勤出行引向公共交通。因此，应重点考虑以包括地铁、轻轨等公交站点为导向的混合开发，引导开发项目、就业与商业服务向主要公交站点集聚（如提供密度奖励等），重点强化以公交可达性确定开发强度，充分考虑社会、经济等因素，而不只是设计图纸上的形态。通过借鉴西方新城市主义 TOD 模式土地混合利用布局策略，本文认为公交站点周边的土地混合布局策略主要包括两点：一是就业区、大型商业区等使用频率高的设施布局在公交站周边，便于居民公交出行；二是将居住、商业和办公等混合性功能布置在居民住区至地铁等公交站步行范围内，减少人们日常生活需要而造成的重复交通。从这两点策略可以看出，有效混合的规划设计重点在于以公交站点为核心综合布局交通、就业与生活设施配套。

值得注意的是，有效混合不仅需要明确的规划设计策略，更重要的是规划编制内容与程序的完善。然而在目前的城市总体规划中，仍然沿用功能分区方法，即每一个功能区的单一用地性质，这无疑会导致城市功能的有效混合。因此，应进一步完善规划编制内容与程序，以适应土地混合利用的需要。

2）统一服务设施规划，提高设施多样性和邻近性

功能混合有利于提供较多的就业机会，同时为居民提供丰富多彩的日常生活服务需求，进而为居民步行出行创建有利的条件。要想真正做到有效混合布局应该从居民日常服务设施着手，如何整体布局多样的服务设施（超市、便利店、银行、邮局、医院、公交站点、公园等）并提升其邻近性，以满足较近范围内的生活需求，已经有很多实证研究表明社区生活设施的丰富性和邻近性是影响人群步行活动的主要因素。笔者建议实践规划中可依据居民对日常生活服务设施步行时间的舒适度（即人们能

够接受的某类设施的舒服的步行时间)作为设施与住户的最长距离,同时建立距离级差进行设施布局(不同地区的人群对生活服务设施的舒适度可通过调研获得),进而建立合理的配套设施及服务,如图4.5所示。从本文的调查研究来看,在日常服务设施布局过程中应在以下两个方面给予充分的重视:

①提升日常服务设施种类与数量的供给,加强日常服务设施集聚的布局形态,本文的调查研究也发现日常服务设施的种类和数量,特别是商业设施和绿地设施的数量对步行行为具有积极的影响,与此同时,日常服务设施布局是否集聚也对步行行为有一定的影响。

②加强公交换乘站点的可达性,缩短公交换乘距离。调查研究发现,便捷的公交设施可以增加步行通勤,特别是当住区范围内的公交站点与其他公共设施相结合时,其对步行行为的促进将更为明显。

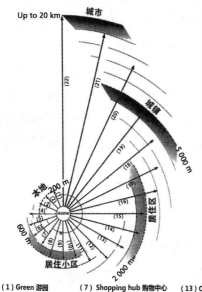

服务半径	区域	公共设施	人口/人
4~10 km	城市	体育场	全市
		主教堂	全市
		市政厅	全市
		剧院	全市
2~6 km	城镇和居住区	健身中心	25 000~40 000
		居住区中心	25 000~40 000
		图书馆	12 000~30 000
		医疗中心	9 000~12 000
400~600 m	居住小区	社区街道	7 500
		社区中心	7 000~15 000
		餐馆	5 000~7 000
		邮局	5 000~10 000
150~250 m	本地	小学校	2 500~4 000
		卫生所	2 500~3 000
		小商店	2 000~5 000

(1) Green 游园
(2) Clinic 卫生所
(3) Shop 小商店
(4) Primary school 小学
(5) Post office 邮局
(6) Pub 酒馆
(7) Shopping hub 购物中心
(8) Sports hall 健身中心
(9) Community centre 社区中心
(10) Small park 小型公园
(11) Health centre 医疗中心
(12) Secondary school 中学
(13) Church/meeting facility 教堂或聚会设施
(14) Larger shops-superstore 大型购物商场
(15) Leisure/arts centre 休闲艺术中心
(16) Higher education 高校
(17) Large park over 15 hectares 大型公园
(18) Cultural entertainment centre 文化娱乐中心
(19) General hosptal 医院
(20) Major public facilitirs, Key museums 大型公共设施,博物馆
(21) Cathedral, city hall, major theatre 教堂,市政厅,主要剧院
(22) Universities, regional, exhibition centre, etc 大学、地区展览中心等

图 4.5 合理的城市规模所需配套设施及服务距离

(资料来源:顾震弘,韩冬青,罗纳德·维纳斯坦. 低碳节能城市空间规划策略——以南京河西新城南部地区为例[J]. 城市发展研究,2013(02):94-104.)

需要指出的是,我国在对日常生活服务设施规划中,往往因为整体规划不够充分,导致设施配套不成熟,这也是国内城市实践中的普遍问题,主要与目前土地开发和出让模式有关,地方政府出于快速开发目的,倾向于大型基础设施建设,忽略了日常生活服务设施建设。另一方面，开发商得到土地开发权后往往各自为政，内部建设小配套，导致资源严重浪费，这就要求我们不仅要在物质规划设计层面给予充分的保证，还要在社会制度层面给予充分的考虑。

4.2.2 街道安全的步行环境营造

从上节实证结果可知，影响人群主动步行意愿倾向的街道环境安全性主要包括街道业态活力、机动车速度、违规占道停车三大因素。从安全性角度提升吸引人群主动步行、增强体力活动，步行环境需要增强道路交通的安全性，首要的是控制机动车速度。同时采用交通净化措施，加强行人安全设施的设计。

1）控制机动车速度，增加道路交通安全性

已有研究表明，机动车速度对居民交通性步行出行、购物性步行出行、休闲性步行出行都有显著的负相关性。限制机动车速度是宜步行的住区环境建设的关键环节。荷兰采用了一种称为"woonerf"的慢速交通理念，通过设计街道的方法使车速降低，增进安全、环境和生活质量。趋向于减慢车速的设计要素包括绿化岛、坡度变化、街道宽度变化、道路弯曲等。woonerf 街道布局创造了具有特色的街道景观，促进了居民之间的交往，因而受到热烈欢迎，许多欧洲城市的街道都从传统的布局转向 woonerf（托马斯，2002）。建议采用 woonerf 的基本做法来限制机动车速度，创造适合居民步行出行的安全舒适的住区街道环境，如图 4.6 和表 4.27所示。

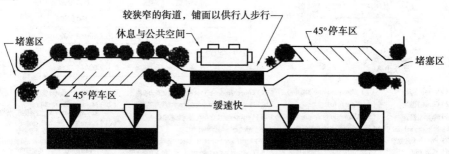

图 4.6　woonerf 街道营造方法示意图

（资料来源：托马斯・H. 罗斯. 场地规划与设计手册［M］. 顾卫华，译.

北京：机械工业出版社，2002. ）

表 4.27　woonerf 街道设计要点

woonerf 设计中能降低住宅区街道交通车速的因素如下：
■　可通行路面变窄,并且完全普及,除了绿化岛和活动区域之外;
■　行人便道的高度和坡度与马路相同,它们之间没有围栏隔开;
■　允许车辆通行,但街道设计和活动要求车速降低;
■　可能存在冲突的地区,如活动区域和社交区域,采用数目、绿化和标志加以区分;
■　车道变窄,并且经常改变方向,以鼓励低速驾驶,并提醒驾驶员更加注意路面情况;
■　鼓励采用双向车道,因为单行道往往会刺激高速驾驶;
■　woonerf 的可通行路面是为行人设计的,车速通常被限制在 15 m/h 以下;
■　在 woonerf 的入口处贴上标志,提醒驾驶员进入住宅区时,需要遵守特殊的规定。

(资料来源:托马斯·H. 罗斯. 场地规划与设计手册[M]. 顾卫华,译. 北京:机械工业出版社,2002.)

2) 采用交通净化措施,加强行人安全设施的设计

　　行人安全设施的设计能够影响人们对步行空间安全性的感知,进而影响步行出行,本节的调查结果也显示了人车设施分隔度、人行横道、安全岛、路口标志等行人安全设施的紧密相关。建议采用交通净化措施优化人车分隔设施、人行横道、安全岛、交通标志等设施的设置来提高步行空间的安全性。首先路边分隔带的设置能够打消人们在步行时对机动车的顾虑,同时能够提供独立安全的步行空间,对促进步行出行有积极作用。路边分隔可使每个车道保持很窄的宽度,例如 1.8～2 m,同时可用作大货车和公共汽车的保险道,还可用在路边停车位前方,形成空地,供过街行人逗留和等到车流出现空当时穿过街道(哈斯克劳 等,2008),如图 4.7 所示。其次人行横道和交通岛需要结合速度缓冲带设置,更能达到提高步行安全性的效果,如图 4.8 所示。另外,清晰易识别的标志系统有助于行人安全感的提升,在有效的阅读距离内能够准确地识别交通标志,见表 4.28。

表 4.28　有效阅读距离及相应的字符大小

距离/ft	大写字母大小/in	符号大小/in
30(9 m)	—	3.0(76 mm)
40(12 m)	—	4.5(115 mm)
50(15 m)	1.0(25 mm)	5.0(127 mm)
75(23 m)	1.0～2.0(25～50 mm)	6.5(165 mm)
100(30 m)	1.5～2.5(38～64 mm)	8(203 mm)
150(46 m)	2.5～3.0(64～76 mm)	12(305 mm)
200(61 m)	3.0～4.0(76～102 mm)	15(381 mm)

资料来源:王江萍. 居民居住外环境规划与设计[M]. 北京:中国电力出版社,2009.

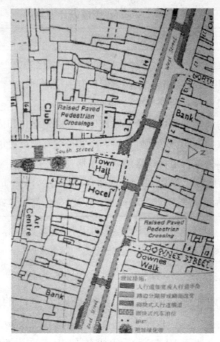

图 4.7　路边分隔带

(资料来源:卡门·哈斯克劳,等.文明的街道——交通稳静化指南[M].郭志峰,等,译.

北京:中国建筑工业出版社,2008.)

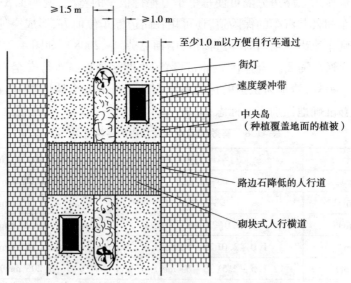

≥1.5 m

≥1.0 m

至少1.0 m以方便自行车通过

街灯

速度缓冲带

中央岛
(种植覆盖地面的植被)

路边石降低的人行道

砌块式人行横道

图 4.8　带有交通岛和速度缓冲带的人行横道详图

(资料来源:卡门·哈斯克劳,等.文明的街道——交通稳静化指南[M].郭志峰,等,译.

北京:中国建筑工业出版社,2008.)

本章小结

步行环境的设施完备是居民选择步行出行的重要倾向性因素。本章从环境的设施完备出发,探讨了设施的邻近性与安全性对城市居民步行的实际影响。特别选取了住区和街道两类城市中最重要的步行环境作为研究对象,邻近性与安全性对这类微观层面的步行环境影响较深,实证结论意义重大。结果发现:在住区步行环境设施完备的邻近性方面,设施密度、设施种类、设施距离、公交换乘站密度等邻近性因子与城市居民通勤性、购物性和休闲性 3 类步行方式关系密切;在街道步行环境设施完备的安全性方面,街道业态活力、机动车速度、违规占道停车等安全性因子是影响居民选择步行出行的关键因素,如图 4.9 所示。

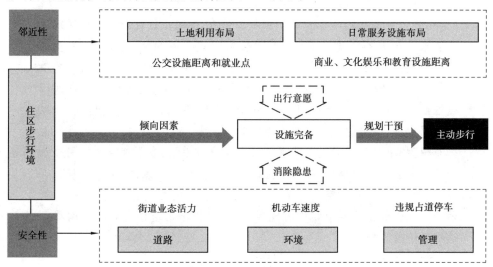

图 4.9　住区步行环境设施完备实证研究的主要结论

5 住区步行环境的高效便捷

【本章重点】住区步行环境的高效便捷是影响人群主动步行的主要促成因素,连通性决定着人们步行的出行时间,而可达性直接影响人群步行的出行效率,两者是满足步行环境高效便捷需求时应着重考虑的重点所在。在连通性研究中,加入了步行目的等诱发步行出行的非物质因素,将街道中诱发步行出行的步行目的地作为研究对象,考虑步行绕路系数 c(连通性测度的核心指标)、目的地权重值 a(不同步行目的重要程度)、距离衰减值 b(步行距离对步行出行的影响)3 个重要指标,构建数学模型测度街道连通性,分析影响连通性的影响因素。在可达性研究中,以设施使用特征为载体研究小学步行网络可达性的阻隔要素,通过 AutoCAD 2012 提取调查片区的基本数据,利用 ArcGIS 10.0 进行空间数据处理,构建以下数据模型:吸引源与发生源的空间分布模型、无空间阻隔的可达性空间分布模型、单要素空间阻隔的可达性空间分布模型、多要素空间阻隔叠加的可达性空间分布模型;替代了传统半径划分服务范围的手段,并从社会空间、城市空间、自然空间的角度分析步行网络的可达性,得出影响步行网络可达性的主要因素和作用机制,进一步提出街道连通和步行网络可达的环境营造策略。

5.1 住区步行环境连通性和可达性影响研究

5.1.1 步行环境连通性的影响因素——以四川射洪县城南片区为例

街道是人群发生步行行为的主要载体空间,而高效便捷的街道连通性是促使人们选择步行出行的主要因素之一,因此本小节展开对街道层面的连通性实证研究。在与步行出行相关的建成环境研究中,街道连通性是影响步行出行选择的一个重要因素,街道连通性程度的大小对步行出行有着重要影响。大量学者研究发现,高连通性街道能够有效促进步行出行,进而促进人群健康。Frank 的研究发现在街道连通性较好的区域中人群的步行时间更长,并且肥胖率更低(Frank,2004)。相比于低人口和建筑密度、单一土地利用、低连通性且缺乏步行和自行车设施的邻里(如汽车导向模式、传统郊区发展模式等),拥有高土地混合利用、高人口和建筑密度、高连通性街道以及完善的人行道的邻里空间在促进人群步行活动方面有积极的作用(鲁斐栋,2013)。Nelson 的研究发现在那些街道连通性较好的社区中,青少年的体力活动(步行等)要比街道连通性较差的社区中的青少年的体力活动大得多(Nelson,2006)。街道连通性研究作为促进人群健康的一个重要研究方向,正在引起全世界的关注,是构建主动式干预建成环境的一个重要研究内容,将成为城市规划领域促进人体健康的一个研究重点。

1)研究样本

射洪县城南片区具有良好的区位优势,是射洪县向南(瞿河片区)和东南(河东片区)实现跨越式发展必须完善和优化的区域,如图5.1所示。本次研究范围北至美丰大道、东至涪江边、西至小鲜家沟、南至河东大道区域(图5.2),总用地面积为7.54 km²(其中城市建设用地面积为5.56 km²),规划人口5.6 万人。

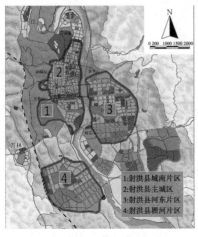

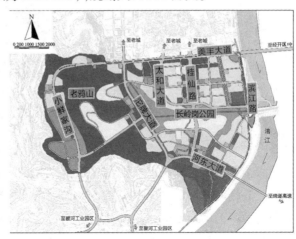

图 5.1　射洪县城南片区区位图　　　　图 5.2　规划范围示意图

射洪县城南片区的功能定位是以居住、商业及配套服务为主的宜居生态新城,城市对外展示窗口和产城一体示范区。根据用地性质和地形条件将基地划分为3个步行单元(图5.3):长岭岗公园北面的北部步行单元,以居住、商业用地为主,主要考虑居民日常生活中的步行出行;长岭岗公园南面的南部步行单元,以居住、商业用地为主,也主要考虑居民日常生活中的步行出行;沱牌大道以西的西部步行单元,以仓储物流和居住用地为主,主要考虑居民的日常生活步行出行以及仓储物流园区工作人员与配套服务设施之间的步行出行。3个片区的住区均进行了特色化的步行环境建设,且片区的主要功能不同,住区周围的步行环境也不同。鉴于街道连通性对步行出行具有重要的促进作用,该规划在建设具有良好街道连通性的建成环境方面进行了重点设计。因此,前文中提到的关于街道连通性的测度方式、分析手法、优化手段和建设策略都可以以此规划为案例进行研究。

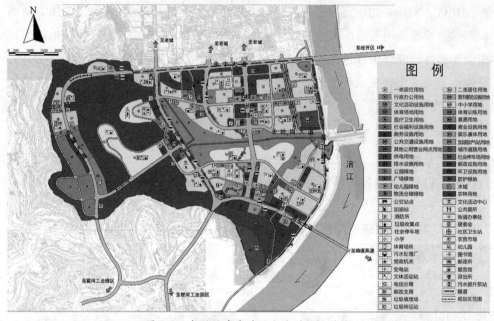

图 5.3　射洪县城南片区土地利用规划图

(资料来源:射洪县城南片区控制性详细规划。)

2)数据获取

结合用地现状和权属关系,尽量采用较高密度的栅格路网结合小尺度街区的布局模式。在街区大小方面,美国学者 Siksna 提出了理想的、有利于步行出行的街区边长应该是 80～110 m(Carmona et al.,2003)。Ewing 认为,如果要促进形成"步行 + 公交"出行的模式,那么 300 ft(91 m)是最理想的街区边长尺度,400～500 ft(122～152 m)是可以接受的街区边长尺度,当街区尺度达到 600 ft(183 m)以上时,则需要增加相应的道路(Ewing,1999)。这些尺度比国内通常道路设计时采用的 200～300 m 的城市支路间距要小得多。因此,本次调研区结合国外数据与国内经验,在城市核心区采用的街区长度控制在 150 m 左右,其中最小的街区长度控制在 100 m 左右。

3)模型建立

(1)街道连通性影响因素分析

①步行路径的直线性程度。步行路径的直线性程度是影响街道连通性的核心因素之一。因为步行路径的直线性程度与步行绕路系数呈倒数关系,所以也可以认

为街道连通性的核心是步行绕路系数。那么,一切能够影响步行路径直线性程度或者步行绕路系数的因素都是街道连通性的影响因素。步行路径直线性程度等于直线距离与步行距离的比值。直线性程度越高,则该比值越接近于1,其理论最大值为1,即代表步行路径近乎是一条直线。直线性程度越低,则该比值越接近于0,即代表步行绕路程度无穷大。首先,直观地看,步行距离是影响步行路径直线性程度和步行绕路系数的重要因素,也即是说,步行距离是影响街道连通性的重要因素。步行距离越小,越接近于直线距离则街道连通性越好;步行距离越大,步行路径越绕,则街道连通性越差。其次,需要确定步行目的才能确定步行距离。步行目的是步行出行的根本原因,也是步行距离计算的首要条件,只有有了步行目的才能准确计算步行路径的直线性程度和步行绕路系数。因此,步行目的也是影响街道连通性的一类重要因素,如图5.4所示。

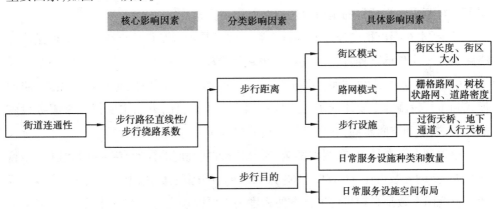

图5.4　街道连通性影响因素分析图

同时,根据目前国内外学者在研究街道连通性测度时考虑的因素也可以发现,步行距离和步行目的对接到连通性的影响作用。首先,在步行距离方面,大量学者的基本观点是两点之间的步行距离越短,就说明这两点周边的街道连通性越好。因此,人们普遍从步行距离这一方面考虑街道连通性的测度,如街坊长度、交叉口密度等都是基于步行距离的考虑而提出的测度指标。其内在含义是街坊长度越短(交叉口密度越高等),步行出行的绕路程度就越低,步行距离就越短,街道连通性就越好。其次是步行目的方面,该方面内容虽然被部分只考虑步行距离的学者所忽视,但是步行目的是计算步行距离必不可少的因素,只有有了明确的步行目的,才能准确计算相应的步行距离。其实,这部分学者在街道连通性研究中默认了整个地区步行出行的目的地是均匀分布的,即每个地方都可能出现步行行为。但是,受到目的地种类、数量和空间布局等客观条件限制(步行出行多以日常服务设施为目的,而不同街道或者地区的日常服务设施在种类、数量和空间布局上都存在很大差异），有些区域因为缺少步行出行的目的地，所以也就不会出现步行出行，那么该类学者测度出的街道连通性准确性不足，更有可能缺少实际意义（不能体现街道连通性中步行出行的方便程度）。因此，这些学者采用的测度方法不能准确地反映整个地区的街道连通性。还有一部分学者，虽然在研究中明确了步行目的地，但是其目的地多为某个重要的日常服务设施（轨道站点、公园等）或者城市中心，缺少对人们步行目的多样性的考虑，其只能反映基于某一个步行目的下的街道连通性情况。

再则，根据前文内容，街道连通性测度应该以步行出行为研究视角，要重点考虑步行距离和步行目的。其中，步行距离包括到达目的地的实际步行距离和步行绕路系数两个方面的内容，具体由步行出发点、目的地和步行路径共同确定。步行目的通常是日常服务设施，具体由日常服务设施的种类、数量和空间布局共同确定，也说明了步行距离和步行目的是街道连通性的影响因素。

综上，本章提出街道连通性的核心影响因素是步行路径的直线性或者说是步行绕路系数。而步行路径直线性或步行绕路系数受到步行距离和步行目的两个方面内容的影响。步行距离方面主要指建成环境的物质空间特征，包括街区模式、路网模式和步行设施等主要体现步行距离的因素。步行目的方面主要指日常服务设施的种类、数量和空间布局，它是步行出行的根本所在。

根据调查问卷显示，在调查影响步行出行方便程度的因素有哪些时，选择"步行路线太绕"的人数占比32.18%（168人），说明有很多人都认识到步行路径直线性或者步行绕路系数是影响步行出行方便程度的重要因素之一。在具体访谈中，多数被访谈者认为他们在步行出行方便程度的体验中，"步行距离太远"（占比44.83%，234人）和"过街设施（人行天桥等）设置不合理"（占比33.33%，174人）这两个因素比"步行路线太绕"这个因素的体验性要直接得多。所以他们认为"步行距离太远"和"过街设施（人行天桥等）设置不合理"相比于"步行路线太绕"更能影响步行出行的方便程度。但实际上这两方面因素在很大程度上都涉及了"步行路线太绕"的情况，特别是人行天桥等过街设施的设置。同时，有一点值得注意的是，在调查问卷中选择"车行交通对步行的干扰"这个因素的人较多，占比44.06%（115人）。但在具体访谈中可以得出，这些被访问者之所以选择该因素，是因为车行交通带来的不安全性、空气污染、噪声干扰、红灯等待等涉及步行环境的因素。所以可以认为"车行交通对步行的干扰"是通过影响步行环境而非街道连通性来影响建成环境中步行出行的方便程度的。所以本研究不将"车行交通对步行的干扰"列入街道连通性的影响因素里。但是，在实际测度中又要避免车行交通等因素对步行出行的干扰,以保证街道连通性测度结果的准确性。

②步行距离。不同特征的建成环境会引发不同的步行距离,从而使其具有不同的街道连通性。大量学者都注意到了步行距离方面影响街道连通性的因素,他们采取能反映步行距离的相关指标来测度街道连通性。从目前研究来说,常用的反映建成环境步行距离方面特征的指标可以分为三大类:一类是街区模式,具体可以分为街区长度、街区大小等指标;另一类是路网模式,具体可以分为街道密度、交叉口密度、连接节点比率、联路节点比率、网格形态等指标;此外,步行设施设置的合理与否也会对步行距离产生重要影响。

步行距离对街道连通性的影响研究主要通过建成环境的空间形态来确定实际步行距离和步行绕路系数,从而影响街道连通性和步行出行。其核心都是体现在什么情况下步行距离越短,步行绕路系数越小,则街道连通性越好;反之,则越差。

根据调查问卷显示,在调查影响步行出行方便程度的因素有哪些时,选择了"步行距离太远"的人数占比44.83%(234人),排在第一位(图5.5)。说明了很多人都认识到步行距离是影响步行出行方便程度的重要因素。在具体访谈中,被访谈者指出步行距离给人们的直观感受最强,如果一个地方步行距离太远,那么也就说明这里的步行出行不够方便,并且街道连通性较差。

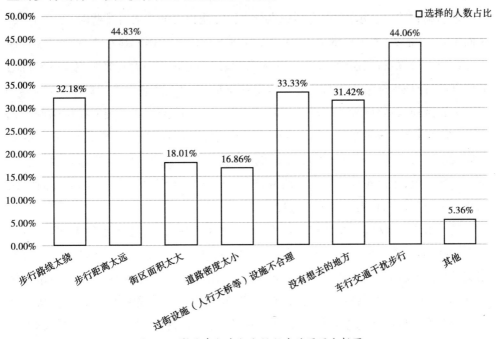

图5.5 影响步行出行方便程度的原因分析图

a. 街区模式:街区模式指城市在土地利用时对街区的长度、大小、开发强度等方面所采用的建设模式。不同的街区模式会对步行距离有直接影响,因此也会对街道连通性有重要影响。可以简单地将街区模式分为大尺度的街区模式和小尺度的街区模式。大尺度的街区模式具有较长的街区长度和较大的街区面积,使之容易营造安静、不受外界干扰的内部环境,但是其通常不允许步行等外部交通穿越街区。因此,大尺度的街区模式增加了步行距离,加大了步行绕路系数,从而降低了街道连通性的程度。与之相对,小尺度的街区模式具有较短的街区长度和较小的街区面积,街区对周围步行等交通的限制较小,使得步行距离较短,步行绕路系数较小,从而其街道连通性程度也就相对较高。

具体来说,街区模式主要包含街区长度和街区大小这两个因素。街区长度指街区长边的长度,通过测度街区长边的道路中线或者路缘石线之间的距离而得到。街区长度从单边角度体现街区对步行距离影响的大小。街区大小从街区的长度、宽度和其所占用地范围这 3 个角度来体现街区对步行距离的影响,进而反映街道连通性情况。通常,通过测度街区的面积或者周长来表示街道连通性。一般来说,街区长度越小、街区面积越小,则步行距离越短,步行绕路系数越小,街道连通性程度也就越高。

根据调查问卷显示,在调查影响步行出行方便程度的因素有哪些时,选择了"街区面积太大"的人数占比 18.01%(94 人)(图 5.5),该比例明显小于其他因素。在具体访谈中可以发现,虽然"街区面积太大"最终是通过步行距离来影响步行出行的方便程度,但该指标给人的直接体验性相对较弱,所以选择它的人相对较少。

b. 路网模式:路网模式指城市道路的建设模式。路网模式主要有栅格路网模式(矩形路网或者环形放射状)和树枝状路网模式(曲线或者尽端路模式)。不同的路网模式由于具有不同道路交叉口密度等因素使得步行距离和步行绕路系数千差万别。一般来说,相比于曲线和尽端路网,矩形路网的步行距离要短得多,其步行绕路系数要小得多,从而,街道连通性程度也要高得多。

具体来说,路网模式主要包括街道密度、交叉口密度、连接节点比率、联路节点比率、网格形态等因素。街道密度和交叉口密度体现城市道路建设情况,街道密度和交叉口密度越大,相应的街区也就越小,步行出行的距离就越小,步行绕路系数越低,街道连通性程度就越高。连接节点比率、联路节点比率和网格形态指标从道路的连接形式体现道路的连通程度,反映道路连接点的通行能力。前两者的值越大则表示该节点通行的方向就越多,在其他条件一样时,相应的步行距离就较短,步行绕路系数就越小,街道连通性就越好。但是,这 3 个指标主要反映交叉口的连接程度,当比较对象的道路密度存在较大差异时,该方法就不适用于街道连接性的研究。

根据调查问卷显示,在调查影响步行出行方便程度的因素有哪些时,选择了"道路密度太小"的人数占比 16.86%（88 人）,如图 5.5 所示,该比例也明显小于其他因素。在具体访谈中可以发现,虽然"道路密度太小"最终是通过步行距离来影响步行出行的方便程度,但该指标给人的直接体验性相对较弱,所以选择它的人也相对较少。

c. 步行设施:任何可以影响步行距离的步行设施都能对街道连通性造成一定的影响,该类步行设施主要有人行横道、过街天桥、地下通道等。现实生活中常常看见由于过街天桥设施不够合理,人们通过马路所要步行的实际距离比直接穿过马路的距离要长得多。这也能解释为什么常常出现市民不顾生命危险横穿马路的现象。因此,步行设施也是街道连通性的影响因素之一,要对其合理布置,减少对街道连通性的负面影响。

根据调查问卷显示,在调查影响步行出行方便程度的因素有哪些时,选择了"过街设施（人行天桥等）设置不合理"的人数占比达 33.33%（174 人）,排第三位（图 5.5）。说明在日常生活中有很多地方过街设施的设置都存在不合理性,给人们步行出行带来了众多不便。在具体访谈中可以发现,过街设施设置的不合理常常让人们绕行很长的距离,严重损害了步行出行的方便程度。还发现过街设施的设置是人们比较关心的影响步行出行方便程度的因素,也是目前一个需要重点解决的问题。

③步行目的。步行目的是步行出行的直接动力和根本原因,是影响步行出行最主要的主观因素。只有明确了步行目的,才能明确步行目的地的所在,才能确定相应的步行距离等因素。

在考虑步行目的时,步行目的的多样性是必须要考虑的。步行目的的多样性对应着步行目的地的多样性。步行目的多为日常服务设施,步行目的地的多样性也就是日常服务设施的多样性,包括种类、数量和空间布局等方面。因此,步行目的方面影响街道连通性的因素主要包含两个部分:一是日常服务设施的种类和数量,它体现建成环境对于步行出行的吸引能力,直接影响步行出行的产生与否,是步行出行的目的所在;二是日常服务设施的空间布局,它能准确反映步行距离,相应地可以得出该日常服务设施引发步行出行的可能性大小,即距离衰减值（图 5.4）。

步行目的方面主要指建成环境中日常服务设施对街道连通性的影响。其核心是日常服务设施布置越适宜,包括日常服务设施的种类齐全、数量足够和空间布局邻近等因素,则相应的步行距离就越短,距离衰减值就越低,街道连通性就越好;反之,则越差。

根据调查问卷显示，在调查影响步行出行方便程度的因素有哪些时，选择了"没有想去的地方"的人数占比31.42%（164人）（图5.5）。说明步行目的是步行出行方便程度以及街道连通性的重要影响因素之一，如果一个地方没有适宜的步行目的地，那么也就说明这里的步行出行不够方便，且街道连通性较差。在具体的访谈中，很多被访谈者都提到他们周围需要更多的诸如游憩设施和公园等适合步行出行的目的地。

（2）街道连通性测度指标选取

街道连通性测度研究要以步行出行视角为出发点，要体现步行目的和步行距离这两个影响步行出行的核心要素，并以步行路径直线性或步行绕路系数为核心，综合考虑步行距离和步行目的这两类影响街道连通性的因素。最终要使街道连通性测度的结果能体现建成环境中步行出行的方便程度和建成环境对步行出行的促进或抑制作用的大小。

根据定义，街道连通性指建成环境中出发点和目的地之间步行路径的直线性程度。首先，可以得出，街道连通性测度的核心指标应该是步行路径的直线性程度，也就是步行路径的步行绕路系数的倒数。直线性程度越高，步行路径就越接近直线距离，也就是说步行绕路系数越低。其次，在计算步行路径直线性程度或步行绕路系数时，需要明确步行出行的目的地，没有步行目的地则无法计算步行路径直线性和步行绕路系数。步行目的具有多样性，步行目的地也就具有多样性。因为，步行目的地具有很大差别，所以，在计算街道连通性时对不同的步行目的地要区别对待，即给不同的步行目的地赋予不同的权重值。只有将具有不同重要性的步行目的地赋予不同的权重值之后进行叠加，才能准确计算步行出行视角下的街道连通性的大小。最后，考虑目的地的距离衰减规律。一个目的地之所以成为目的地是因为它能引发步行出行，一个目的地引发步行出行发生的概率大小与步行距离有很大的相关性，其随着步行距离的增加而衰减，即距离衰减规律。也即是说，只有在一定范围内的目的地才能引发步行出行，具有不同步行距离的步行目的在引发步行出行方面具有不同的可能性。因此，根据每个步行目的地的步行距离得出的距离衰减值也是街道连通性测度的重要指标，如图5.6和图5.7所示。

具体来说，步行距离方面街道连通性的影响因素可以分为实际步行距离和步行绕路系数两个内容。它们由步行出发点、目的地和步行路径确定。实际步行距离的大小决定步行出行概率的大小，即日常服务设施与步行出行之间的距离衰减规律。步行绕路系数由实际步行距离和直线距离确定，它是街道连通性计算的核心指标。通常来说，步行绕路系数越高，步行出行意愿就越低。

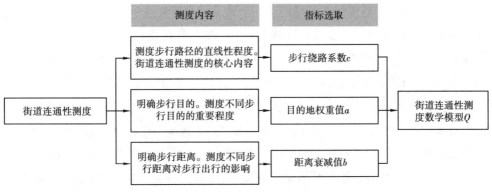

图 5.6　指标选取示意图

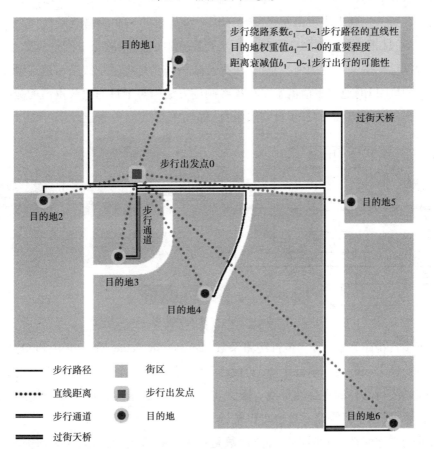

图 5.7　指标选取示意图

步行目的方面街道连通性的影响因素可包括两部分内容,即作为步行目的的日常服务设施之间的权重关系和日常服务设施的距离衰减值。日常设施权重值由其重要性以及同一种日常服务设施的多样性所确定。即不同的日常服务设施拥有不同的权重值,同一种日常服务设施的不同个体之间也有相应的权重值。日常服务设施作为步行目的能否引发步行出行与实际步行距离有直接关系,即前文提到的距离衰减规律。因此,根据步行距离,每一个日常服务设施对应一个距离衰减值。

当然,步行距离和步行目的两部分内容是相互交织的。如实际步行距离由出发点、目的地和步行路径共同决定,直线距离由出发点和目的地决定,步行绕路系数由直线距离和实际步行距离决定。同时,日常服务设施能否成为步行目的地与步行距离又有很大关系,该日常服务设施引发步行出行的概率会随着步行距离的增加而降低。

综上,5.1.1小节以步行绕路系数为核心,提取目的地权重值、距离衰减值为计算指标以建立街道连通性测度数学模型。这3项指标的具体计算方法及相关关系如图5.8所示。其中步行出发点、步行路径、步行目的地和距离衰减规律是基础数据,可以通过相关基础资料获取。实际步行距离和直线距离是中间计算数据,通过基础数据计算得来。目的地权重值、距离衰减值和步行绕路系数是街道连通性测度的指标,其中目的地权重值借鉴步行指数测度方法中对于目的地权重值的分类和确认方法得出,距离衰减值和步行绕路系数根据中间数据计算得出。

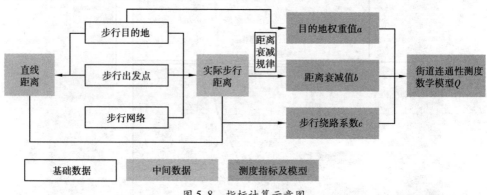

图5.8　指标计算示意图

①步行绕路系数(c)。步行绕路系数(Pedestrian Route Directness,PRD)指出发点与目的地之间的实际步行距离与直线距离之间的比值。街道连通性测度的核心指标应是步行路径的直线性程度。因为步行路径的直线性程度和步行绕路系数是倒数关系,所以步行绕路系数也可以被选作街道连通性测度的核心指标,同时考虑到目前街道连通性研究中步行绕路系数是一个比较常用的指标,相关研究较多,成果丰富。因此,本文选择步行绕路系数作为街道连通性测度的核心指标。

步行绕路系数是一个直接体现街道连通性大小的指标,它是实际步行距离与直线距离之间的比值。要计算实际步行距离和直线距离,则要确定步行出发点、步行目的地和步行网络(图5.8)。

首先,确定步行出发点。根据需要测度街道连通性对象的范围不同,将步行出发点分为单点步行出发点和区域步行出发点。单点步行出发点用于测度该点周边的街道连通性情况,如居住小区的步行出口等。如果一个研究对象有多个步行出发点,那么可以分别先测出每个单点的街道连通性情况,再通过加权叠加得出该研究对象的街道连通性的情况(通常以各步行出发点人口比例为权重值)。

当需要测度一个区域的街道连通性时,如果还采取上述方法,先算出每个出发点周边的街道连通性,再利用系数加权叠加的话,显然由于数据太繁杂而不太实用。因此,在测度一个区域的街道连通性情况时,可将该区域划分为等距的步行网点,以单点步行出发点的计算方法分别测度出每个网点的街道连通性。然后将计算出的每个网点的街道连通性进行加权叠加(通常以每个网点所覆盖区域内的人数作为权重值),最后得到区域的街道连通性情况。区域步行网点的确定,可以以步行的出行距离和所在区位共同确定,如在城市中心区可以确定为 500 m,在外则可以确定为800 m 等。

其次,根据实际步行路径建立步行网络。步行出行距离不能简单地以出发点和目的地之间的直线距离来表示,要以实际步行路径来测度。因此要以实际的步行路径建立步行网络,用以反映实际的步行路径。城市中不同等级道路提供的步行路径各不相同,因此本节在建立步行网络时对城市道路系统做了如下调整:将城市中的步行道、城市支路(能自由步行通过)、生活次干道(能自由步行通过)视为一条步行道;将干道和交通性次干道处理为两条平行的步行道(没有人行道的车行道路不计入该范围),再通过人行横道、过街天桥和地下通道连接;最后再将一些独立的步行通道纳入步行网络的建设中,包括独立的步行便道、步行广场等(许建 等,2012)。正如图5.9所示,步行出行从 A 到 B、从 C 到 D 只能通过步行网络到达,不能随意穿过街区或者干路。

最后,确定步行目的地。步行出行一般都是为了满足休闲娱乐、工作学习、买菜购物等日常的生活需求。这些需求与周边的日常服务设施紧密联系在一起。也就是说,步行出行目的地的很大部分是周边步行范围内的日常服务设施,包括如商店、饭馆、公园等。因此,本研究参考步行指数的计算方法,以居民所需的日常服务设施为步行目的地用来测度周边街道的连通性情况。

在取得上述 3 种基础数据之后,则可以通过步行出发点和步行目的地的空间位置计算两者的直线距离,从步行出发点到达步行目的地的步行路径长度计算出实际步行距离,可得出步行绕路系数。

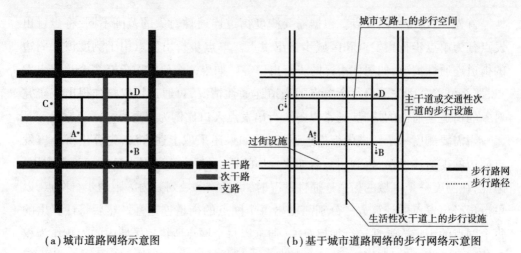

(a) 城市道路网络示意图　　　　　(b) 基于城市道路网络的步行网络示意图

图 5.9　城市道路步行网络构建示意图

②目的地权重值(a)。目的地是步行出行的目的，是步行出行的根本原因所在。离开目的地讨论步行出行和街道连通性则缺少实际意义。同时在计算步行距离和直线距离时，目的地是必须确定的数据。前文提到，以居民所需的日常服务设施为步行的目的地来测度其周边街道的连通性情况。其中有一点值得注意，不同日常服务设施对步行出行及街道连通性的重要性及影响程度是不一样的。

首先，日常服务设施具有多样性和不同的重要性。步行出行的目的具有多样性，因此作为步行出行目的地的日常服务设施也具有多样性。常见的有医院、市场、公园、商店等多种不同的日常服务设施。同时，不同的日常服务设施满足人群需求的重要性也是不一样的。如菜市场是日常生活所不可或缺日常服务设施，而娱乐场所对于日常生活不是不可或缺的，其在对生活需求满足的重要性上没有菜市场重要。

其次，人们对同一种日常服务设施也有多样性的需求。根据日常服务设施的不同特点，人们对同一种日常服务设施的多样性需求存在很大区别。例如，通常情况下菜市场、书店等日常服务设施只需要一个就能很好满足人们的日常生活需求，由于人们的喜好不同，则需要多个饭店、商店这种类型的日常服务设施。

综上，在从步行出行视角下测度街道连通性时要综合考虑日常服务设施之间因为重要性不同而具有的权重关系，包括不同种类的权重关系和同一种类中多个日常服务设施之间的权重关系。只有将目的地权重值代入街道连通性的计算中，才能更准确地体现出某种目的地对街道连通性影响程度的大小。

本研究借鉴步行指数测度方法关于日常服务设施的分类表，根据每类设施的相对重要性赋予权重。根据日常服务设施的多样性和可替代性，不同日常服务设施纳入计算范围的数量也不同。由于国内外的生活习惯和生活环境不同，所以设施分类表根据国内情况作出了适当的调整和补充,同时也对各类设施的权重作了一定的调整。设施分类表中添加了市场、邮局快递、医院药店等设施,使得设施的选取尽可能全面地覆盖城市居民日常生活的需求。通过调整,最终确定的设施分类表包含了餐饮、购物、休闲、教育、公共服务、个人护理和医疗这7个方面共13类设施,每类设施根据其相对重要性,通过专家打分法赋予权重值,权重值总和为15(吴健生 等,2014),见表5.1。当然这些日常服务设施类型的选择、个数的确定、权重关系的确定等都可以根据实际情况加以调整,使其更适合于测度的对象。

日常服务设施的具体类型和空间位置可以通过多种方式获得,如通过政府信息网站、百度地图等网络服务(吴健生 等,2014),以及实地勘察等方式都可获得。同时,也可以根据相应的规划设计内容来确定规划范围内的日常服务设施布局情况,以便用于之后的相关计算。

表 5.1　设施分类表及权重

设施分类		分类权重	权重
餐饮	餐馆	0.75,0.45,0.25,0.25,0.25,0.2,0.2,0.15	2.5
	饮品店	0.45,0.2,0.1	0.75
	酒吧	0.45,0.2,0.1	0.75
购物	市场	2	2
	商店	0.5,0.25,0.25	1
	商场	0.5	0.5
休闲	图书展览	0.5	0.5
	公园	1	1
	娱乐健身	0.5,0.25,0.25	1
教育	学校	1	1
公共服务	银行	1	1
	邮局快递	1	1
个人护理	理发店	1	1
医疗	医院药店	1	1
总计		15	15

(资料来源:吴健生,秦维,彭建,等.基于步行指数的城市日常生活设施配置合理性评估——以深圳市福田区为例[J].城市发展研究,2014(10):49-56.)

③距离衰减值(b)。上文在步行绕路系数的确定中提到,街道连通性的计算必须确定步行目的地。作为步行目的的日常服务设施,对街道连通性的影响程度是不

一样的。此外,还有一点需要注意,同一个日常服务设施能否成为真正的步行目的地与它的步行距离有很强相关性。也即是说,以日常服务设施为目的地的步行出行发生的可能性与步行距离有很大关系。同一个日常服务设施,随着步行距离的增加,人们步行出行的可能性将减小,当距离到达一定值时则认为步行出行发生的可能性为0。此种基于日常服务设施的步行出行的可能性与步行距离之间的函数关系,即通常所说的距离衰减规律。该关系函数以步行距离(y)为自变量,以步行出行概率即距离衰减值 $B_{(y)}$ 为应变量[图 5.9(b)和式(5.1)]。

因此,引入距离衰减值,以明确日常服务设施的步行距离对步行出行的影响大小,明确步行出行的概率大小,进而明确步行距离对街道连通性程度影响的大小。

步行目的地的距离衰减值由步行距离和距离衰减规律确定。其中,步行距离可以由前文内容得出。而距离衰减值 $B_{(y)}$,则根据国际测度步行指数时所采取的距离衰减规律简化得出[图 5.10(b)]。

国际测度步行指数中的距离衰减规律:当日常服务设施的步行距离在 0.25 mi (402 m)以内时,则认为不发生距离衰减;当步行距离大于 0.25 mi(402 m)时,快速衰减;当步行距离继续增大,衰减减慢;直到步行距离大于 1.5 mi(2 414 m)时,衰减值大于1,即 1.5 mi(2 414 m)以外的日常服务设施对出发点的步行指数无影响(卢银桃 等,2012)[图 5.10(a)]。本研究计算距离衰减值时,在充分尊重上述距离衰减规律对应关系的前提下作了适当简化,以便有利于之后的数据计算。简化后的距离衰减规律:当日常服务设施对应的步行距离 y 在 500 m 以下时,认为该日常服务设施引发步行出行的概率不发生衰减,其距离衰减值 $B_{(y)}$ 为 100%;当步行距离 y 大于等于 500 m,小于等于 1 700 m 时,认为距离衰减值 $B_{(y)}$ 按照如图 5.10(b)所示的线性关系衰减;当步行距离 y 大于 1 700 m 时,认为步行出行概率为0,即距离衰减值 $B_{(y)}$ 为 0%[图 5.10(b)]。从图 5.10(a)、(b)中可以看出,简化后的距离衰减规律符合原距离衰减规律的曲线走势,同时各个步行距离的对应距离衰减值也基本符合原距离衰减规律。最终,通过每一个步行目的地的实际步行距离和距离衰减系数得出相应的距离衰减值。

具体的距离衰减值 $B_{(y)}$ 的函数关系式如下:

$$B_{(y)} = \begin{cases} 1, 0 < y < \dfrac{1}{2} \\ -\dfrac{5}{6}y + \dfrac{17}{12}, \dfrac{1}{2} \leqslant y \leqslant \dfrac{17}{10} \\ 0, y > \dfrac{17}{10} \end{cases} \tag{5.1}$$

式中 $B_{(y)}$——距离衰减值;y——步行距离。

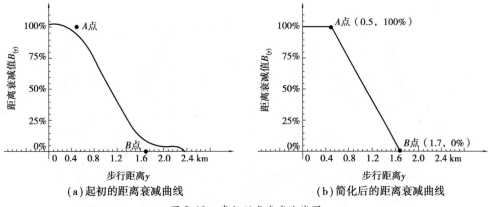

（a）起初的距离衰减曲线　　　（b）简化后的距离衰减曲线

图5.10　步行距离衰减曲线图

（资料来源：卢银桃，王德. 美国步行性测度研究进展及其启示［J］.

国际城市规划，2012（1）：10-15.）

（3）街道连通性 Q 测度数学模型建立

在缺少体力活动的现代生活方式下，人群健康面临严重威胁。大量研究认为，建成环境状况与人群步行出行等体力活动的强弱有很强的相关性。因此，在城乡规划学科中，大量学者都在研究如何通过改变和完善建成环境来促进人群健康。其研究内容广泛，包括土地利用方式、街道连通性情况、步行环境质量等方面。其中，如何通过改变和完善建成环境的街道连通性来促进步行出行是目前学界的研究热点，而本小节（3）的街道连通性测度及下文4）中的实践应用研究正属于该部分内容，如图5.11所示。

街道连通性测度研究是街道连通性研究的基础。虽然绝大部分街道连通性目的的研究都是要进一步揭示街道连通性与步行出行的相关关系，但是由于研究视角不同或者不明确，研究者常常采用不同的测度方法和指标来测度街道连通性，其结果常常会出现不一致，甚至矛盾的地方。因此本小节（3）明确提出从步行出行的视角来测度街道连通性，即体现街道是人的街道，而不是汽车的街道，也是体现如何通过街道连通性的研究来促进步行和人群健康的研究主旨。因此，步行出行是本小节（3）街道连通性测度研究的立足点和出发点。

根据上文研究内容，无论是从步行出行的角度考虑还是从街道连通性影响因素考虑，步行距离和步行目的都是街道连通性测度必须考虑的重点内容。在步行出行视角方面，步行距离和步行目的是街道连通性对步行出行影响最大的两个因素，步行距离的长短直接影响人们是否选择步行出行，步行目的是步行出行的根本原因。步行距离包括实际步行距离、直线距离以及步行绕路系数。步行目的包括目的地的种类、数量以及空间布局等内容。

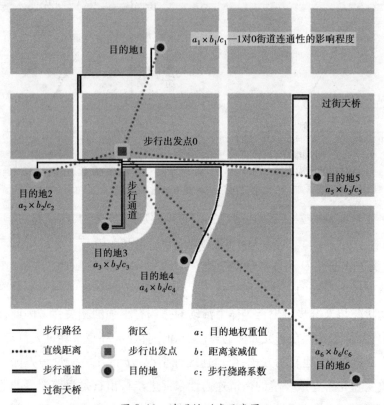

图 5.11　连通性测度示意图

在街道连通性测度研究中，根据定义来说，步行路径的直线性程度是核心指标，其与步行绕路系数呈倒数关系。鉴于步行绕路系数在相关研究中的广泛应用，研究将步行绕路系数作为街道连通性测度的核心指标，在具体的计算中会涉及步行出发点、目的地和步行路径。其中，可以根据出发点和目的地的空间位置关系得出两者之间的直线距离，再根据步行路径得出步行距离，从而得出步行绕路系数。同时，在面对具有不同重要性的步行目的地时，需要赋予其相应的目的地权重值。考虑到一个目的地能否引发步行出行与步行距离有很大关系，需要引入距离衰减值加以计算。

综上，本研究从步行出行视角建立街道连通性测度数学模型，其中考虑步行绕路系数、目的地的权重值和距离衰减值这 3 个重要指标。

步行出行视角下街道连通性的测度，实质上是测度街道连通性对于步行出行的促进或者抑制作用的大小。无论从步行出行视角还是街道连通性的影响因素来说，步行距离和步行目的都是街道连通性测度必须考虑的要素。根据上文提取的街道连通性 Q 测度数学模型 3 大指标：步行绕路系数 c，目的地的权重值 a 和距离衰减值

b。其中,步行绕路系数 c 是街道连通性测度的核心指标,其数值可直接反映街道连通性情况,它与街道连通性呈反相关关系。目的地权重值 a 体现不同步行目的重要程度,用以明确某一步行目的对街道连通性的影响程度大小。距离衰减值 b 体现步行距离对步行出行的影响,用以明确步行距离这一影响因素对街道连通性影响程度的大小。

因此,在街道连通性测度数学模型建立中,首先要明确步行目的,即目的地权重值 a,它确定了目的地计算对象,以及这一目的地对街道连通性的影响大小;然后明确步行距离对步行出行的影响,即引入距离衰减值 b,明确在一定步行距离下该目的地引发步行出行概率的大小。用目的地权重值 a 和距离衰减值 b 的乘积 $a \times b$ 确定某一步行目的地对街道连通性的影响及其引发步行出行的概率大小。在确定了步行目的和步行距离之后,引入街道连通性测度核心指标步行绕路系数 c,其与街道连通性呈反相关关系。用目的地权重值 a、距离衰减值 b 和步行绕路系数的倒数 $1/c$ 三者的乘积 $a \times b/c$ 来建立街道连通性测度数学模型。该数值 $a \times b/c$ 表示基于某一步行目的地的步行路径直线率的大小,其中包含了该目的地对街道连通性的重要性程度和引发步行出行的概率大小等内涵。

根据测度的对象范围不同(也就是前文指出的单点步行出发点和区域步行出发点),本节将街道连通性测度数学模型细化为单点街道连通性 $Q_{单点}$ 测度数学模型和区域街道连通性 $Q_{区域}$ 测度数学模型,并对模型进行优化。为了便于说明,下文①中先进行基础单点街道连通性 $Q_{基础单点}$ 测度数学模型和基础区域街道连通性 $Q_{基础区域}$ 测度数学模型的建立(基础单点街道连通性 $Q_{基础单点}$ 中的"基础"指未经过数学优化的单点街道连通性)。

①基础单点街道连通性 $Q_{基础单点}$ 测度数学模型。基础单点街道连通性 $Q_{基础单点}$ 测度数学模型是以单点为步行出发点,测度单点周边街道连通性的情况。并以步行出发点为测度起点,周边日常服务设施为目的地(考虑日常服务设施的重要性和多样性),步行的实际路径计算步行距离。基于 $a \times b/c$ 表示每个目的地的步行路径直线率的大小,将某一出发点的多个目的地的街道连通性值进行叠加,则可以得出该出发点的基础单点街道连通性 $Q_{基础单点}$。其中具体的目的地种类、数量及权重值以表5.1为准,共有29个日常服务设施需要纳入计算。距离衰减值以上文的计算方法为准。

因此,具体的基础单点街道连通性 $Q_{基础单点}$ 测度数学模型如下:

基础单点街道连通性:

$$Q_{基础单点} = \sum_{i=1}^{29} \left(a_i \times \frac{b_i}{c_i} \right)$$

$$= \sum_{i=1}^{29} \left(a_i \times b_i \times \frac{x_i}{y_i} \right) \tag{5.2}$$

式中　$Q_{基础单点}$——基础单点街道连通性；

a_i——第 i 点的目的地权重值；

b_i——第 i 点的距离衰减值；

c_i——第 i 点的步行绕路系数；

x_i——第 i 点的直线距离；

y_i——第 i 点的实际步行距离。

式(5.2)中目的地权重值 a 参见表5.1中"分类权重"数值，距离衰减值 b 参见前文(2)小节的内容计算，步行绕路系数 c、直线距离 x 和实际步行距离 y 参见前文(2)小节的内容计算。

②基础区域街道连通性 $Q_{基础区域}$ 测度数学模型。基础区域街道连通性 $Q_{基础区域}$ 测度数学模型以整个区域为测度对象，测度整个区域的街道连通性情况。根据前文，在测度区域街道连通性时，首先将该区域划分为等距的步行网点，然后计算出每个网点的基础单点街道连通性 $Q_{基础单点}$，最后将基础单点街道连通性 $Q_{基础单点}$ 用每个网点所覆盖的人数作为权重后进行叠加(基础区域街道连通性 $Q_{基础区域}$ 中的"基础"指未经过数学优化的区域街道连通性)。

具体的基础区域街道连通性 $Q_{基础区域}$ 测度数学模型如下：

基础区域街道连通性：

$$Q_{基础区域} = \sum_{i=1}^{n} \left(Q_{基础单点i} \times d_i \right) \tag{5.3}$$

式中　$Q_{基础单点i}$——第 i 点的基础单点街道连通性；

d_i——第 i 点的权重值；

n——大于等于 1 的整数。

③数学模型优化。通过数学推理可以判断，采用本研究所提出的基础街道连通性测度数学模型测度出的街道连通性理论上最小值为 0，最大值为 15，值越大表示街道连通性越好，越有利于步行出行，值越小则表示连通性越差，越不利于步行出行。

但是，在具体测度过程中，0～15 的数值区间使得基础街道连通性测度值的绝对差值较小，这不利于街道连通性的比较研究。特别是当研究对象的基础街道连通性比较相近时，其之间的差异则不容易体现出来。同时，相比于 0～100 的数值区间，或者 0～10 的数值区间来说，0～15 的数值区间也不太适合于大众对街道连通性的直观判定。

所以,为了更加利于街道连通性的测度研究和大众对于街道连通性的直观判定,本研究将基础街道连通性的测度值扩大6.67倍,就可以使得最终街道连通性指数是一个0~100的数值。该数值区间更加便于针对不同地区以及不同设计方案的街道连通性进行对比等研究。

因此,优化后的单点街道连通性$Q_{单点}$测度数学模型如下:

$$Q_{单点} = 6.67 \times \sum_{i=1}^{29} \left(a_i \times \frac{b_i}{c_i} \right)$$

$$= 6.67 \times \sum_{i=1}^{29} \left(a_i \times b_i \times \frac{x_i}{y_i} \right) \tag{5.4}$$

式中　$Q_{单点}$——单点街道连通性;

　　　a_i——第i点的目的地权重值;

　　　b_i——第i点的距离衰减值;

　　　c_i——第i点的步行绕路系数;

　　　x_i——第i点的直线距离;

　　　y_i——第i点的实际步行距离。

式(5.4)中目的地权重值a参见表5.1中"分类权重"数值,距离衰减值b、步行绕路系数c、直线距离x和实际步行距离y参见前文(2)小节的内容计算。

优化后的区域街道连通性$Q_{区域}$测度数学模型如下:

$$Q_{区域} = \sum_{i=1}^{n} (Q_{单点i} \times d_i) \tag{5.5}$$

式中　$Q_{区域}$——区域街道连通性;

　　　$Q_{单点i}$——第i点的单点街道连通性;

　　　d_i——第i点权重值;

　　　n——大于等于1的整数。

(4)数学模型测度结果分析

上文(3)小节中所提出的步行出行视角下街道连通性测度数学模型的首要作用就是量化研究对象的街道连通性,用精确的数值体现一个地区的街道连通性情况,体现建成环境对步行出行的促进或者抑制作用的大小。在测度结果分析中,有时还需要确定某一点或者某一地区的街道连通性不足的原因。那么,除了上述街道连通性测度的方法之外,本研究还提出了综合绕路系数$C_{综合}$的计算方法,并结合基础步行指数$E_{基础}$提出确定街道连通性不足原因的方法。

①推导综合绕路系数 $C_{综合}$。步行绕路系数是街道连通性的核心指标，上文（3）小节中街道连通性 Q 测度数学模型是每一个日常服务设施所对应的步行绕路系数 c 根据日常服务设施权重值 a 和距离衰减值 b 进行叠加计算得来的。也就是说，街道连通性数值可以理解为一个地区考虑了不同日常服务设施权重关系和距离衰减关系的一个加权叠加的绕路系数值。但是，有时候我们在研究一个地区的步行绕路系数时，仅仅需要知道该地区的综合绕路情况，也就是该地区基于每次步行出行绕路情况的一个综合值。当不涉及日常服务设施权重关系和距离衰减关系时（3）小节中所提出的街道连通性测度数学模型则不能直接运用。

目前来说，测度一个地区综合绕路情况通常采用的是以城市中心为基准点，测度一定半径下步行绕路系数的情况，或者通过测度在某一半径内一定步行绕路系数所覆盖的城市面积大小等方法来表示一个地区的综合绕路系数情况。如 Hess（1997）以城市中心为基点，在 1/2 mi（805 m）的半径范围内计算出到达中心点的步行绕路系数小于等于 1.5 的区域，通过该区域面积的大小则能反映出该城市综合绕路系数的好坏。同时，Hess（1997）还分别以 1/8，1/4，3/8 和 1/2 mi（201，402，604 和 805 m）为半径，计算该半径范围内的步行绕路系数值，通过该值大小反映该地区的综合绕路系数。但这种测度方法更多的是从图面视角来考虑，忽视了步行出行目的地的选择问题，没有考虑到日常服务设施才是步行目的所在这一关键点。

鉴于本研究街道连通性数学模型 Q 采用的是根据步行绕路系数 c 的倒数 $1/c$ 乘以每个日常服务设施的权重值 a 和距离衰减值 b 的积 $a \times b$ 来加权叠加得到的。其中日常服务设施的权重值 a 和距离衰减值 b 的积 $a \times b$ 正是基础步行指数 $E_{基础}$ 计算的核心，它表示一个地区基于日常服务设施的步行性情况。因此，用街道连通性 Q 数学模型结合基础步行指数 $E_{基础}$ 可以反推出综合绕路系数 $C_{综合}$。

具体综合绕路系数 $C_{综合}$ 数学模型如下：

$$C_{综合} = \frac{E_{基础}}{Q} \tag{5.6}$$

式中　$C_{综合}$——综合绕路系数；

　　　$E_{基础}$——基础步行指数；

　　　Q——街道连通性。

备注：当 $C_{综合}$ 测度的是单点的综合绕路系数时，对应的 $E_{基础}$ 是基础单点步行指数，Q 是单点街道连通性。当 $C_{综合}$ 测度的是区域的综合绕路系数时，对应的 $E_{基础}$ 也是基础区域步行指数，Q 是区域街道连通性。

根据研究需要,调整后的基础单点步行指数 $E_{基础单点}$ 和基础区域步行指数 $E_{基础区域}$ 的具体解释如下:基础单点步行指数 $E_{基础单点}$ 中的"基础"指未考虑步行环境衰减关系的单点步行指数;基础区域步行指数 $E_{基础区域}$ 中的"基础"指未考虑步行环境衰减关系的区域步行指数。

基础单点步行指数:

$$E_{基础单点} = 6.67 \times \sum_{i=1}^{2} (a_i \times d_i) \qquad (5.7)$$

式中 $E_{基础单点}$——基础单点步行指数;

a_i——第 i 点的目的地权重值;

b_i——第 i 点的距离衰减值。

式(5.7)中目的地权重值 a 参见表5.1中"分类权重"数值,距离衰减值 b 参见上文(2)小节的内容计算。

基础区域步行指数:

$$E_{基础区域} = \sum_{i=1}^{n} (E_{基础i} \times d_i) \qquad (5.8)$$

式中 $E_{基础区域}$——基础区域步行指数;

$E_{基础单点}$——第 i 点的基础单点步行指数;

d_i——第 i 点的权重值;

n——大于等于1的整数。

以上公式参照卢银桃,王德. 美国步行性测度研究进展及其启示[J]. 国际城市规划,2012(1):10-15 得出。

因为基础步行指数 $E_{基础}$ 和街道连通性 Q 两个指数是从步行出行的视角出发讨论步行性的问题,均综合考虑了作为步行目的地的日常服务设施的权重关系和距离衰减关系。所以,该综合绕路系数 $C_{综合}$ 同样是从步行出行角度出发,综合考虑了步行出发点、步行路径和步行目的地等影响步行出行和街道连通性的因素。因此,本研究的综合绕路系数 $C_{综合}$ 的计算方法将更贴近现实生活中的步行绕路系数。它是一个地区居民在日常生活中步行出行绕路情况的一个综合值。

步行绕路系数的数值大小与步行出行意愿有很大的相关性。为此,不同学者或机构对步行绕路系数的数值大小作了一定的判定。Randall & Baetz 指出,1.5 通常为步行绕路系数的临界值。他们的研究发现,具有栅格路网和街区长度相对较短的街道步行绕路系数通常为 1.4 ~ 1.5,具有更多曲线道路和尽端路的街道步行绕路系数通常是 1.6 ~ 1.8(Randall et al. ,2001)。波特兰市提出步行绕路系数最大不超过 1.5(Handy et al. ,2003),其工程师标准建议步行绕路系数应该控制在 1.2 ~ 1.5,并

认为 $1.6 \sim 1.8$ 的步行绕路系数就比较迂回了。同时，如 Hess 等其他学者在进行步行绕路系数测度时，也多采用 1.5 作为测度值（Hess，1997）。

所以，本研究采用 1.5 作为步行绕路系数的临界值。具体来说，即步行绕路系数小于等于 1.5，是人们乐意步行出行的绕路程度；步行绕路系数大于 1.5 之后，人们步行出行的意愿将大大降低，将更愿意采取车行出行的方式。因此，可以得到如下判定（图 5.12）：

当 $1 \leqslant$ 综合绕路系数 $C_{综合} \leqslant 1.5$ 时，则街道连通性好，促进步行出行；

当综合绕路系数 $C_{综合} \geqslant 1.5$ 时，则街道连通性差，阻碍步行出行。

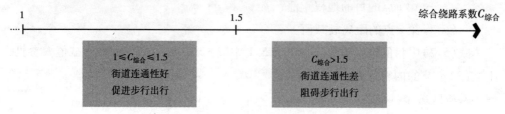

图 5.12　综合绕路系数分析图

②分析街道连通性不足的原因。（3）小节中街道连通性测度方法综合考虑了步行绕路系数 c、目的地权重值 a 和距离衰减值 b 三个方面的因素来测度建成环境对步行出行的影响程度。基础步行指数 $E_{基础}$ 考虑了日常设施的种类和空间布局，即考虑了目的地权重值 a 和距离衰减值 b，其结果用来表示日常服务设施的布局情况是否有利于步行出行。小节（4）中综合绕路系数 $C_{综合}$ 从步行绕路系数方面体现了日常生活中步行网络的综合绕路情况。因此，当需要明确一个地方街道连通性不足的原因时，可根据基础步行指数 $E_{基础}$ 和综合绕路系数 $C_{综合}$ 来共同确定。因此，可以明确街道连通性不足究竟是日常服务设施布局不合理引起的，还是步行网络的步行出行绕路程度太大引起的。

步行指数 E 测度结果认为当测度结果大于 70 时，日常服务设施的步行性是有利于步行出行的（卢银桃 等，2012）。步行指数 E 是由基础步行指数 $E_{基础}$ 乘以一个 $1\% \sim 10\%$ 的衰减率得来的。因此，本研究以 75 作为基础步行指数 $E_{基础}$ 测度值的临界值，认为当基础步行指数 $E_{基础}$ 大于 75 时，周边的日常服务设施布局有利于步行出行；当基础步行指数 $E_{基础}$ 小于 75 时，周边的日常服务设施布局不利于步行出行。

同时根据上文以 1.5 作为综合绕路系数 $C_{综合}$ 的临界点，当综合绕路系数 $C_{综合} < 1.5$ 时，说明其周边步行网络设计较好，步行出行绕路程度较低，有利于步行出行；当综合绕路系数 $C_{综合} > 1.5$ 时，说明其周边步行网络设计较差，步行出行绕路程度较高，不利于步行出行。

综上,在分析街道连通性不足的原因时,可以分别计算出基础步行指数 $E_{基础}$ 和综合绕路系数 $C_{综合}$,然后将其带入图5.13中进行综合分析。

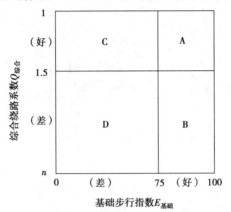

图 5.13　街道连通性分析图

A 类情况:综合绕路系数 $C_{综合}$ 较好(数值小于1.5),基础步行指数 $E_{基础}$ 较好(数值大于75)。说明该地的日常设施布局和步行网络设计都有利于步行出行,街道连通性较好。

B 类情况:综合绕路系数 $C_{综合}$ 较差(数值大于1.5),基础步行指数 $E_{基础}$ 较好(数值大于75)。说明该地的日常服务设施布局合理,其街道连通性不足的原因是步行网络设计不合理,具体原因可能是步行通道太过曲折、步行设施(人行天桥等)设置不够合理等。

C 类情况:综合绕路系数 $C_{综合}$ 较好(数值小于1.5),基础步行指数 $E_{基础}$ 较差(数值小于75)。说明该地步行绕路情况较少,其街道连通性不足的原因是日常设施布局不完善。具体原因可能是日常服务设施种类不齐全、数量不够或者布置距离太远等。

D 类情况:综合绕路系数 $C_{综合}$ 较差(数值大于1.5),基础步行指数 $E_{基础}$ 较差(数值小于75)。说明该地街道连通性不足是步行网络设计不合理和日常设施布局不完善共同引起的。具体原因可能是日常服务设施种类不齐全、数量不够或者布置距离太远,以及步行通道太曲折、步行设施(人行天桥等)设置不够合理等。

4)连通性测度的实践应用

首先,根据规划设计方案,采用上文(3)和(4)小节中指出的方法来提取街道连通性测度所需的基础数据。

①步行出发点。考虑适宜步行出行的距离长度,该项目以500 m 为间距设置步行网格,从而确定相应的区域步行出发点(图5.14)。

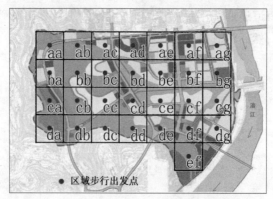

图 5.14　区域步行出发点

②步行网络。根据上文中指出的步行网络的提取方法，结合规划方案中的道路系统规划和土地利用规划，提取步行网络如图 5.15 所示。

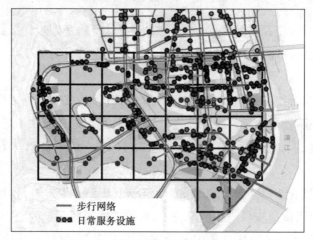

图 5.15　步行网络和日常服务设施

③日常服务设施布局。该项目属于城市新区开发建设，因此日常服务设施布局的数据需要假设得出。具体需要收集的日常服务设施布局的基础数据根据表 5.1 "设施分类表及权重 2"得来，一共需要收集 13 类日常服务设施。其中，一些重要的日常服务设施的布局根据规划设计方案得出，如幼儿园、市场等（表 5.2）；公园的数量根据规划一共有 9 次，包括城市公园和社区公园；其他一些日常服务设施的布局根据规划范围北面参考地区的公共服务设施布局的种类和密度来确定，如商店、酒吧等。该参考地区的面积约为 5.5 km²，与项目的城市建设用地面积基本相等。该参考地区城市性质与项目性质相近，主要用地也是居住和商业用地。因此，该参考地区的日常服务设施的数量和分布对项目有很强的借鉴性（图 5.15）。该参考地区的日常服务设施数量和分布根据百度地图数据库提取，其提出的具体数据详见表 5.2。

表5.2 规划设计方案中所涉及的部分日常服务设施

序号	类别	项目	数量/(处·所⁻¹)
1	教育	小学	2
2	医疗卫生	社区卫生站	7
		文化活动中心	10
3	文娱体育	图书馆	1
		展览馆	2
		体育场馆	2
4	社区公共服务	市场	8
5	邮电通信	邮政支局	1
		邮政所	5

通过整合规划设计和参考地区的日常服务设施种类和数量最终得到该项目内的日常服务设施种类和数量(表5.3),其中将表5.2中的"社区卫生站"纳入表5.4的"医院药店";将表5.2中的"文化活动中心"和"体育场馆"纳入表5.4的"娱乐健身";将表5.2中的"图书馆"和"展览馆"纳入表5.4的"图书展览";将表5.2中的"邮政支局"和"邮政所"纳入表5.4的"邮政快递"。并将日常服务设施根据规划方案和参考地区的布置特点布置在基地内(图5.16)。

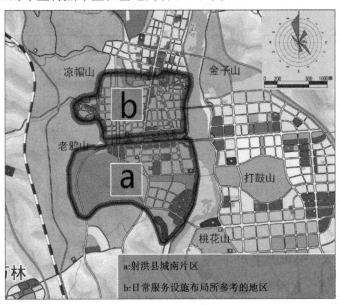

图5.16 日常服务设施布局参考地区示意图

表 5.3　参考地区日常服务设施统计表

设施分类		数量/(处·所⁻¹)
餐饮	餐馆	74
	饮品店	17
	酒吧	27
购物	市场	8
	商店	87
	商场	16
休闲	图书展览	12
	公园	4
	娱乐健身	67
教育	学校(小学)	5
公共服务	银行	25
	邮局快递	24
个人护理	理发店	21
医疗	医院药店	22
总计		409

表 5.4　规划范围内日常服务设施统计表

设施分类		数量/(处·所⁻¹)
餐饮	餐馆	74
	饮品店	17
	酒吧	27
购物	市场	8
	商店	87
	商场	16
休闲	图书展览	12
	公园	9
	娱乐健身	67
教育	学校(小学)	2

续表

设施分类		数量/(处·所⁻¹)
公共服务	银行	25
	邮局快递	24
个人护理	理发店	21
医疗	医院药店	22
总计		411

然后,将上述基础数据导入 ArcMap 10.0 软件,计算相应的街道连通性测度指标。将区域步行出发点转换成 ArcMap 10.0 软件可以识别的"事件点"作为步行出行的起点。将步行网络转换成 ArcMap 10.0 软件可以识别的"道路网络",并设置相应的参数变量作为步行出行的实际路径。将日常服务设施分类型转换成 Arc-Map10.0 可以识别的"设施点"作为步行出行的目的地。采用"网络分析工具"(Network Analysis)分别计算出每个区域步行出发点("事件点")通过实际路径("道路网络")到达每个步行目的地("设施点")的步行距离和直线距离。从步行距离的短到长依次选取表 5.1 中"分类权重"所对应数量的步行距离和直线距离。从而得出区域步行出发点与目的地的步行绕路系数 c。再结合距离衰减规律函数 $B_{(y)}$,得出每个区域步行出发点对应的每个目的地的距离衰减值 b。

最后,将每个区域步行出发点的街道连通性测度指标带入单点街道连通性测度模型,得出每个步行出发点的单点街道连通性 $Q_{单点}$。根据用地性质和人口密度计算出各个地块的人口比重。根据人口比重,引入区域街道连通性测度模型,从而测度出整个射洪县城南片区的区域街道连通性 $Q_{区域}$(表 5.5)。

依据以上测度方法计算结果显示,射洪县城南片区的区域街道连通性 $Q_{区域}$ 为 64.21,基础区域步行指数 $E_{基础区域}$ 为 89.47,综合绕路系数 $C_{综合}$ 为 1.39。

其中主要涉及的数学计算模型有单点街道连通性 $Q_{单点}$、区域街道连通性 $Q_{区域}$、综合绕路系数 $C_{综合}$、基础单点步行指数 $E_{基础单点}$、基础区域步行指数 $E_{基础区域}$ 等。具体如下:

①单点街道连通性 $Q_{单点}$ 测度数学模型:

$$Q_{单点} = 6.67 \times \sum_{i=1}^{29} \left(a_i \times \frac{b_i}{c_i} \right)$$

$$= 6.67 \times \sum_{i=1} \left(a_i \times b_i \times \frac{x_i}{y_i} \right) \tag{5.9}$$

式中 $Q_{单点}$——单点街道连通性;

a_i——第 i 点的目的地权重值;

b_i——第 i 点的距离衰减值;

c_i——第 i 点的步行绕路系数;

x_i——第 i 点的直线距离;

y_i——第 i 点的步行距离。

式 5.4 中目的地权重值 a 参见表 5.1 中"分类权重"数值,距离衰减值 b 参见上文(2)小节的内容计算,步行绕路系数 c、直线距离 x 和实际步行距离 y 参见上文(2)小节的内容计算。

②区域街道连通性 $Q_{区域}$ 测度数学模型:

$$Q_{区域} = \sum_{i=1}^{n} (Q_{单点i} \times d_i) \qquad (5.10)$$

式中 $Q_{区域}$——区域街道连通性;

$Q_{单点i}$——第 i 点的单点街道连通性;

d_i——第 i 点权重值;

n——大于等于 1 的整数。

③综合绕路系数 $C_{综合}$ 数学模型:

$$C_{综合} = \frac{E_{基础}}{Q} \qquad (5.11)$$

式中 $C_{综合}$——综合绕路系数;

$E_{基础}$——基础步行指数;

Q——街道连通性。

在式(5.11)中,当 $C_{综合}$ 测度的是单点的综合绕路系数时,对应的 $E_{基础}$ 是基础单点步行指数,Q 是单点街道连通性。当 $C_{综合}$ 测度的是区域的综合绕路系数时,对应的 $E_{基础}$ 也是基础区域步行指数,Q 是区域街道连通性。

④基础单点步行指数 $E_{基础单点}$ 数学模型:

$$E_{基础单点} = 6.67 \times \sum_{i=1}^{29} (a_i \times d_i) \qquad (5.12)$$

式中 $E_{基础单点}$——基础单点步行指数;

a_i——第 i 点的目的地权重值;

b_i——第 i 点的距离衰减值。

式(5.12)中,目的地权重值 a 参见表 5.1 中"分类权重"数值,距离衰减值 b 参见上文(2)小节的内容计算。

⑤基础区域步行指数 $E_{基础区域}$ 数学模型：

$$E_{基础区域} = \sum_{i=1}^{n} (E_{基础i} \times d_i) \tag{5.13}$$

式中　$E_{基础区域}$——基础区域步行指数；

　　　$E_{基础单点}$——第 i 点的基础单点步行指数；

　　　d_i——第 i 点的权重值；

　　　n——大于等于 1 的整数。

表 5.5　区域街道连通性测度指标统计表

测度点	基础步行指数 $E_{基础单点}/E_{基础区域}$	街道连通性 $Q_{单点}/Q_{区域}$	综合绕路系数 $C_{综合}$	人口权重/%	街道连通性分析
点 aa	76	59	1.29	2.13	A
点 ab	65	50	1.29	0.85	A
点 ac	93	71	1.30	3.40	A
点 ad	93	65	1.43	2.55	A
点 ae	98	74	1.33	5.96	A
点 af	100	79	1.26	5.74	A
点 ag	93	71	1.31	5.11	A
点 ba	84	47	1.78	5.11	B
点 bb	38	26	1.51	2.55	C
点 bc	88	64	1.37	5.11	A
点 bd	92	60	1.53	4.26	A
点 be	91	46	2.01	5.53	B
点 bf	94	79	1.19	4.47	A
点 bg	93	69	1.35	3.83	A
点 ca	79	71	1.11	0.00	A
点 cb	48	33	1.48	2.77	C
点 cc	92	70	1.32	2.77	A
点 cd	99	73	1.36	2.55	A
点 ce	91	67	1.36	4.47	A
点 cf	93	83	1.12	4.89	A
点 cg	90	65	1.40	7.45	A

续表

测度点	基础步行指数 $E_{基础单点}/E_{基础区域}$	街道连通性 $Q_{单点}/Q_{区域}$	综合绕路系数 $C_{综合}$	人口权重/%	街道连通性分析
点 da	54	37	1.46	0.00	D
点 db	54	43	1.24	0.00	C
点 dc	49	29	1.70	0.00	D
点 dd	78	40	1.94	3.40	A
点 de	98	68	1.43	2.77	A
点 df	95	68	1.41	1.91	A
点 dg	96	69	1.39	10.43	A
点 ef	37	18	2.08	0.00	D
区域街道连通性 $Q_{区域}$	89.47	64.21	1.39	100	A

5）结果分析

通过测度得出，该调研区域的区域街道连通性 $Q_{区域}$ 为 64.21，基础区域步行指数 $E_{基础区域}$ 为 89.47，综合绕路系数 $C_{综合}$ 为 1.39，都属于较高水平。其街道连通性属于 A 类，说明该规划设计方案无论是从步行路网方面还是日常服务设施布局方面都设计得较好。因此，可以得出该规划方案的街道连通性设计较好，也就是说该规划方案有利于促进步行出行，有利于促进人群健康。

具体从每个区域步行出发点（即 aa 到 ef 共 29 个点，详见图 5.14）来看，方案中街道连通性最好的区域是生活性主干道桂仙路两侧，以及南部步行单元和北部步行单元的中心节点周围。方案中南部步行单元和北部步行单元的街道连通性较好，而西部步行单元的街道连通性较差。这与城市用地性质有很大的关系，南部步行单元和北部步行单元主要是居住生活区，而西部步行单元主要是仓储物流区。西部步行单元无论是在路网密度，还是日常服务设施布局等方面都相对不利于步行出行（图 5.17 和图 5.18）。同样，根据表 5.5 对每个区域步行出发点周围的街道连通性进行分析，其中 A 等的有 21 个，占 72%，D 等的只有 10%，而且都位于规划范围内非建设用地上。因此，从每个区域步行出发点来看，该规划方案中的绝大部分地区，特别是与居民日常生活息息相关的地区的街道连通性都较好。

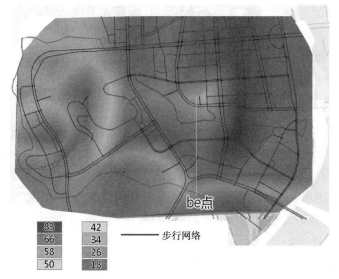

图 5.17 测度结果示意图叠加步行网络

(注:图中数值代表街道连通性大小。)

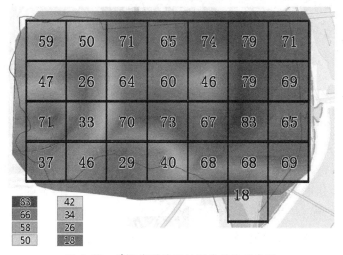

图 5.18 单点街道连通性测度结果示意图

(注:图中数值代表街道连通性大小。)

同时还可以看出,由于自然山体的原因,地块划分和道路规划都受到一定程度的限制,使得极少部分地区的街道连通性相对较差。特别是老鸦山片区的街道连通性比较差。规划区中心的长岭岗山体由于公园的建设,设计了多个出入口,多条游步道,其街道连通性要好得多(图 5.17 和图 5.18)。

但是,在结果中 be 点值得注意。从图 5.18 可以明显看出 be 点这里的街道连通性明显差于周边区域,其单点街道连通性 $Q_{单点}$ 为 46。通过查看规划设计方案可知,该点没有因为山体水系等自然因素限制其街道连通性的建设。因此,该点街道连通性明显差于周围区域要从其他方面分析原因。

从表5.5和图5.18中得出,be点基础单点步行指数 $E_{基础单点be}$ 为91,综合绕路系数 $C_{综合be}$ 为2.01,街道连通性评级为 B 级,说明 be 点周边的日常服务设施种类齐全、布局合理,但由于周边的综合绕路系数太差,步行出行绕路太多,使得其街道连通性较差。通过查看 ArcMap 10.0 中从 be 点步行出行的步行路径(以商店为例)可以证明上面的分析。从图5.19 中可以看出,该地块相对较大,却没有足够的支路或者步行通道,因此从 be 点步行出行绕路程度比较大(图5.19)。这种情况与现实生活中的大型封闭居住小区、门禁社区等状况极其相似,过大的用地与较少的城市支路和步行通道,使得步行出行绕路程度增加,降低了街道连通性,因而不利于市民的步行出行。

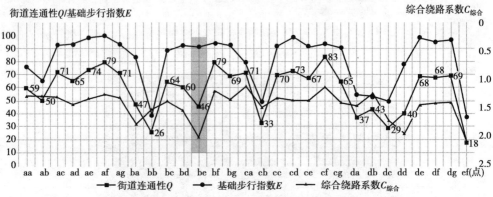

图5.19　街道连通性、基础步行指数和综合绕路系数对比图

综上可以得出,该规划设计方案很好地体现了规划的意图,规划设计方案的区域街道连通性和重点地段的街道连通性都较好,但是对个别位置的街道连通性需要进行优化处理,如 be 点的步行绕路系数需要降低。

通过上述研究可以得出,影响街道连通性的核心指标是步行绕路系数,而影响步行绕路系数的因素主要包括步行距离和步行目的两个方面。步行距离方面包括街区模式(街区长度、街区大小等)、路网模式(街道密度、交叉口密度、连接节点比率、联路节点比率和网络形态等)和步行设施,良好街道连通性的建成环境普遍具有较短的街区长度、较小的街区面积、较高的街道密度、较高的交叉口密度、较高的连接节点比率,以及合理的步行设施设置等特征。步行目的方面主要包括日常服务设施的种类、数量和空间布局,具有良好街道连通性的建成环境中的日常服务设施种类齐全、数量充足并且空间布局合理,其对应的步行距离较短,距离衰减值小,步行绕路系数低。

6）研究结论

对街道连通性进行概念定界,认为街道连通性是指建成环境中出发点和目的地之间步行路径的直线性程度,它体现了建成环境中步行出行的方便程度。街道连通性越好,则步行出行越方便,居民步行出行的意愿就越高;反之,街道连通性越差,则步行出行越不方便,居民步行出行的意愿就越低。

通过分析步行出行的影响因素,认为在街道连通性方面影响步行出行最主要的因素是步行距离和步行目的。步行距离是影响步行出行最主要的客观因素。步行距离由步行出发点、步行路径和目的地共同决定。步行距离包含实际步行距离和步行绕路系数两个指标。而步行目的是影响步行出行最主要的主观因素。步行目的多为日常服务设施,步行目的的多样性也即是日常服务设施的多样性,它包含了日常服务设施的种类、数量和空间布局等内容。

本小节提出街道连通性的测度研究应以步行出行为研究视角,优化了传统的车行视角或图面视角;并指出步行出行视角应以步行距离和步行目的为重要考虑内容,从而使得街道连通性的测度结果能体现街道连通性对步行出行的促进或抑制程度的大小。

影响街道连通性的核心指标是步行绕路系数,而影响步行绕路系数的因素主要包括步行距离和步行目的两个方面。步行距离方面包括街区模式(街区长度、街区大小等),路网模式(街道密度、交叉口密度、连接节点比率、联路节点比率和网络形态等)和步行设施。步行目的方面主要包括日常服务设施的种类、数量和空间布局。

5.1.2　步行环境可达性的影响因素——以重庆南岸区23所中小学为例

城市中小学作为一种重要的公共服务设施,是一个城市实力与服务好坏的重要体现,是关联广大百姓群众自身利益的基础,是保障经济、社会、各项事业健康和谐发展的前提,关系到一个城镇的发展程度和方向。而当前中小学等基础设施建设过程中面临着规划布局不平衡、选址不方便等难题,对城乡规划工作者提出了更高的要求,需要应用最新、最先进的科技与方式使城乡规划从定性化走向定量化设计。为了提高中小学的教育设施使用效率,促使每个学生都能平等、自愿地选择步行作为上下学的主要交通方式,在优化设施布局和提高设施的服务质量过程中,中小学生步行网络的可达性成了重要的衡量指标。因此,提出应以步行500 m可达来度量小学服务范围,改变以往习惯采用的"500 m为半径圆形"方式,以无空间阻隔作为步行网络可达性评价的基础,从社会空间、城市空间、自然空间3个方面进行步行网络可达性的研究,得出影响步行网络可达性的主要因素和作用机制。

1）研究样本

（1）选择研究样本基础

成熟生活街区作为步行活动发展频率最高、时间最长的地区，小学设施相对完善，研究此区域小学的步行网络可达性有助于改善学生（包含随同家长）的日常步行出行以及加强体力活动以促进身心健康。而针对可达性的研究范围大小，在地理空间上没有明确限定，如有的学者研究整个欧洲的交通网络，有的学者则研究小区域内（4 km² 以内）可达性对行人购物的影响。因此，为了定量化结果可操作性和可借鉴性，研究选择了市辖区组团作为研究范围（图 5.20）。

（2）选取样本的基本情况介绍

南岸区区位条件优越，对外辐射川、黔，是重庆主城区的东部门户；对内地处主城区"黄金三角"，拥有南坪、茶园两大城市副中心，是山地重庆最具代表性的地区之一。其中的南坪组团作为重庆市最早开发且较为成熟的现状主城区之一，组团内路网成熟、学校配套设施较为完善，属于城市发展较为成熟的地段，是实证研究较为理想的区域。研究以重庆市南岸区南坪的 A-M 标准分区为范围，共计 28.4 ha（0.284 km²），作为可达性研究的具体地段。此地段西邻长江，东接铜锣山山系，北侧呈收缩状较为狭窄，南侧则紧邻城市山体公园，内部共有 23 所小学（包含 2 所中小学），居住用地分布较均匀，覆盖了足够多的居住区，保证研究结果的可靠性，同时，研究区域虽受地形水体等多方面因素影响，但受周边地块影响较小，较为独立，便于研究。

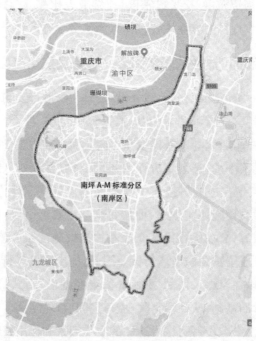

图 5.20　研究区域示意图

2)数据获取

研究所需的城市用地和道路基础数据均来源于重庆市规划局电子平台以及项目组积累的数据;通过 Google Earth 获取城市山水地貌,并利用 ERDAS 8.7 进行图像的几何校正,再结合实地踏查情况利用 ArcGIS 11.0 提取影响步行的山水地貌特征信息;社会需求则采用片区现状用地图进行统计分析,学校数据则利用百度百科现行查阅,并进行实地探访确保真实可靠性(表5.6)。

表5.6　数据库提取及作用一览表

元素	数据	作用
社会供需数据	小学数据库	提取终点数据
城市道路与用地数据	周边小区数据	提取起点数据
	城市道路拓扑数据	建立真实起点与终点的连接
	城市用地数据	建立起点与终点用地阻隔
自然影响数据	自然山体坡度数据	建立起点与终点地形阻隔
	自然水体数据	建立起点与终点水体阻隔

(1)社会供需影响数据

①小学数据库:小学的名称、校园的用地、教师与班级的数量、校园的入口等相关要素,考虑重庆山地城市地貌表现出来的特殊性,将小学校园可进入点即校园入口作为源点,认为到达小学的入口即当作进入小学内部,并以此为依据建立代表小学入口的点文件。

②周边居住区数据库:包括周边现状小区的分布、小区的容积率等相关指标。

(2)城市用地与道路数据

①城市用地数据库:包含校园周边用地的类型与空间分布;

②城市道路数据库:由道路、十字路口、人行横道、过街天桥、地下过街通道和小道等组成,对应的名称和长度作为属性信息,并将道路抽象成线要素,建立拓扑关系,以道路中心线为基础建立城市步行网络的拓扑网络。

(3)自然影响要素数据

利用 Google Earth 并结合实地调查,筛选出对可达性有影响的山水特征,并在图纸上表达出来。

3)研究方法

实证研究的一个基本路线为:以探讨城市步行环境特征为目的,分析小学步行网络的现有困境,确定以空间阻隔为视角,对步行网络进行可达性评价。具体研究方法为:以无空间阻隔作为步行网络可达性评价的基础,然后从社会空间、城市空间和自然空间入手,以实证的方式进行小学步行网络的空间分析,最后运用 GIS 平台进行要素叠加,根据相应因素的表征变量提取量化数值,进而探讨影响步行网络可达性的各因素之间及内部的关系(图 5.21)。具体的数据处理分析方法为:运用 AutoCAD 2012 进行图形要素的绘制,运用 Microsoft Excel 2010 统计软件进行数学建模和数据分析,运用 GIS 软件 ArcGIS 10.0 进行空间数据处理,最后运用 CS5 进行图形绘制,使结果更加直观。

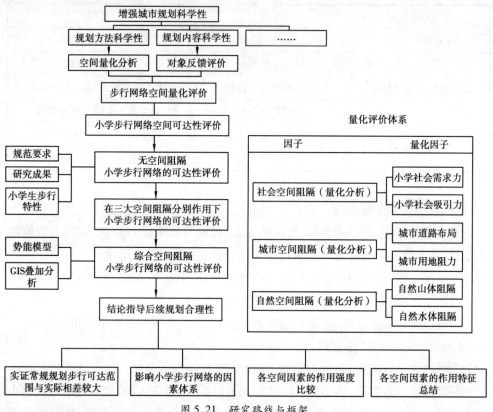

图 5.21　研究路线与框架

4)无空间阻隔下小学步行网络的可达性评价

(1)方法原理研究

①无空间阻隔下可达性的状态。根据此次研究的徒步行走速度进行取值,可以推算出 10 min 步行可达距离为 480 m,考虑现有规范研究以及规划执行情况,本次研究约等于 500 m,作为小学生步行上下学的合理可达距离。假设在没有障碍的一片平地上,人可以不受任何影响地向各个方向行走,行走到达的最远距离是从起始

点沿着直线向外走,走到人愿意以步行方式出行到达的最远距离,即不考虑空间上的阻力分布差异,则平面上两点间直线距离最短,到达的代价最小,单一源地的可达性指标呈同心圆状分布。那么以这种方式测算,人步行合理的可达范围是以步行起始点为圆心,以步行合理可达距离(采用500 m)为半径,覆盖面积为78.5 ha的一个圆形。

②加入空间阻隔下可达性的变化。如果78.5 ha见方的土地空无一幢建筑物,这恐怕是在城市里所看不见的景象,但原有的规划中往往采用这种方式划定小学服务范围(图5.22)。由于各种因素的影响,阻隔分布(阻力场)的空间分布是有差异的(图5.23),不同区域到达相同目的地或者不同区域到达不同目的地,其所需要克服的阻力不相同,适宜步行的衰减程度也就不相同。现实中需要克服的阻力范围必然小于无空间阻隔下步行网络的可达性范围。

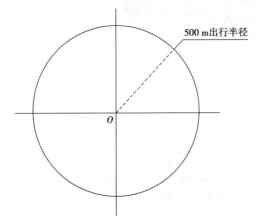

图5.22　500 m出行半径示意图　　　图5.23　无空间阻隔下可达性的分布示意图

③可达性模型构建。为了在普遍情况下能计算出可达性的空间分布,需要建立以下模型:

a.吸引源与发生源的空间分布;

b.无空间阻隔的可达性空间分布模型;

c.单要素空间阻隔的可达性空间分布模型;

d.多要素空间阻隔叠加的可达性空间分布模型。

各模型需要依托 AutoCAD 2012 提取基本数据,然后利用 ArcGIS 10.0 进行空间数据处理。

(2)实证研究

①研究区域小学分布情况。南岸区南坪片区共计有23所中小学,由于历史原因,沿着江南大道两侧最早发展的片区小学较为集中,而外围则相对稀疏。研究区

域中,23 所中小学的现状空间阻隔情况和空间分布分别如图 5.24 和图 5.25 所示。为了便于研究,将校园进行统计编号,具体见表 5.7。

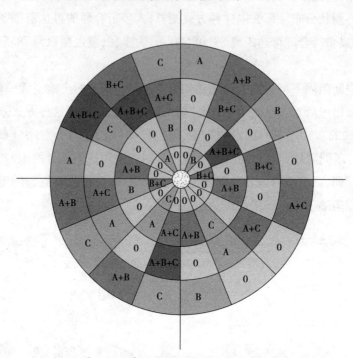

图 5.24　空间阻隔视角下可达性示意图

（注：圆心表示小学,0 表示无空间阻力,A,B,C 表示空间阻隔单要素,"＋"表示多要素的叠加）

表 5.7　南岸区南坪片区小学(含中小学)统计一览表

学校类型	编号	学校名称
小学	1	龙门浩小学
	2	上浩小学
	3	海棠溪小学
	4	南坪实验小学洋世达校区
	5	南坪实验小学正街校区
	6	珊瑚浦辉实验小学
	7	川益小学
	8	融侨人民小学
	9	上海城天台岗小学
	10	天台岗小学
	11	天台岗小学花园校区

续表

学校类型	编号	学校名称
小学	12	怡丰实验小学
	13	南岸区金山路小学
	14	珊瑚小学
	15	康德南坪实验小学
	16	四海小学
	17	青龙路小学
	18	江南小学
	19	四南小学
	20	巴蜀实验学校小学部
	21	珊瑚康恒小学
中学(小学部)	22	玛瑙学校
	23	长江中学

注:中学(含小学)作为研究只对其小学部进行研究,其他部分不进行研究。

②500 m 无阻碍缓冲区。假设无任何空间阻碍,以 500 m 为半径划定服务范围。据统计,南岸区南坪片区居住用地一共 1 160.90 ha,小学覆盖的居住用地面积为 669.87 ha,占总居住用地的比例为 57.7%,其中无重叠面积为 386.85 ha,占总居住用地的比例为 33.3%,1 次重叠的面积为 254.97 ha,占总居住用地的比例为 22.0%,2 次重叠的面积为 28.05 ha,占总居住用地的比例为 2.4%;另有 491.03 ha 的居住用地不在覆盖区内,占总居住用地的比例为 42.3%,其步行至小学的距离必定超过 500 m(表 5.8、表 5.9、图 5.26)。

表 5.8　500 m 覆盖范围统计表

无小学覆盖居住用地（ha/%）	小学覆盖的居住用地（ha/%）		
	无重叠	1 次重叠	2 次重叠
491.03/42.3		669.87/57.7	
	386.85/33.3	254.97/22.0	28.05/2.4

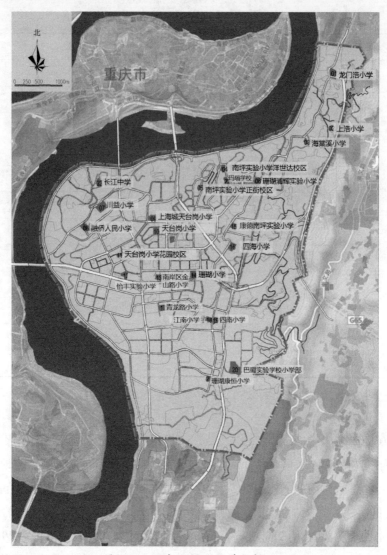

图5.25　研究区23所小学分布状况

表5.9　各个小学500 m范围统计表

学校类型	编号	学校名称	500 m 范围/ha
小学	1	龙门浩小学	78.5
	2	上浩小学	78.5
	3	海棠溪小学	78.5
	4	南坪实验小学洋世达校区	78.5
	5	南坪实验小学正街校区	78.5

续表

学校类型	编号	学校名称	500 m 范围/ha
小学	6	珊瑚浦辉实验小学	78.5
	7	川益小学	78.5
	8	融侨人民小学	78.5
	9	上海城天台岗小学	78.5
	10	天台岗小学	78.5
	11	天台岗小学花园校区	78.5
	12	怡丰实验小学	78.5
	13	南岸区金山路小学	78.5
	14	珊瑚小学	78.5
	15	康德南坪实验小学	78.5
	16	四海小学	78.5
	17	青龙路小学	78.5
	18	江南小学	78.5
	19	四南小学	78.5
	20	巴蜀实验学校小学部	78.5
	21	珊瑚康恒小学	78.5
中学(小学部)	22	玛瑙学校	78.5
	23	长江中学	78.5
总面积			1 805.5

5)各单空间阻隔作用下小学步行网络可达性评价

(1)构建评价体系

本研究采用广义可达性概念下的指标评价体系,其中包含了广义可达性和狭义可达性下的指标,还新增了两个社会属性的指标,即在广义可达性的概念下,评价指标体系内包含道路布局、用地分布、自然山体、自然水体、社会需求力以及社会吸引力6个子因子。本研究根据因子的属性不同、所属类别不同,又将6个子因子概括为三大方面,分别为社会空间阻隔(包含小学社会吸引力、小学社会需求力)、城市空间阻隔(包含城市道路布局、城市用地阻力)、自然空间阻隔(包含自然山体阻隔、自然水体阻隔),以便于分类讨论与研究(图5.27)。

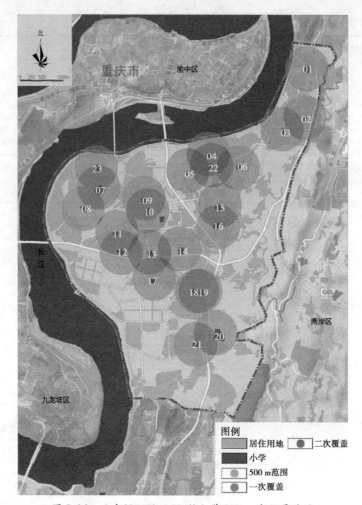

图 5.26　无空间阻隔下 23 所小学 500 m 半径覆盖图

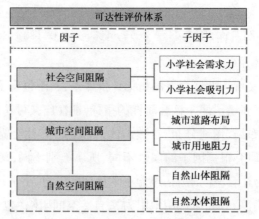

图 5.27　广义可达性概念下步行网络可达性评价体系

①在社会空间阻隔因子方面,通过社会吸引力和社会需求力两个子因子来评价可达性。

a. 子因子1——社会吸引力。

社会吸引力是指设施本身的社会吸引力(图5.28)。其中,校园质量对校园吸引力起着决定性作用,往往可以量化为用地面积、教师数量、容纳班级学生数量、收费高低、历史影响等因素。但收费高低、历史影响这两个指标数据收集较为困难,且较难进行量化纳入评价的子因子中。同时根据实际政策要求,教育部以就近入学为原则实行户口限定择校,教学质量等因素起不了决定性作用。因此通常情况下,用地面积大、教师数量多、容纳班级学生数量多的校园,服务就越完善、对居民的影响力就越大,这里采用这3个指标作为小学社会吸引力的评价标准。还要考虑到不同校园的服务半径、服务对象不同,不同的使用对象对应的可达性影响因素的权重也有差别。本研究首先对因子间关系与权重进行定性分析,认为3个因子中学校的用地大小影响最大,因为在城市发展过程中,学校作为城市重要的公共资源,其发展空间是比较受限制的,特别是在城市的老城区。造成这种现状的原因一方面是在新建居民住宅小区中,一部分开发商出于经济利益最大化的考虑,并未按照其开发面积配套建设合理数量的中小学校园,反而对校园建设的面积、数量和标准进行“缩水”。另一方面,在本来就缺乏用地发展空间的旧城中,也会侵占中小学校园用地来实现更大的经济效益,因此,许多学校用地都极为紧张,更多学生的上学需求难以得到满足。随着从事教师行业的人员增多和教师资源分配越来越灵活,教师资源则是相对容易解决的问题。另外学生数量则是从学生角度体现对学校的认可度,但由于中国的户口制度,每个学校有一个相对稳定的施教区,且大多数学生会选择就近上学,因此相对来说影响较弱。利用已有研究成果以及以上定性分析,对各个因子的权重形成一个基本判定,再结合层次分析法对子因子进行专家打分,最终确定各影响因子权重值,见表5.10。最后,数据收集包括3个方面:第一是有关“供给”的数据,在可达性分析中,可将出行的终点定位于提供服务的设施本身;第二是以转换学校边界为中心点,首先利用在.dwg文件中绘制各个学校的用地边界,以此来表示学校的分布,其次为了进一步分析,利用ArcView中的Convert Shapesto Centroids命令,将每个学校的边界转换成中心点,利用该中心点来表达在空间上学校的位置及属性;第三是计算学校容量,往往一个学校的容量取决于它的用地大小、教学用房数量、运动场数量、教师数量、藏书量与计算机配备情况等,而本小节则采用一个较为简单的多因子评价体系测算各个学校的容量,以下采用用地大小 A、教师数量 B、学生数量 C 3个因子作为研究的因子(吕毅,2005)。

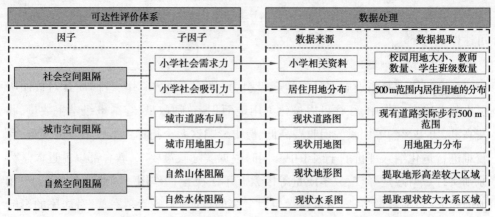

图 5.28 评价体系各子因子对应数据处理方式示意图

表 5.10 学校容量的评价因子与权重

因子	标准	权重
用地大小 A	15 m^2/生	$W_1 = 0.6$
教师数量 B	24.1 生/教师	$W_2 = 0.2$
学生数量 C	45 生/班	$W_3 = 0.2$

根据表 5.10,采取以下公式来计算学校容量:

$$学校容量 = W_1 \times (A/15) + W_2 \times (B \times 24.1) + W_3 \times (C/45) \quad (5.14)$$

b. 子因子 2——社会需求力。

社会需求力是指设施服务的人群,其决定要素是设施服务人群的空间分布与密度。首先从受教育的机会来看,小学教育属于义务教育,凡是年龄在 6~12 岁的学龄儿童都须按照当地教育部门规定,就读相应的小学。从严格意义上来说,在规定的每个小学的施教区内,对所有的小学学龄儿童来说到达校园应该都具有同样的可达性。比如根据国家规范确定最大出行距离(即最大值为 500 m),那么 500 m 范围内的所有学龄儿童原则上都应该到一所学校就读,但由于部分学校布点不合时宜,造成上学路程被延长。其次,社会需求力的数据收集包括两个方面:一是"需求分布"的数据,按照标准化规划方式,衡量需求最为关键的指标是学龄儿童的量,所以需求分布是有关人群的空间分布,为了方便数据收集和处理,本研究认为,在一定范围内小学生是随机无规律分布的,当达到一定量则是均质分布,且以居住用地分布代替小学生分布,另一方面在研究中采取就近入学的择校原则对小学生进行分配(图 5.29 和图 5.30)。这种方式可采用 ArcInfo 中的 Allocation 命令实现,同时这种分配的结果也可用于辅助决策,实现对学校施教区的科学合理划分。二是有关"需求密度"的数据,关于人群的空间密度,本研究认为人口数据对学校可达性的影响较大且呈现正相关性,往往人口密度较大的区域,内部公共设施的服务效应就越好,那么就说明可达性越高;反之,则说明可达性越低。由于准确的片区人口数据难以获取,而根据人均居住用地的相关规定,地块开发强度往往与人口密度呈正相关性,所以本研究采用易获取的地块开发强度代替人口密度。利用地理信息系统的空间分析平台测算需求分布,先将人口均质地分布在用地之上,在一定地区的基础上达到一定量时认为小学生在居住区呈随机无规律分布,并采用"就近原则"将人口分散于各个校园,最后采用开发强度来体现"需求密度"的地块差异(图5.31)。

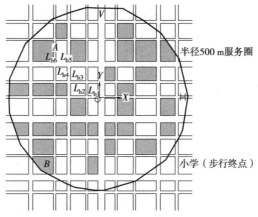

图 5.29　社会需求与 500 m 半径范围的关系图

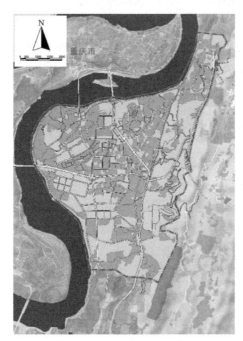

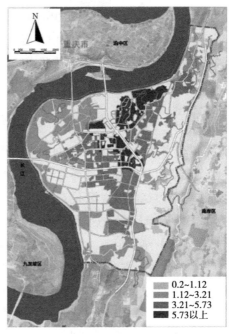

图 5.30　规划区居住用地分布图　　图 5.31　基于开发强度的需求密度分布图

②在城市空间阻隔因子方面,选取城市路网布局和土地使用阻力两个子因子来评价可达性。

a.子因子1——城市路网布局。

道路交通要素首先对出行的时间与金钱成本起主导作用,其次是土地利用的影响,所以城市道路交通是影响学校步行可达的首要因素。出行的个体和校园存在空间位置上的分离,由此产生出行需求,出行者需要通过某种方式来克服时间和空间的阻力,城市道路交通系统就需要应对这种需求。因此,到达学校的步行可达性和学校周围的交通网络直接相关,可以发现城市道路网络系统越发达,可供居民到达校园的路径选择就越多,这表明校园的步行可达性往往就高;反之,则低。通常居民到达校园的路径有很多,但不同的路径所花费的交通成本存在差异,一般情况下会选择其中交通成本较低的那一条路来进行可达性的测算。不同城市或者同一城市不同片区的路网格局是不一样的,这对适宜步行网络的区域也产生一定程度的修正。在城市中行走,人们的步行主要受道路分布的(包含街道、小巷和广场)影响。在平原城市中,片区道路网络主要由近似直角相交的棋盘式格局构成,所以本研究中以这种理想的道路模型为基础,研究人在城市路网中行走的步行可达范围的形状变化。数据收集包括:一是正交路网下的步行合理可达范围,在以直角相交的理想化棋盘式路网中,假设人们步行的起始点恰好在路口,那么人们从步行起始点沿道路行走,向图中的 Y 方向行走 10 min 可到达 500 m 处的 V 点,而向 X 方向行走 10 min 可到达 500 m 处的 H 点。但是若目的地不在 X 方向或 Y 方向这种直路上的点,例如图中的 A 点,那么就需要按照道路网络不断曲折前行。从步行的起始点到 A 点的实际距离,就是在所有路途中的距离之和,即:$L_b = L_{b1} + L_{b2} + L_{b3} + \cdots + L_{b6}$,亦是 $L_b = \sum_{i=1}^{n} L_{bi}$。根据平面几何学原理中的直角三角形"斜边小于两个直角边之和"原理,可以得出 A 点和起始点之间的直线距离要小于路途距离,那么假如到达 A 点的实际距离是 500 m,直线距离就一定小于 500 m。所以可以得出在道路网络模型中,合理步行的可达范围肯定不是一个圆形。若到达一个点的最短实际距离大于 500 m 时(如图中 B 点),那么这个点可判别为不在合理的步行可达范围之内。另一方面,若最短实际的路途距离等于 500 m 的点则可判别为是合理的步行可达范围的临界点,那么集合各个方向上的这些临界点就可以形成步行合理可达范围的一条完整的边界线。具体来说,假若选用的是理想化棋盘式路网模型,道路都是以直角相交,出行者要么沿 X 方向行走,要么沿 Y 方向行走,就可把路途分为 X 方向路途和 Y 方向路途,而总路途的实际距离可以表达为 $L = \sum L_x + \sum L_y$。若以步行的起始点为中心来构建一个Ⅰ象限坐标系,步行起始点的坐标即为(0,0),而 V 点坐标为(0,500),H 点坐标为(500,0)。由于道路均是直角相交,那么要以最短的实际距离到达平面坐标系Ⅰ象限中的任意一个点,到达该点的各小段路程就应该不重叠。假如这个点的坐标是(X,Y),总的实际路途距离中的 X 方向上的路途总和就应等于该点的 X 坐标,而 Y 方向实际路途距离的总和就应等于该点的 Y 坐标,即 $\sum L_x = X$;$\sum L_y = Y$;$0 \leqslant L_x , 0 \leqslant L_y$。这样就可以得出到达该点的实际总距离公式为 $L = \sum L_x + \sum L_y = X + Y$。研究采用的 10 min 的步行可达距离为 $L = 500$ m,那么在第Ⅰ象限中,可达范围的临界点的测算方式是 $X + Y = 500$ m,$0 \leqslant X \leqslant 500$ m,$0 \leqslant Y \leqslant 500$ m。依据平面解析几何知识,可以得出是一条从 V 点到 H 点的呈45°的直线段。按照同样的原理,在4个象限中分别求过(0,500),(500,0),(0,−500),(−500,0)4 点,得出两条45°直线和两条−45°直线,这些直线刚好呈中心对称结构,围合形成一个旋转了45°角的正方形,这个才是实际路网下步行可达范围的边界线(非圆形),其正方形4个角点是(0,500),(500,0),(0,−500),(−500,0)。而这个正方形围合的区域就是以(0,0)坐标为步行起始点的步行合理可达范围。二是路网中加入放射路的步行可达范围。从图5.32 可以观察出加入斜向放射路的路网,步行的可达范围会沿着放射路方向出现较为明显的拉伸,说明不同路网下步行可达的范围是有所变化的。

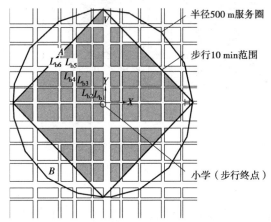

图 5.32　棋盘式路网中步行合理可达范围与半径 500 m 圆、步行 10 min 范围的关系

b. 子因子2——土地使用阻力。

土地使用阻力的思考,需要从土地的两个角度入手:一是用地性质(如居住、工作、商业、文化娱乐、绿地等);二是土地的空间分布(杨育军 等,2004)。在具体研究中,校园周边土地类型大致可分为两类:一类会增强步行至校园的积极效应,增加学生对校园的步行可达性,而另一类则会对步行至学校产生消极效应,学生只能通过

绕行实现。本研究中的土地使用主要是指步行发生点和吸引点之间土地类型、空间分布（小学生到达小学路途上土地的类型与空间分布）。如果校园周边土地类型是道路、公共绿地、开放型居住区、开放性文娱区则会对步行至校园产生积极的外部效应，增加学生对校园的步行可达性。相反，如果校园周边是工业区、仓储区、封闭的居住区或者封闭的行政办公区，则会对步行至学校产生消极效应，学生只能通过绕行实现。数据采集：第一，从直观上就可以知道受土地利用布局影响下的步行可达范围，在步行行进中，若遇到地面铁路、大面积围墙（如厂区、收费公园、封闭式管理的住宅区等）或者是大型建筑物等较大范围的障碍物时，步行的可达范围就会受到较大规模的压缩（图5.33）；第二，根据不同的研究出发点确定土地的阻力值。

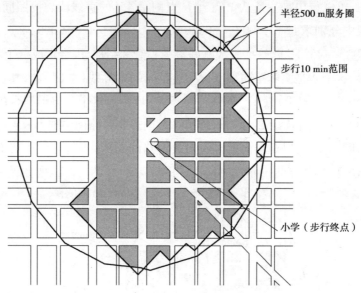

图5.33 起始点一侧有大型的不可穿越的建筑物时可达的范围

构建不同用地类型的阻力指标：南岸区南坪片区是城市的老城区，现状用地种类较多，且较为复杂，以居住用地为主，兼有工业用地、商业服务业设施用地、公共管理与公共服务用地以及绿地广场用地（图5.34）。

很多案例中都说明了各类用地的阻力指数，研究发现，用地阻力种类如果划分过多，则不便于研究，很多也不符合实际使用情况。因此，本研究将居住用地（R）与小学（A33）作为研究的起点与终点，不列入用地阻力体系中，对于居住用地（R）与小学（A33）不同地块之间的影响，经过详细踏勘后发现，南坪组团内的居住用地大多数分为两类：一类是在早期由于工业发展或者行政单位建设计划体制下"单位大院

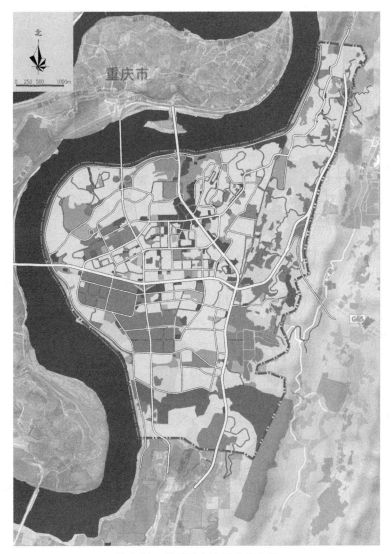

图 5.34　规划区土地利用现状图

(资料来源:重庆市 2011 年土地利用现状图(重庆市交通规划院)。)

大院式"居住区,这种形式往往形成了封闭大街坊(gated-super-block)。另一类是在现今市场经济体制下,受社会阶层分开影响而导致的空间隔离,从而形成封闭大街坊。2006 年一则"母女没出入证横穿小区被阻遭居民围殴"新闻事件背后所表现的深层次原因就是社会阶层不同导致居住空间的隔离的典型案例。在当今社会,伴随物权的私有,社会阶层之间的贫富差距不断扩大,在多数街区均使用的是封闭式管理方式,公共环境的内向化逐步被要求,而处于自身考虑的安全需求也越发强烈(邹德慈,2006),这种趋势往往会造成步行交通的非连续性。因此本研究认为,大多数居住区均是封闭的，是不容许外来者随意进出的，另外，居民对其他小区缺乏了解，日常也不会选择在这些地段进出。因此，本研究将居住用地定义为起点不列入用地阻力体系中，另外则将居住区之间的影响列为互相不能通过的类型。其次参照案例分析并结合多种用地性质的定性分析，采用层次分析法进行类比，对其他几类重要的用地阻力进行划分。一是道路用地（S），主要指城市主干路、城市次干路、城市支路也包含道路之间的交叉口。单纯从物质空间理论上，可以认为道路用地是专门用于用地之间的联系的，是专为车辆和人流通行的道路，也可以认为道路用地是不受任何阻碍的，人们可以自由地在道路人行道（几乎所有道路都会设置人行道）上行走，因此将道路用地的相对阻力定义为0。二是工业用地（M），指工矿企业的生产车间、库房及其附属设施用地，包括专用铁路、码头和附属道路、停车场等用地，不包括露天矿用地。物流仓储用地（W）的定义是物资储备、中转、配送等用地，包括附属道路、停车场以及货运公司车队的站场等用地。公用设施（U）的定义是供应、环境、安全等设施用地，这3类用地相对其他用地，往往涉及一些安全隐患，因此各个单位通常采用封闭式的管理，一方面保护住户财产，另一方面也减少对外来者造成不必要的伤害，因此行人也不能通过这些区域，通过实地踏勘观察也证实了这种情况。因此，可将第二大类用地定义为不可通过用地，相对阻力定义为100。三是公共管理与公共服务用地（A），指行政、文化、教育、体育、卫生等机构和设施的用地，不包括居住用地中的服务设施用地，这类用地本属于城市公共设施，是可以供任何人使用的，但往往为了便于管理（收费需要、安全保障、形象保障）一般都采用封闭式大院形式，步行者均不可步行通过，通过实地踏勘观察同样证实了这种情况，因此将这类用地定义为不可通过用地，相对阻力定义为100。四是城市中存在部分城市空地，因为城市空地是城市待开发的区域或者城市荒地，具有很多不稳定不确定的安全隐患，一般家长也不会容许小学生通过这类区域，因此本研究将其定义为不可通过用地，相对阻力定义为100。五是绿地与广场用地（G），指公园绿地、防护绿地、广场等公共开放空间用地，这类用地相对其他用地来说具有较强的公共性，尤其是当今城市中绝大多数公园与广场均是不收费的，更加强化了这些场所的公共性，但是考虑到公园和广场设计时需要注重场所的趣味性和参与性，往往路径会曲折一些，且会设置一些城市小品雕塑等景观构筑物，从通过性上来说比起道路用地要差些，因此本研究将绿地与广场用地（G）定义为基本畅通类用地，相对阻力设置为10。六是商业服务业设施用地（B），指各类商业、商务、娱乐康体等设施用地，不包括居住用地中的服务设施用地以及公共管理与公共服务用地内的事业单位用地，这类用地往往需要吸引大量的人气，也容许各类型人群通过，但是考虑到此类用地相对于道路用地来说,具有较多"阻碍"通行的设施,例如商业建筑、城市小品、路边小贩等,因此在步行的通过性上不如道路用地,综合对比后将商业服务业设施用地(B)定义为基本畅通类用地,相对阻力设置为10。综上所述,本次土地相对阻力的具体情况见表5.11。

表5.11 针对小学步行网络的土地相对阻力指标一览表

用地阻力分类		用地	相对阻力
不计入用地阻力 (研究起点与终点)		居住用地(R)	—
		小学(A33)	
计入用地阻力	畅通无阻	道路用地(S)	0
	基本畅通	绿地与广场用地(G)	10
		商业服务业设施用地(B)	
	不畅通	工业用地(M)	100
		物流仓储用地(W)	
		公用设施(U)	
		公共管理与公共服务用地(A)	
		城市空地	

在自然空间阻隔因子方面则选取了自然山体阻隔和自然水体阻隔两个子因子来评价可达性。自20世纪90年代初,杰出的科学家钱学森教授正式提出"山水城市"这一概念以来,众多学者和规划师开始从人文、生态两个视角对山水城市规划和建设给予关注。然而随着机动化、城市化进程的加速,山水城市的空间蔓延与交通问题开始凸现,交通发展与山水格局制约的矛盾十分突出,这对于步行网络来说,山水等自然空间的阻隔,促使步行网络破碎化。在山地城市中,人们步行出行到小学的直线距离和实际到达校园的路线存在较大的差异。因此在山地城市中,自然阻隔要素是一个必须要考虑的要素。

①子因子1——自然山体阻隔。研究完步行出行的城市影响因素后,需要进一步考虑影响步行网络的其他因素。其中步行的自然阻隔因素,主要是指在小学服务范围内出现较大范围的自然山体障碍物,会影响山地城市交通、居民的出行时间成本、城市人口的分布等,而适宜步行网络的范围将受到大规模的压缩,人们不得不绕山而行,步行路径会发生较大变化,步行网络整体会发展较大变化。

②子因子2——自然水体阻隔。在重庆这种河流较多的城市,由于跨越河流的桥梁数量有限,人们不能随心地穿越河流,人们步行出行到小学的直线距离和实际

到达校园的路线存在较大差异（图 5.35）。人们常常要花费更多的时间、体力和金钱，因此，自然水体阻隔要素是必须要考虑的要素。受地理特征的影响，山水城市越江交通供需矛盾十分突出。转型期越江交通问题主要来自机动化和城市化快速发展形成的双重压力。过去解决越江交通矛盾时，往往孤立地讨论设施供给与布局问题，缺乏从城市路网的整体格局和空间形态的角度来分析问题。对于山水城市而言，越江设施的资源短缺矛盾将长期存在，道路交通发展余地十分有限，跨河和越江交通成为主要的瓶颈。片区之间中长距离居民出行绕行严重，主城区由若干不规则的功能片区组合而成。山体、水系成为每个片区的自然边界，各片区之间的联系通道十分有限，山水城市道路交通发展中十分强调快速路、主干路的规划建设，忽视次干路和支路完善，路网缺乏合理等级结构。例如，注重"环状＋放射"快速路建设，忽视次干路和支路的完善。但在局部地区，受地形约束的影响，生活性次干路却承担着交通性的主干路功能，步行的交通组织十分不便。交通流汇聚在有限的几条干道和越江通道上，不同片区之间居民出行绕行现象比较普遍，步行交通环境日渐恶化。

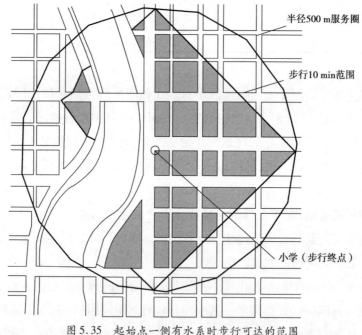

图 5.35　起始点一侧有水系时步行可达的范围

（资料来源：李孟冬. 步行可达性与地铁车站服务范围的研究［C］. 大连：中国城市规划年会，2008.）

（2）空间阻隔视角下可达性的实证研究

社会空间阻隔的实证评价主要通过小学的社会吸引力和社会需求力两个方面进行。

①小学的社会吸引力对步行网络可达性影响评价。通过网上查询和本片区现

状用地统计可知,虽然均为同一地区的小学,但由于历史等原因,其规模相差较大,例如,20 号巴蜀实验学校小学部占地为 49 600 m²,而 5 号南坪实验小学正街校区占地为 5 100 m²,因此其影响辐射的范围显然就不一致,按照影响辐射范围大小确定小学社会吸引力,将影响后续居住用地的分配(表 5.12、图 5.36)。

表 5.12 各学校数据统计一览表

类型	编号	学校名称	用地大小/m²
小学	1	龙门浩小学	14 600
	2	上浩小学	5 300
	3	海棠溪小学	8 800
	4	南坪实验小学洋世达校区	14 000
	5	南坪实验小学正街校区	5 100
	6	珊瑚浦辉实验小学	12 700
	7	川益小学	12 400
	8	融侨人民小学	18 400
	9	上海城天台岗小学	17 800
	10	天台岗小学	13 600
	11	天台岗小学花园校区	6 600
	12	怡丰实验小学	14 700
	13	南岸区金山路小学	13 500
	14	珊瑚小学	17 200
	15	康德南坪实验小学	11 900
	16	四海小学	18 900
	17	青龙路小学	13 100
	18	江南小学	11 900
	19	四南小学	10 200
中学(小学部)	20	巴蜀实验学校小学部	49 600
	21	珊瑚康恒小学	8 500
	22	玛瑙学校	5 700 (11 400)
	23	长江中学	6 900 (13 800)

(资料来源:用地数据来自重庆市规划局规划成果查阅系统,教师数量与学生数量由于采集有难度,本次测算时,简化了测算过程,采用用地数据来进行计算。)

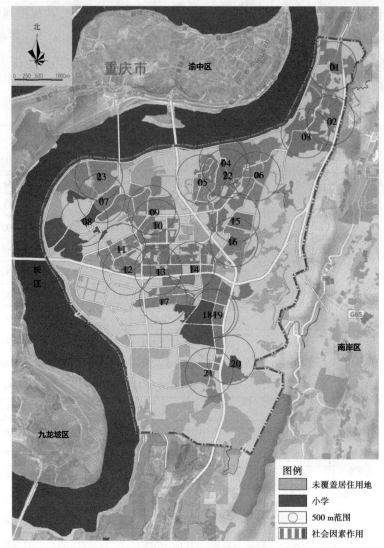

图 5.36　小学社会吸引力影响图

②小学社会需求力对步行网络可达性影响评价。在社会空间的作用下其居住用地覆盖面积为 656.52 ha,占总居住用地面积的 56.6% ,而未覆盖的居住用地面积为 504.38 ha,占总居住用地面积的 43.4%(表 5.13)。

表 5.13　居住用地覆盖一览表

未覆盖的居住用地面积/(ha/%)	覆盖的居住用地面积(ha/%)
504.38/43.4	656.52/56.6

　　社会需求的分布情况即居住区的分布情况,但由于实际社会空间阻隔带来了较大的衰减,衰减比例达到了 0.364(数值越低,其衰减度越高),即只有原有覆盖面积的 36.4%(表 5.14)。而针对每个学校,则表现出不一样的衰减比例,其中衰减最为严重的是 12 号怡丰实验小学,其比例仅为 0.19(数值越低,其衰减度越高),即只有原有覆盖面积的 19%,而衰减最弱的 23 号长江中学其衰减率也仅为 0.56(数值越高,其衰减度越低),即只有原有覆盖面积的 56%(表 5.15、图 5.37)。

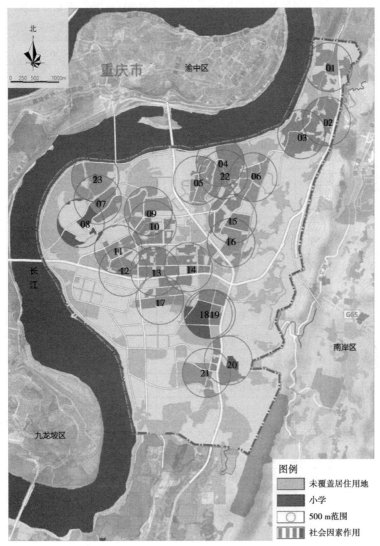

图 5.37 社会空间阻隔下步行网络可达性图

表 5.14　社会空间阻隔总体衰减一览表

覆盖范围面积/ha	500 m 覆盖总面积/ha	衰减比例
656.52	1 805.5	0.364

表 5.15　各学校社会空间阻隔下衰减一览表

学校类型	编号	学校名称	原 500 m 影响面积/ha	阻碍后面积/ha	衰减比例
小学	1	龙门浩小学	78.5	36.59	0.47
	2	上浩小学	78.5	30.79	0.39
	3	海棠溪小学	78.5	42.26	0.54
	4	南坪实验小学洋世达校区	78.5	27.80	0.35
	5	南坪实验小学正街校区	78.5	27.42	0.35
	6	珊瑚浦辉实验小学	78.5	30.39	0.39
	7	川益小学	78.5	23.58	0.30
	8	融侨人民小学	78.5	21.05	0.27
	9	上海城天台岗小学	78.5	36.51	0.47
	10	天台岗小学	78.5	25.32	0.32
	11	天台岗小学花园校区	78.5	22.44	0.29
	12	怡丰实验小学	78.5	15.12	0.19
	13	南岸区金山路小学	78.5	37.76	0.48
	14	珊瑚小学	78.5	27.28	0.35
	15	康德南坪实验小学	78.5	32.38	0.41
	16	四海小学	78.5	31.10	0.40
	17	青龙路小学	78.5	25.60	0.33
	18	江南小学	78.5	28.51	0.36
	19	四南小学	78.5	20.36	0.26
中学（小学部）	20	巴蜀实验学校小学部	78.5	21.39	0.27
	21	珊瑚康恒小学	78.5	25.80	0.33
	22	玛瑙学校	78.5	23.49	0.30
	23	长江中学	78.5	43.57	0.56

城市空间阻隔实证评价主要从路网和用地两个方面进行。

①路网的实证研究。将城市道路按照 500 m 可达实际距离进行空间分析,发现实际 500 m 可达的范围与以 500 m 为半径的范围有很大差别,城市道路步行网络的可达范围有着较大的衰减,衰减比例达到了 0.393(数值越低,其衰减度越高),即只有原有覆盖面积的 39.3%(表 5.16)。而针对每个学校,则表现出不一样的衰减比例,其中衰减最为严重的是 23 号长江中学,其比例仅为 0.24(数值越低,其衰减度越高),即只有原有覆盖面积的 24%,而衰减最弱的 21 号珊瑚康恒小学其衰减率也仅为 0.60(数值越高,其衰减度越低),即只有原有覆盖面积的 60%(表 5.17、图 5.38)。

表 5.16 城市空间(道路)阻隔总体衰减一览表

覆盖范围面积/ha	500 m 覆盖总面积/ha	衰减比例
708.99	1 805.5	0.393

表 5.17 各小学城市空间(道路)阻隔下衰减一览表

学校类型	编号	学校名称	有效道路长度/m	影响覆盖面积/ha	衰减比例
小学	1	龙门浩小学	1 378.1	26.76	0.34
	2	上浩小学	1 604.9	23.37	0.30
	3	海棠溪小学	1 786.8	34.47	0.44
	4	南坪实验小学洋世达校区	2 224.2	38.35	0.49
	5	南坪实验小学正街校区	2 801.1	25.36	0.32
	6	珊瑚浦辉实验小学	1 982.2	30.58	0.39
	7	川益小学	1 358.9	21.87	0.28
	8	融侨人民小学	1 442.3	25.76	0.33
	9	上海城天台岗小学	1 948.1	34.75	0.44
	10	天台岗小学	3 409.5	32.92	0.42
	11	天台岗小学花园校区	3 401.3	35.03	0.45
	12	怡丰实验小学	2 358.2	31.03	0.40
	13	南岸区金山路小学	1 391.7	22.01	0.28
	14	珊瑚小学	3 216.7	37.46	0.48
	15	康德南坪实验小学	1 674.7	30.47	0.39
	16	四海小学	1 412.2	20.23	0.26
	17	青龙路小学	1 622.7	20.40	0.26

续表

学校类型	编号	学校名称	有效道路长度/m	影响覆盖面积/ha	衰减比例
小学	18	江南小学	2 488.1	39.88	0.51
	19	四南小学	2 488.1	39.88	0.51
	20	巴蜀实验学校小学部	1 671.9	30.14	0.38
	21	珊瑚康恒小学	2 695.7	47.25	0.60
中学(小学部)	22	玛瑙学校	2 894.1	41.95	0.53
	23	长江中学	1 628.2	19.08	0.24

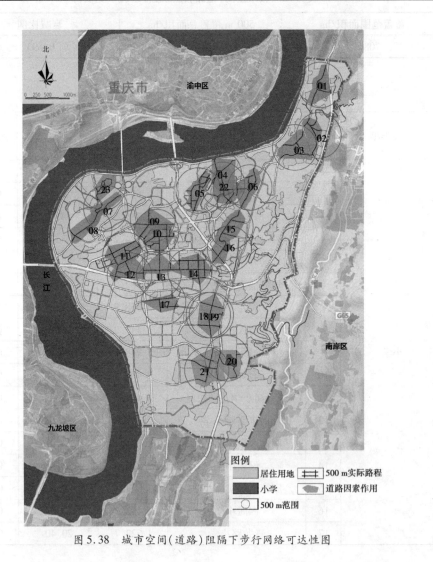

图 5.38　城市空间(道路)阻隔下步行网络可达性图

②用地的实证研究。由于城市道路用地是作为专门的"通行用地",城市用地基本上是依据城市道路用地进行划分的,所以城市用地对步行网络可达范围有一定的衰减,但衰减力度不大,衰减比例为0.793(数值越低,其衰减度越高),即只有原有覆盖面积的79.3%(表5.18)。而针对每个学校,则表现出不一样的衰减比例,其中衰减最为严重的是20号巴蜀实验学校小学部,其比例仅为0.48(数值越低,其衰减度越高),即只有原有覆盖面积的48%,而衰减最弱的4号南坪实验小学洋世达校区其衰减率也仅为0.91(数值越高,其衰减度越低),即只有原有覆盖面积的91%(表5.19、图5.39)。

表5.18 城市空间(用地)阻隔总体衰减一览表

覆盖范围面积/ha	500 m 覆盖总面积/ha	衰减比例
1 431.38	1 805.5	0.793

表5.19 各小学城市空间(用地)阻隔下衰减一览表

学校类型	编号	学校名称	可用面积(含居住区)/ha	衰减面积/ha	衰减比例
小学	1	龙门浩小学	57.86	20.64	0.74
	2	上浩小学	69.63	8.87	0.89
	3	海棠溪小学	63.33	15.17	0.81
	4	南坪实验小学洋世达校区	73.38	5.12	0.93
	5	南坪实验小学正街校区	71.70	6.80	0.91
	6	珊瑚浦辉实验小学	60.98	17.52	0.78
	7	川益小学	63.37	15.13	0.81
	8	融侨人民小学	55.12	23.38	0.70
	9	上海城天台岗小学	69.18	9.32	0.88
	10	天台岗小学	68.84	9.66	0.88
	11	天台岗小学花园校区	50.63	27.87	0.64
	12	怡丰实验小学	48.38	30.12	0.62
	13	南岸区金山路小学	69.95	8.55	0.89
	14	珊瑚小学	59.55	18.95	0.76
	15	康德南坪实验小学	61.70	16.80	0.79
	16	四海小学	64.40	14.10	0.82
	17	青龙路小学	51.15	27.35	0.65

续表

学校类型	编号	学校名称	可用面积(含居住区)/ha	衰减面积/ha	衰减比例
小学	18	江南小学	66.55	11.95	0.85
	19	四南小学	63.04	15.46	0.80
	20	巴蜀实验学校小学部	37.60	40.90	0.48
	21	珊瑚康恒小学	64.30	14.20	0.82
中学(小学部)	22	玛瑙学校	69.36	9.14	0.88
	23	长江中学	71.39	7.11	0.91

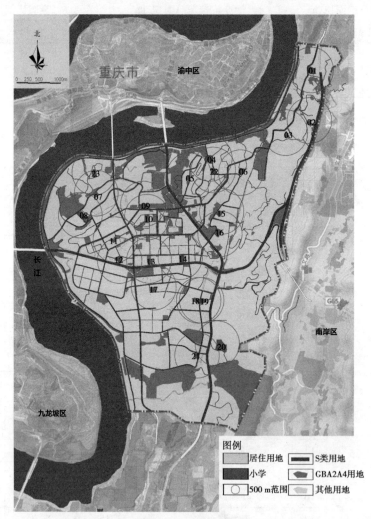

图 5.39　城市空间(用地)阻隔下步行网络可达性图

自然空间阻隔实证评价则考虑了自然要素的阻隔作用。

南岸区南坪片区的西侧是长江,由于小学的布局位置远离长江减少了长江对小学步行网络的衰减作用。在研究区内部由于无河流,所以主要考虑山体地形对于步行网络的衰减作用。研究表明由于城市选址时是需要有意回避地形较为复杂的地区,且开发地区要进行基本的场平工作,所以自然空间对步行网络的衰减作用较为有限,衰减的比例仅为0.876(数值越低,其衰减度越高),即只有原有覆盖面积的87.6%(表5.20)。而针对每个学校,则表现出不一样的衰减比例,其中衰减最为严重的是1号龙门浩小学,其比例仅为0.54(数值越低,其衰减度越高),即只有原有覆盖面积的54%,而衰减最弱的10号天台岗小学、12号怡丰实验小学、13号南岸区金山路小学、14号珊瑚小学,其衰减率为1.00(数值越高,其衰减度越低),即无空间阻碍(表5.21、图5.40)。

表5.20　自然空间阻隔总体衰减一览表

覆盖范围面积/ha	500 m覆盖总面积/ha	衰减比例
1 580.99	1 805.5	0.876

表5.21　各小学自然空间阻隔下衰减一览表

学校类型	编号	学校名称	可用面积/ha	衰减面积/ha	衰减比例
小学	1	龙门浩小学	42.53	35.97	0.54
	2	上浩小学	64.12	14.38	0.82
	3	海棠溪小学	58.87	19.63	0.75
	4	南坪实验小学洋世达校区	72.68	5.82	0.93
	5	南坪实验小学正街校区	67.00	11.50	0.85
	6	珊瑚浦辉实验小学	68.27	10.23	0.87
	7	川益小学	59.36	19.14	0.76
	8	融侨人民小学	62.99	15.51	0.80
	9	上海城天台岗小学	77.38	1.12	0.99
	10	天台岗小学	78.46	0.04	1.00
	11	天台岗小学花园校区	78.05	0.45	0.99
	12	怡丰实验小学	78.50	0.00	1.00
	13	南岸区金山路小学	78.50	0.00	1.00
	14	珊瑚小学	78.50	0.00	1.00
	15	康德南坪实验小学	57.95	20.55	0.74
	16	四海小学	63.85	14.65	0.81
	17	青龙路小学	75.75	5.35	0.93

续表

学校类型	编号	学校名称	可用面积/ha	衰减面积/ha	衰减比例
小学	18	江南小学	67.89	10.61	0.86
	19	四南小学	70.07	8.43	0.89
	20	巴蜀实验学校小学部	71.46	7.04	0.91
	21	珊瑚康恒小学	70.11	8.39	0.89
中学（小学部）	22	玛瑙学校	76.47	2.03	0.97
	23	长江中学	64.84	13.66	0.83

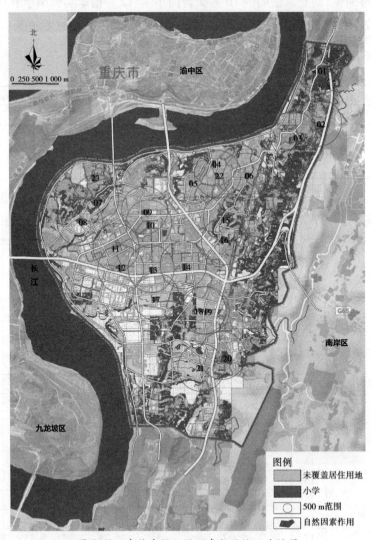

图 5.40　自然空间阻隔下步行网络可达性图

6）综合空间阻隔下小学步行网络可达性评价

（1）综合评价方法与模型

不考虑空间阻力分布的差异时，由于在平面上两点之间直线距离最短，那么从出发地（居住地）到达小学（源）有且只有一条直线的路径。但在现实空间中，从出发地（居住地）到小学（源）的路径存在若干条，每条路径需要克服的空间阻力不一样。将空间阻力划分为社会空间阻力、城市空间阻力和自然空间阻力，并进行不同的空间分析，得出各个子因子的空间衰减程度。出发地（居住地）a 与小学（源）b 之间的空间可达性 A_{ab} 与空间阻力 R_a 的关系可表示为：

$$A_{ab} = F(R_a) \tag{5.15}$$

式中　A_{ab} 与 R_a 是单调递减的关系（曾松 等，2001）。

在进一步引入单要素引力模型的概念（叶嘉安 等，2006），用小学（源）的面积 G_b 来代替"小学的社会吸引力"，用 $f(R_a)$ 来表达成本的函数，不同的情况下成本函数的具体测算方法有所不同，一般采用幂函数法和指数函数法（叶嘉安 等，2006），但基本可确定的是成本与空间阻力之间是存在单调递增关系的。因此空间可达性与空间阻力的关系如下：

$$A_{ab} = \frac{G_a}{f(R_a)} \tag{5.16}$$

首先因为社会的需求力（对应城市居住用地）在不同片区的情况是不一致的，且在半径 500 m 范围内居住用地无法占据全部，对 500 m 步行服务范围具有一定的衰减程度，如以下公式，式中 P_a 为 500 m 范围内，不是由于居住用地的面积，而是社会需求的空间分布导致的衰减程度。

$$f(R_a) = h(P_a) \tag{5.17}$$

在此基础上，进一步考虑城市空间阻力的因素，并把它分为道路阻力 S_a 和土地阻力 T_a，即

$$f(R_a) = h(S_a + T_a) \tag{5.18}$$

同时，加入自然空间阻力的因素，并把它分为山体阻力 M_a 和水体阻力 W_a，即

$$f(R_a) = h(M_a + W_a) \tag{5.19}$$

此时将 $f(R_a) = h(P_a + S_a + T_a + M_a + W_a)$ 称为综合阻力值，R_a 与 P_a，S_a，T_a，M_a，W_a 分别是单调递增关系。

最终的可达性评价公式为：

$$A_{ab} = G_b/f_m \ln \sum \{D_{ab} \times [h(P_a + S_a + T_a + M_a + W_a)]\} \tag{5.20}$$

同时将相关数据栅格化，利用 GIS 以计算小学步行网络的可达性分布（胡志斌

等,2005;马林兵 等,2006)。

(2)综合空间阻隔实证研究

经过 GIS 叠加分析,综合考虑社会、城市、自然三大空间阻隔的作用,衰减比例仅为 0.157(数值越低,其衰减度越高),即只有原有覆盖面积的 15.7%,这个结果显示出实际上 500 m 半径的服务范围与原有 500 m 半径的服务范围相差甚远(表 5.22)。

表 5.22　社会、城市、自然三大空间阻隔总体衰减一览表

覆盖范围面积/ha	500 m 覆盖总面积/ha	衰减比例
283.34	1 805.5	0.157

而针对每个学校,表现出不一样的衰减比例,其中衰减最为严重的是 15 号康德南坪实验小学,其比例仅为 0.08(数值越低,其衰减度越高),即只有原有覆盖面积的 8%,而衰减最弱的 3 号海棠溪小学其衰减率为 0.25(数值越高,其衰减度越低),即只有原有覆盖面积的 25%(表 5.23、图 5.41)。

表 5.23　各小学自然空间阻隔下衰减一览表

学校类型	编号	学校名称	可用面积/ha	衰减面积/ha	衰减比例
小学	1	龙门浩小学	8.96	69.54	0.11
	2	上浩小学	10.67	67.83	0.14
	3	海棠溪小学	19.36	59.14	0.25
	4	南坪实验小学洋世达校区	18.08	60.42	0.23
	5	南坪实验小学正街校区	14.36	64.14	0.18
	6	珊瑚浦辉实验小学	17.28	61.22	0.22
	7	川益小学	0.54	77.96	0.01
	8	融侨人民小学	4.57	73.93	0.06
	9	上海城天台岗小学	11.77	66.73	0.15
	10	天台岗小学	15.21	63.29	0.19
	11	天台岗小学花园校区	16.94	61.56	0.22
	12	怡丰实验小学	14.44	64.06	0.18
	13	南岸区金山路小学	13.51	64.99	0.17
	14	珊瑚小学	14.75	63.75	0.19
	15	康德南坪实验小学	6.58	71.92	0.08
	16	四海小学	5.88	72.62	0.07
	17	青龙路小学	10.50	68.00	0.13

学校类型	编号	学校名称	可用面积/ha	衰减面积/ha	衰减比例
小学	18	江南小学	11.12	67.38	0.14
	19	四南小学	13.68	64.82	0.17
	20	巴蜀实验学校小学部	9.13	69.37	0.12
	21	珊瑚康恒小学	14.96	63.54	0.19
中学(小学部)	22	玛瑙学校	18.05	60.45	0.23
	23	长江中学	13.00	65.50	0.17

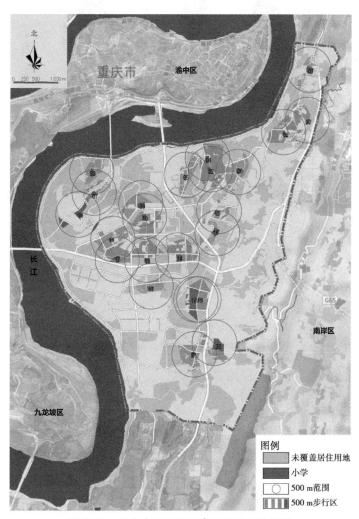

图 5.41 综合空间阻隔下步行网络可达性图

（3）综合空间阻隔下的对比研究

综合空间阻隔下呈现多菱形复合体，最终形成的形态所偏移方向各有不同，这是因为受到不同方向以及不同程度的阻隔。因此，综合社会、城市、自然等空间阻隔因素，可以看到综合划定小学步行网络可达性的范围，与以往习惯所用半径500 m的圆形服务范围相差甚远，呈现不规则的多菱形复合体（图5.42）。当然小学步行网络的服务范围是不会一成不变的，即使小学进一步建成后，依旧可以参考周边条件或者自身设施增减而发生较大的变化，也可为教育部门按照区域划定小学服务范围提供决策依据。

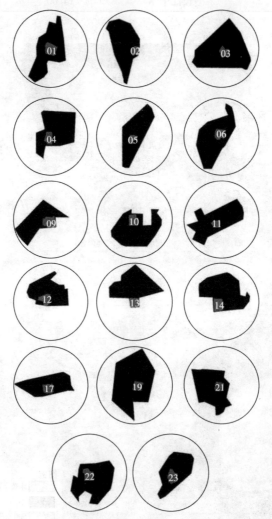

图5.42　小学步行网络可达性的实际范围与常规规划范围对比（部分图纸）

　　多菱形复合体产生机制研究:在多种阻隔要素的影响下,小学步行网络可达性的范围呈现不规则的多菱形复合体,必须认识到实际的步行网络可达性与常规规划之间的差别,并需研究更加合理的模式,以在不同的研究层面和实践层面适用不同的模式。

　　①基于平地多向均衡效应,常规的公建可达性的范围往往简化为圆形模式。通常居住区各类型公建可达性(包含小学)的范围都采用圆形模式——服务半径来表示,居住区公建(包含小学)合理的服务半径指居住区居民到达公建的最大步行距离。当然不同级别的公建应有不同的服务半径。

　　②实际上由于受到多种空间阻隔的影响,产生多向非均衡阻隔效应,公建可达性的范围逐步演化为多菱形复合体。

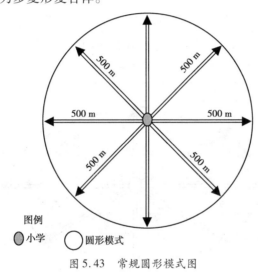

图例
●小学　　○圆形模式

图 5.43　常规圆形模式图

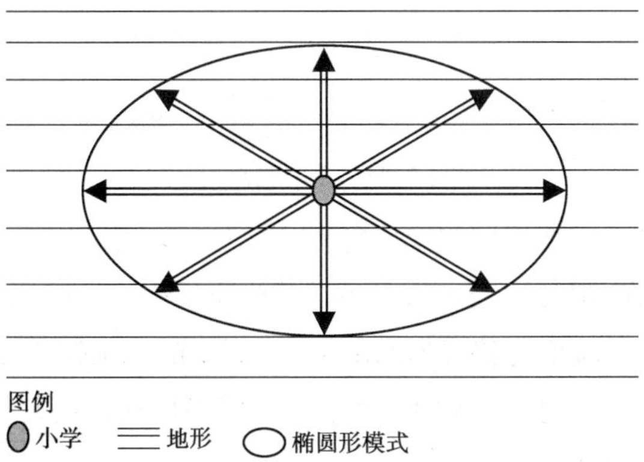

图例
●小学　　≡地形　　○椭圆形模式

图 5.44　椭圆形模式图

161

　　本研究发现仅仅采用服务半径来表示居住区公建（包含小学）的可达性范围是不全面的（图5.43）。这种方式更适用于平地居住区公建（包含小学），而不适用于山地居住区公建。因为平地居住区公建往往具有多向均等服务效应，即平地公建服务没有方向性（余柏椿，1991）。而山地公建却不然，往往会受到来自自然、城市、社会等要素的阻碍，产生多向非均衡效应。

　　首先，由圆形模式过渡到椭圆模式（图5.44）。重庆是代表性的山地城市，山地城市由于其地形变化特征，注定了居住区公建会受地形的影响受到不同方向上的非均衡阻隔效应，即沿着等高线受阻隔的影响度小于垂直等高线受阻隔的影响度，因此圆形的范围模式会有所压缩，变化成椭圆模式。

　　其次，在路网影响下，由圆形模式过渡到菱形模式（图5.45）。毫无疑问，路网会受到地形影响，顺着等高线方向上的路网间距往往大于垂直于等高线方向上的路网间距。且经过严谨的数学计算，可以得知在路网的影响下，可达性范围影响模式绝不是圆形或者椭圆形，而是顺应路网形态的菱形。

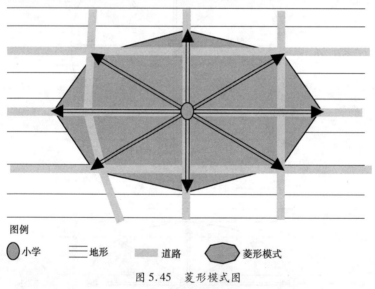

图5.45　菱形模式图

　　最后，受到其他多种要素的阻隔，过渡为多菱形复合体。城市是复杂且多变的，这正是城市魅力所在，但往往会产生对小学等公建步行网络可达性具有影响的外部要素（图5.46）。除了城市道路、城市山体以外，城市用地阻隔、其他小学以及水体会不定向地产生影响，在这些影响下，小学步行网络可达性的范围最终呈现出不规则的多菱形复合体（图5.47）。

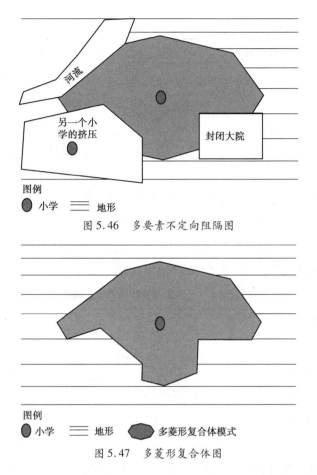

图 5.46 多要素不定向阻隔图

图 5.47 多菱形复合体图

7）研究结论

（1）小学步行网络可达性的影响因子分为社会、城市、自然三大因素

在步行网络研究中，根据具体区域将影响要素分为社会空间阻隔、城市空间阻隔及自然空间阻隔。社会空间阻隔的缘起是社会资源的竞争，体现在不同小学间竞争能力区别与服务人群的空间分布。城市空间阻隔的缘起则是城市资源的不均等分布，在小学步行网络的衰减中体现在城市道路以及城市用地的阻隔。自然空间阻隔的缘起则是山地城市特有的山水空间，山水空间是城市不可多得的优良资源，但在步行网络中却成为制约步行网络的一个因素（表 5.24）。

表 5.24　小学步行网络影响因素总结

三大主要因素	子因子
社会	小学社会吸引力
	小学社会需求力

续表

三大主要因素	子因子
城市	路网密度与形态
	城市用地阻力
自然	自然山体阻隔
	自然水体阻隔

（2）影响小学步行网络可达性的三大要素作用强度不一

本研究通过实证法探究南岸区南坪片区三大作用要素之间的关系,为其他研究提供参考,三大要素作用方式不同、作用效果不同,其影响结果也不同,当然在不同片区的影响情况也会不一致(表5.25)。

表5.25　三大空间衰减比例一览表

作用要素	面积/ha	衰减比例
无空间阻隔	1 805.5	1
社会空间阻隔	656.52	0.364
城市空间阻隔	590.61	0.327
自然空间阻隔	1 580.99	0.876

经过南岸区南坪片区实证研究得出3个要素作用强度的比例关系为:

社会空间阻隔:城市空间阻隔:自然空间阻隔 = 5:5:1

也就是说,在南岸区南坪片区内社会空间阻隔与城市空间阻隔基本相同,而社会空间阻隔和城市空间阻隔作用强度是自然空间阻隔的5倍。

（3）步行网络可达性分析中社会空间阻隔很重要,却往往被忽略

针对南岸区南坪片区的实证研究发现社会空间的作用较强,其衰减程度达到0.364,与城市空间阻隔衰减程度相当。在公共服务设施的步行网络可达性分析中,尤其应注重设施的社会属性,即设施的社会吸引力与社会需求力。在设施的社会吸引力方面,研究区应注重设施规模大小所致的影响范围的变化,而在设施的社会需求力方面,应尤其注重社会需求下服务人群的空间分布对步行网络的影响,在研究医院、广场、公园、社区活动中心、图书馆、商业中心等城市设施时,都应考虑这个因素。

(4)城市空间阻隔要素中道路的阻隔要素要高于用地阻隔要素

城市路网的密度对步行网络的可达性能够产生直观的影响,然而在山地城市,路网的形态对步行网络的可达性至关重要。根据数据可知城市道路阻隔程度要远大于城市用地(表5.26)。

表5.26 城市道路与城市用地衰减比例对比表

城市空间阻隔	面积/ha	衰减比例
城市空间(道路)阻隔	708.99	0.393
城市空间(用地)阻隔	1 431.38	0.793

(5)自然空间阻隔要素具有相对不稳定性

研究发现,自然空间阻隔要素影响度较小,相对于社会与城市空间阻隔要素来说,自然要素最具不稳定性,首先平原城市与山地城市之间的差别就十分明显,而在山地城市中,各个片区的山体水体情况不一致,产生的结果也就不一致。但是由于城市选址要充分考虑与河流关系以及地形地貌的利用,所以不会产生大面积的影响,这决定了自然空间的阻隔将不会对小学步行网络产生较大的影响。

5.2 提升住区步行环境高效便捷的规划策略

通过步行环境高效便捷功能需求的实证研究,总结出了步行环境连通性和可达性的影响要素和特征,从而提出相应的步行环境营造策略,通过物质环境设计,打造真正满足人们高效便捷需求的步行环境。

5.2.1 街道连通的步行环境营造

单点街道连通性的实践应用主要用于重点节点的控制,如步行出口、步行通道、日常服务设施的布局等。良好的单点街道连通性构建策略主要有以下两个方面:

1)从步行出行视角出发,完善局部步行网络,加强街道连通性

切实从步行出行视角出发,考虑步行出行对步行距离和步行目的等因素的需求,加强街道连通性,完善局部步行网络。

采用交通宁静措施,减少车行对步行的干扰,保证步行出行的便利性和安全性。注重步行空间的完整性,包括人行道、交叉口、过街设施的设计。在提高步行出行安全性的同时,减少步行距离,降低步行绕路系数,促进步行出行。

采用设置植被带、浇筑混凝土花架等手段改造路网的连通性，增加车行道的尽端路和环形路设计，限制车行路网的街道连通性；同时，保证步行路网的街道连通性不受影响，促进步行出行。

在提升街道连通性方面，要营造丰富的街面景观，提供一个良好的步行出行环境氛围。也要改善步行出行环境，包括路面铺装、街道照明、休息长椅、垃圾桶和标识系统等步行设施，提高步行出行的舒适性。

2）完善日常服务设施的种类、数量和空间布局

步行环境中的日常服务设施需要注重种类和数量，要基于人们的需求设置多样的日常服务设施。首先根据人们日常需求分别布置不同的日常服务设施。同时，同种日常服务设施要布置足够的数量，以满足人们对同一种日常服务设施的多样性需求。

传统的日常服务设施一般基于一定的服务半径进行空间布局，例如市场多以500~800 m 为服务半径布局，小学多以 500 m 为服务半径布局。但是，在实际生活中，由于各种原因，如车行交通的阻隔、过街设施设置的不合理、街区尺度过大等，都会使到达该日常服务设施所发生的步行距离比设施的实际服务半径大得多。因此，日常服务设施的布局应以步行距离为准，而不能简单地根据服务半径进行布局。要加强日常服务设施周围的街道连通性，减少步行出行的到达距离。

5.2.2　步行网络可达的环境营造

1）步行网络的可达性提升应该重视社会空间因素改善

通过实证研究发现，在重庆南岸区南坪片区 23 所小学的步行网络的可达性评价中，社会空间阻隔因素尤为重要，但常规规划很容易忽略这一因素。因此，在未来的小学或其他设施布点规划中，应逐步重视社会空间因素。

在步行网络可达性改善中，要注意各个设施布点应保持合适间距，太近会造成资源的浪费，太远会造成局部地段不适宜步行前往，总体上造成设施在步行使用上的不均衡，那么在此基础上应该鼓励设施覆盖较少、步行可达较差的区域适当增加设施布置。此外，在新区布置公共服务设施时，应对设施服务人群进行一定程度的分析，针对单个设施可能服务的人群空间分布要进行预判，尽可能布置在服务人口较为集中的区域，保障绝大多数人能够公平地采用步行的方式到达所需的公共服务设施。

2) 增加道路密度, 扩大步行网络可达性

本节研究表明, 城市路网的密度对于步行网络的可达性能够产生直观上的影响。在城市路网规划时, 往往以机动车为首要考虑点, 大修城市快速路与城市主干路而弱化城市次干路和支路, 这会造成部分地段路网密度过低的后果。由于步行网络的构建往往更多依托于城市的次支路网, 低密度的次支路网会造成现有步行网络的进一步恶化。因此, 从步行网络建设的角度来看, 本书建议加大次支路网的建设, 这将在一定程度上促进步行网络的连通性, 从而扩大步行网络的可达性。

3) 适当减少用地的阻力, 增强步行网络的可达性

公共管理与公共服务用地(A)等(如行政办公区、厂区、收费公园、封闭式管理的住宅区等)往往地块较大, 封闭性较强, 所以步行网络的可达范围就会受到大规模压缩。建议在这些地块内部开辟少量仅供步行的开放通道, 打破地块对步行网络的分割, 促使更多的儿童能够采用步行方式便捷到达学校。通过细化的土地利用来提供多样化的服务设施, 可就近满足不同人群对不同服务设施的需求(王莹亮, 2016)。当然对开放的步行通道, 要进行一定程度的管理, 不对地块使用造成干扰。

本章小结

本节以人群对步行环境的高效便捷需求为研究出发点, 提出了连通性和可达性对其步行出行的影响, 并分别从这两个方面选取案例街道和小学步行网络进行实例论证, 建立评价模型, 强调步行网络的连通性和步行活动的可达性对良好的步行环境营造具有重要影响。研究结果表明: 街道连通性的主要影响要素以步行距离和步行目的为主, 这将影响人群是否选择步行出行的结果, 本节以居民的步行出行需求来测度连通性为研究思路, 尝试将规划重心从以前单一的空间配置向空间配置与居民步行需求相结合的角度转变, 使设计回归生活, 着力于进一步地提高居民生活质量, 以实现促进步行出行、促进人群健康的核心目标; 而可达性的主要影响要素包括社会、自然、城市 3 个层面, 来对人群的步行产生促进或阻碍作用, 不同层面的影响程度有所不同, 同时步行距离、街区路网模式以及土地利用模式可作为提高可达性的重要方面, 考虑这些要素有利于得出更加合理准确的设施服务范围, 使设施规划布局更加规范, 从而有效地促进人们的步行出行, 如图 5.48 所示。

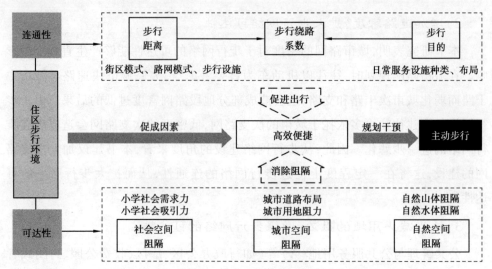

图 5.48　住区步行环境高效便捷实证研究的主要结论

6 住区步行环境的优质体验

【本章重点】步行环境中的优质体验在很大程度上决定了人们是否愿意到该空间进行步行活动和停留活动。步行环境首先应满足人们肢体感知舒适性需求,再次应当满足人们对步行环境的审美感知需求。本章探讨了步行环境舒适性与审美性的影响要素:通过对老年人群体步行特征的认知,提出其对步行空间设施舒适性与环境舒适性需求,以步行频率作为因变量,利用统计软件 SPSS 19.0 中的相关分析和回归分析探讨对老年人步行具有显著影响的住区空间环境因子,进一步提出了环境、设施两方面舒适性的营造策略;通过对街道物质环境特征与人群心理需求的关系分析,采用相关性分析和回归分析对街道美景评价的心理因子指标和街道环境状况的物质环境因子指标进行处理,获取二者之间的相互关系,总结出满足步行者心理需求的空间形式美与空间内涵美的特征,并提出具有"形式美"与"内涵美"的步行空间塑造策略。

6.1 住区步行环境舒适性和审美性影响研究

6.1.1 步行环境舒适性的影响因素——以重庆江北区 12 个住区为例

住区是城市体系的有机组成部分,是城市最基本的组成单元,发挥着衔接宏观生态城市层面和微观绿色建筑层面的作用,对降低居住建筑能耗、改善社区居住环境、促进城市绿色发展等方面有重要意义。同时,住区也是各类人群步行活动范围的主要空间,人们对步行空间的感知需求在住区环境中显得尤为重要,尤其是以步行出行方式为主的老年人群体。

1999 年我国 60 岁以上的人口比例达到了 10%,65 岁以上的人口比例超过了 7%,按国际标准已经进入了老龄化社会。预计在 21 世纪中叶的 2057 年,我国老龄化水平将达到峰值,所占比重达到 34.53%。老年人在身体上会出现生理、运动、免疫机能的下降,对环境的适应性降低,对空间环境安全性和舒适性的要求提高;在心理上,由于与原来社会网络的断裂,容易产生沮丧、孤独、失落等消极情绪。

基于此，本节以住区环境为研究对象，以老年人为样本，重点探寻促进老年人主动步行出行的住区环境要素及其特征。选取重庆市江北区的住区作为研究对象，通过问卷调查、现场勘测、GIS 空间分析等方法，获取老年人的健康状况、步行出行行为、空间环境评价因子数据和老年人对空间环境的主观评价等数据，然后对步行行为数据与空间环境评价因子进行关联分析，得出影响老年人步行出行的空间环境要素对其影响程度，探讨适宜老年人步行出行的住区空间环境特征，如图 6.1 所示。

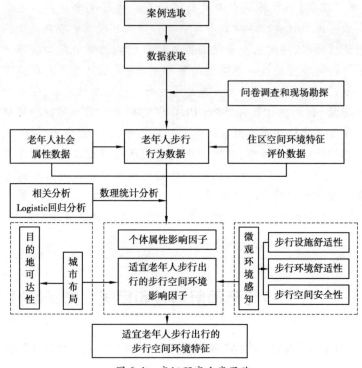

图 6.1　实证研究方案思路

1）案例选取

针对重庆主城区新老城区不同的城市布局模式特点，选取江北区作为研究对象，因为一方面江北区完整地呈现了城市拓展的过程，兼有老城发展成熟期、老城更新调整期、城市功能拓展期等不同时期的城市布局形态，加之该地区地形相对比较平坦，便于与案例区进行比较，同时也有利于成果对国内同类地区的比较和借鉴（表6.1）。另一方面重庆在 1994 年底就已经进入人口老龄化，比全国提早了 5 年，其老龄化率高和老年抚养比均高于全国平均水平，具有较强的代表性。

基于此，本节共选定 12 个住区作为空间取样单元（图 6.2、表 6.2）进行满足老年人需求的步行空间探索。

表 6.1　调查案例的类型和特征

发展阶段	住区类型	建设年代	路网模式	地块划分	建筑形态
老城发展成熟期	单位制住区、少量普通商品住区	20 世纪80 年代末和90 年代初	自由路网	大地块为主,少量中小地块	多层和中高层
老城更新调整期	普通商品住区	20 世纪90 年代末和20 世纪初	自由路网和方格路网相结合	大中地块为主,少量小地块	少量多层和中高层
城市功能拓展区	普通商品住区、高品质商品住区	20 世纪初	方格路网	大地块为主,兼有中小地块	中高层和花园洋房、别墅

（1）住区选取依据

在选定重庆市江北区作为空间取样点的前提下,根据研究需要再根据具体功能、环境的成熟度、配套设施的完善度3 个方面的因素选定住区单元。

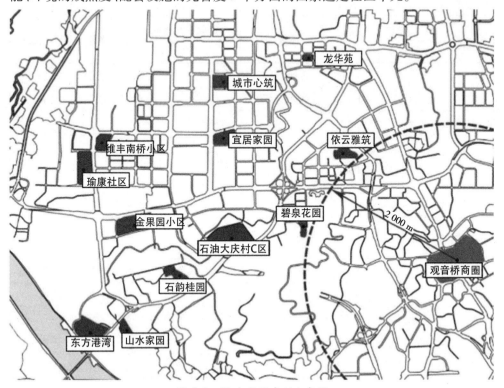

图 6.2　12 个住区案例分布图

①居住功能主导。所选取的住区以居住功能为主导辅以日常生活所必需的商业、娱乐休闲功能,但是所选住区不出现城市商业街、城市综合体、城市地标性建筑物、建筑古迹以及大型游览设施等易吸引外来购物、旅游、休闲的人群的公共设施,从而可以减少特定吸引力强的设施对研究结果的影响,更客观地研究普通住区空间环境对老年人步行出行的影响。

②住区环境成熟。住区所处建设阶段、配套公建设施完善程度、住区氛围等因素都会直接影响住区人口密度和配套设施布置,为保证研究结果的科学合理性,本次研究所选住区都具有一定的成熟度,主要表现在具备一定的人口规模,且老龄化现象较为明显,住区周边具有较完善的生活配套设施等方面。

③住区配套相对独立。为了减少观音桥商圈对研究样本的影响作用,住区选在距离观音桥商圈 2 km 以外的地带,选取居住配套设施相对完整的住区,这种住区能够满足老年人基本的日常生活服务需求,将观音桥商圈对老年人步行出行的吸引力降到最低,从而保证研究样本的独立性,将外界干扰降到最低。

表6.2　12 个案例社区基本情况

编号	住区名称	面积/ha	住区类型	经济状况	老龄化状况
1	石油大庆村C区	14.66	家属院	中低等收入混居,中等收入60%	老年人口比例较高
2	瑜康社区	4.40	普通商品房	中等收入为主,约80%	老年人口比重一般
3	龙华苑	1.02	普通商品房	中等收入为主,约80%	老年人口比重一般
4	城市心筑	4.00	高品质商品房	高收入为主,约80%,无低收入	老年人口比重偏低
5	山水家园	3.60	家属院	中低等收入混居,中等收入60%	老年人口比例较高
6	金果园小区	9.33	安置房	低收入为主,约75%	老龄化严重
7	石韵桂园	3.52	高品质商品房	高收入为主,约80%,无低收入	老年人口比重偏低
8	依云雅筑	3.68	普通商品房	中等收入为主,约80%	老年人口比重一般
9	碧泉花园	1.24	普通商品房	中等收入为主,约80%	老年人口比重一般
10	宜居家园	4.68	普通商品房	中等收入为主,约80%	老年人口比重一般
11	维丰南桥小区	3.48	普通商品房	中等收入为主,约80%	老年人口比重一般
12	东方港湾	10.86	普通商品房	中等收入为主,约80%	老年人口比重一般

资料来源:根据中国城市规划研究院《重庆市江北区核心功能区发展战略规划》资料整理。

（2）研究区范围界定

课题组在2012—2015年先后多次对以上住区进行调研,从调研结果来看,老年人的步行频率与出行距离呈现出波动变化的趋势,主要体现在居住地500 m范围内步行出行频率最高,1 000 m以上出行频率又有所增加(图6.3、图6.4),而出行距离在1 000 m以内的比例达到71.08%。此调查结果也比较容易理解,300 m大约为老年人步行5 min的距离,500 m大约为老年人步行10 min的距离,1 000 m大约为人群步行20 min的距离,步行5～10 min是老年人舒适的步行距离,1 000 m为可接受距离(在这个距离内老年人可以通过步行或者换乘一次公共交通来完成一次出行)。在访谈中发现,出行距离在1 000 m以上的老年人多是主观上有较强的体力活动愿望,其受住区周边的空间环境状况的影响较小,因此选定1 000 m为步行上限来开展研究。

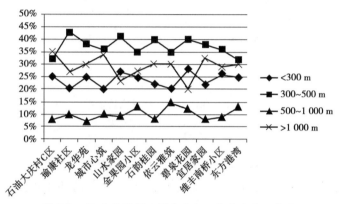

图6.3　12个住区调查样本出行距离和比重示意图

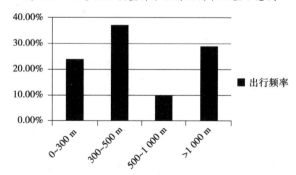

图6.4　调查样本整体出行距离和比重示意图

本研究将人群的个体居住地进行简化,即以住区的几何中心为居住地,取住区平面图上的几何中心点为圆心,分别以300 m、500 m、1 000 m的半径做圆形缓冲区,所形成的300 m、500 m、1 000 m半径的圆形区域为本研究界定的研究区范围,如图6.5所示。

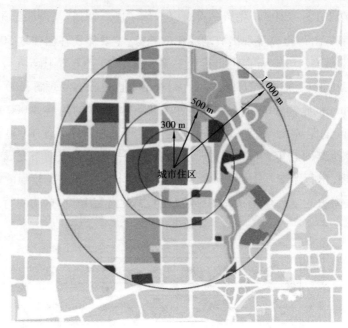

图6.5　住区空间环境研究区范围

2）变量设定

老年人的步行行为受到自身属性和外部环境属性等因素的共同影响，本次研究在问卷设计过程中同时关注老年人的自身属性特征和外部环境属性特征，问卷主要调查老年人步行行为、个体属性、住区空间环境3个部分。

（1）步行行为

步行行为变量可以从步行时间、步行频率、步行强度3个维度来测度。步行时间指老年人步行出行所用的时间总和，步行频率指老年人在单位时间内出行的次数总和，步行强度指老年人一次步行出行对体力活动的贡献程度。步行时间和步行频率因其测量方法的简单性、数据的易得性，往往成为测度步行行为的常用变量。

本节将步行行为作为因变量（表6.3），并用步行频率作为测度步行行为的指标，即用老年人一周内步行的频率来衡量步行行为，步行频率高意味着老年人较多采用步行出行方式，相反则说明老年人较少步行出行。步行频率可从某种程度上表征该地区的可步行性。

根据出行目的地不同将老年人步行行为分为交通性步行出行和休闲性步行出行,分别统计出行频率。通过调研结果的统计,将老年人的两种步行行为按照频率高低进行重分类,以便后续研究分析之用。按照出行频率从低到高分为较少出行、一般出行、较多出行、频繁出行4类。

表6.3　步行行为变量设定(因变量)

Y 步行频率	
Y_1 交通性步行出行频率	Y_2 休闲性步行出行频率

(2)个体属性

人群的年龄、性别、种族、职业、受教育程度、经济收入等因素都和老年人的步行行为紧密联系(Zhe Wang et al. ,2010)。依据前文研究模型假设,将人群个体属性变量作为协变量,影响因子主要包括年龄、性别、退休前职业、文化程度、家庭结构、家庭收入、身体状况自我评价7个变量,见表6.4。

表6.4　个体属性变量设定(自变量)

个体属性 X_p						
X_{p1}	X_{p2}	X_{p3}	X_{p4}	X_{p5}	X_{p6}	X_{p7}
年龄	性别	退休前职业	文化程度	家庭结构	家庭收入	身体状况自我评价

(3)住区空间环境

住区空间环境是本研究的重点。在前文的讨论中,通过对老年人及其步行环境需求特征的梳理,构建了老年人步行出行的"需求-环境"体系,将老年人的步行出行需求环境归为城市布局和微观环境感知两个方面。由于老年人群体行为的特殊性,在步行环境舒适性和步行设施舒适性两个方面的基础上,补充与城市布局相关的目的地可达性、步行空间安全性两个因子,最终选取从这4个方面出发拟定空间环境评价因子及其评价方法。

将目的地可达性、步行环境舒适性、步行空间安全性、步行设施舒适性4个方面具体的子变量选取作为影响老年人步行出行的自变量,具体见表6.5。

表 6.5　住区空间环境变量设定（自变量）

住区空间环境因子 X_E			
城市布局	目的地可达性	路网连通度	* X_{E1} 交叉口密度
			* X_{E2} 街区边长
			* X_{E3} 路段节点比
			* X_{E4} 路网密度
		土地利用布局	* X_{E5} 土地利用混合度
			* X_{E6} 公园绿地用地面积比
			* X_{E7} 商业设施密度
			* X_{E8} 文化娱乐设施密度
			* X_{E9} 教育设施密度
			* X_{E10} 医疗设施密度
			* X_{E11} 绿色开敞空间密度
			* X_{E12} 公共交通站场密度
微观环境感知	步行设施舒适性	设施体验	* X_{E13} 步行道平均宽度
			* X_{E14} 过街辅助设施
			* X_{E15} 步行道台阶和坡道
			* X_{E16} 气候遮蔽设施
			* X_{E17} 休息座椅
			* X_{E18} 路面铺装材质
		环境体验	* X_{E19} 噪声程度
			* X_{E20} 空气污染程度
			* X_{E21} 街道清洁度
	步行空间安全性	交通安全	* X_{E22} 机动车流量
			* X_{E23} 机动车速度
		设施安全	* X_{E24} 安全岛设置
			* X_{E25} 人行横道
			* X_{E26} 人行道路面平整度
			* X_{E27} 人车设施分隔度
			* X_{E28} 道路照明度
			* X_{E29} 路口标志设施

续表

住区空间环境因子 X_E			
微观环境感知	步行空间安全性	环境安全	* X_{E30}街区熟悉度 * X_{E31}犯罪隐患 * X_{E32}他人行为
	步行环境舒适性	多样性	* X_{E33}建筑风格 * X_{E34}沿街商业 * X_{E35}户外就餐 * X_{E36}街道景观灯 * X_{E37}水池和喷泉 * X_{E38}街道绿化
		通透性	* X_{E39}沿街通透界面比例 * X_{E40}沿街建筑界面比例 * X_{E41}沿街高层建筑密度

3）数据获取

对选取住区内老年人的步行行为数据和空间环境特征数据进行收集。研究数据通过问卷调查和实地考察两种方式获取。

每个住区根据老年人群体在人口结构中的比重,差异化发放问卷,每个住区问卷数量基本控制在 30 份左右,以保证样本分布的合理性及研究结果的科学性。2013 年 12 月—2015 年 1 月期间,课题组先后对 12 个住区进行问卷调查和实地考察工作。问卷调查主要涉及个体社会经济属性、步行出行特征和人群对住区微观环境的感知评价等方面。在 12 个住区共发放调查问卷 350 份,通过对每张问卷填写的完整性和真实性进行判断,最终选出 325 份有效样本,有效问卷回收率为 92.9%,见表 6.6。

表 6.6 调研小区问卷调查情况统计

编号	住区名称	发放数量	回收有效问卷数量	有效回收率/%
1	石油大庆村 C 区	38	35	92.1
2	瑜康社区	35	33	94.3
3	龙华苑	27	26	96.3
4	城市心筑	22	20	90.9

续表

编号	住区名称	发放数量	回收有效问卷数量	有效回收率/%
5	山水家园	34	29	85.3
6	金果园小区	32	31	96.9
7	石韵桂园	32	29	90.6
8	依云雅筑	27	26	96.3
9	碧泉花园	25	24	96.0
10	宜居家园	25	23	92.0
11	维丰南桥小区	26	24	92.3
12	东方港湾	27	25	92.6
	合计	350	325	92.9

（1）个体属性数据收集

根据问卷调查的数据进行统计得到被调查人群的个体属性数据（表6.7）。

调查数据显示，本次调查区所调查对象年龄分布相对比较平均，只有75岁以上的人群比例较低，只有11.4%，其他各年龄段的数量相差不大；男女性别比例大致相同，男性所占比例略高于女性，男女分别占54.2%和45.8%；退休前职业情况中各职业类型比例大致均衡，个体户最少，只有16.0%。文化程度方面，初中及以下教育程度老年人占总人数比重最高，达到60.0%，比例接近2/3；家庭结构方面，夫妇二人和三代同居的家庭结构所占比重高于独居和两代同居的家庭结构类型；家庭收入方面，本次调研的老年人总体上经济条件处于较高水平，经济状况比较困难和困难的样本数极少，比较困难只占14.5%；身体状况自我评价中，认为自身身体状况一般的比重比较大，占到总人数的一半以上。

表6.7　调查区人群个体属性数据统计

项目	分类	数量	比例/%
年龄	60~65岁	73	22.5
	65~69岁	118	36.3
	70~74岁	97	29.8
	75岁以上	37	11.4
性别	男	176	54.2
	女	149	45.8

项目	分类	数量	比例/%
退休前职业	政府	28	8.6
	事业单位	77	23.7
	企业	85	26.2
	个体	52	16.0
	无	83	25.5
文化程度	不识字	42	12.9
	小学/初中	195	60.0
	高中/职高	64	19.7
	大专/本科以上	24	7.4
家庭结构	独居	29	8.9
	夫妇二人	115	35.4
	两代同居	44	13.5
	三代同居	137	42.2
家庭收入	宽裕	31	9.5
	比较宽裕	76	23.4
	大致够用	171	52.6
	比较困难	47	14.5
	很困难	0	0
	非常差	0	0
身体状况自我评价	比较差	39	12.0
	一般	168	51.7
	比较健康	93	28.6
	非常健康	25	7.7

总的来说,本次收集的样本个体属性中除了文化程度属性比较集中外其他属性分布比较均匀,能够较好地满足研究的需要。

(2)城市布局的空间数据收集

主要通过文献调研的方式,梳理出对老年人步行活动有影响的空间环境特征要素,进而通过土地利用现状 CAD 图和 GIS 空间分析的方式获取 12 个住区的路网连通性变量和土地利用变量，并通过现场勘测加以补充，确保数据的完整性和科学性。

（3）微观环境感知数据收集

此部分数据少数可以直接量化的数据采用现场勘测和 CAD 现状图相结合的方式提取，其他微观环境感知数据通过问卷调查和现场座谈获取。通过里克特量表法（Likert Scale）进行满意度评价，分为非常满意、满意、一般、比较满意、非常不满意 5 个等级进行语义描述，并分别赋予相应的计算分值：5，4，3，2，1，然后进行分析计算。

4）分析方法选取

通过在住区层面简单比较分析空间环境特征、个体属性特征及人群步行行为特征，初步分析不同住区空间环境特征与老年人步行行为之间的关系。然后，以步行频率作为因变量，利用统计软件 SPSS 19.0 中的相关分析和回归分析探讨对步行频率具有显著影响的住区空间环境因子，同时确定这些因子对老年人步行出行频率的影响程度。

（1）相关性分析

相关性分析是研究事物之间关系紧密程度的一种数理统计方法。相关分析一般有 Pesrson 简单相关、Spearman 等级相关以及 Kendall 相关 3 种。本节使用 Pearson 简单相关分析，考察两个变量之间的相关程度，以便找出关键变量，为下一步模型的建立提供依据。

统计学中常用 Pearson 简单相关系数来衡量两个定距变量之间的线性相关程度，变量间相关程度通常用相关系数 r 和 p 值衡量。当 $p > 0.1$ 时，说明两个变量之间不存在相关性，当 $p < 0.1$ 时，说明两个变量之间存在一定程度的相关性，此时 r 值大小可以衡量两个变量之间的相关程度，即对于具有相关关系的两个变量来说，相关系数是衡量两个变量之间相关程度大小的关键系数。相关系数 r 在 -1 和 1 之间，当 $r > 0$ 时，表示两个变量存在正相关；反之，则负相关；$|r|$ 接近于 1，表示该自变量对因变量的影响程度越大。

Pearson 简单相关系数计算方式如下：

$$R_{xy} = \frac{\sum\limits_{i=1}^{n} (x_i - \bar{x})(y_i - \bar{y})}{\sqrt{\sum\limits_{i=1}^{n} (x_i - \bar{x})^2 \sum\limits_{i=1}^{n} (y_i - \bar{y})^2}} \tag{6.1}$$

Pearson 简单相关系数的检验统计量为：

$$t = \frac{r \cdot \sqrt{n-2}}{\sqrt{1-r^2}} \qquad v = n-2 \tag{6.2}$$

（2）Logistic 回归分析

由于相关性分析只能考虑单个自变量与因变量的关系，本节进一步采用多项逻辑回归方程，重点研究在人口属性的影响下，单个空间环境因子对步行频率的影响，从而更精确地分析对步行行为的影响因素。

为了更好地利用多项逻辑回归进行运算，本次研究首先将调研的步行频率数据进行重分类，按照步行频率的大小排序并将其分为频繁出行、较多出行、一般出行、较少出行 4 类步行人群，以便进行下一步研究。随后，本节以较少出行为参照目标，步行频率为因变量，老年人社会属性因子为协变量，进行多项逻辑回归运算，通过似然比检验观察各因子在模型中的显著性，去除无统计意义的因子，最终建立针对不同步行频率的老年人社会属性基础模型。

假定多项逻辑回归模拟模型如下：

$$\text{Logit}\left(\frac{p_{(\text{出行}i)}}{p_{(\text{较少出行})}}\right) = f(X_{\text{in}}, X_{\text{en}}) \tag{6.3}$$

其中，$\text{Logit}\left(\dfrac{p_{(\text{出行}i)}}{p_{(\text{较少出行})}}\right)$ 为任意出行频率与较少出行频率比值的自然对数；

"i" = 1,2,3，出行 1 为一般出行，出行 2 为较多出行，出行 3 为频繁出行；

X_{in} 为个体属性，包括性别、年龄、文化程度、家庭人口、家庭收入、身体状况自我评价；

X_{en} 为空间环境变量，表示表 6.8 中的各项指标；

为了更好地描述居民步行频率的频繁程度，以较少出行作为其他 3 种出行频率的共同对比参照目标，将以上模型转化为如下 3 个应用分析模型：

$$\text{LN}\left(\frac{p_{(\text{一般出行})}}{p_{(\text{很少出行})}}\right) = \beta_{\text{b}} + \beta_{\text{bi1}\times\text{i1}} + \beta_{\text{bi2}\times\text{i2}} + \cdots + \beta_{\text{be1}\times\text{e1}} + \beta_{\text{be2}\times\text{e2}} + \cdots \tag{6.4}$$

$$\text{LN}\left(\frac{p_{(\text{较多出行})}}{p_{(\text{较少出行})}}\right) = \beta_{\text{c}} + \beta_{\text{ci1}\times\text{i1}} + \beta_{\text{ci2}\times\text{i2}} + \cdots + \beta_{\text{ce1}\times\text{e1}} + \beta_{\text{ce2}\times\text{e2}} + \cdots \tag{6.5}$$

$$\text{LN}\left(\frac{p_{(\text{频繁出行})}}{p_{(\text{较少出行})}}\right) = \beta_{\text{d}} + \beta_{\text{di1}\times\text{i1}} + \beta_{\text{di2}\times\text{i2}} + \cdots + \beta_{\text{de1}\times\text{e1}} + \beta_{\text{de2}\times\text{e2}} + \cdots \tag{6.6}$$

选取 Pearson 相关分析中 $p < 0.1$ 的空间环境变量，逐个检验该变量在 Logistic 回归模型的 3 个子模型中的因子显著性，进而提取 3 个类别的步行行为特征具有关联性影响的空间环境变量。

由于各控件指标计量单位不同，为了方便在模型中比较各空间环境变量对步行出行频率的影响，对物质空间形态指标的原始数据进行标准化处理，可以使各种不同单位的数据无量纲化。本次标准差公式为：

$$Z = \frac{X - \mu}{\delta}$$

式中 X——原始数据;

  μ——平均值;

  δ——标准差。

平均值计算公式:

$$\mu = \frac{1}{N} \sum_{i=1}^{n} X_i \tag{6.7}$$

标准差计算公式:

$$\delta = \sqrt{\frac{1}{N} \sum_{i=1}^{n} (X_i - \mu)^2} \tag{6.8}$$

5)调查结果的统计与分析

(1)老年人总体步行和城市布局变量相关性分析

本节首先利用相关分析的方法对老年人总体出行频率和300 m、500 m、1 000 m 研究区的城市布局关键因子进行相关性分析,分析结果见表6.8。

表6.8 老年人总体步行频率和城市布局关键因子的相关性分析

步行频率	300 m 圈		500 m 圈—路网连通性		
	X_{e1}交叉口密度	X_7 商业设施密度	X_{e1}交叉口密度	X_{e2}街区边长	X_{e4}路网密度
总体频率(P)	.165*	.118*	.418**	-.395**	.544*
步行频率	500 m—土地利用布局			
	X_{e5}土地利用混合度	X_{e6}公园绿地用地面积比	X_{e11}绿色开敞空间密度	X_{e12}公共交通站场密度
总体频率(P)	.348*	.508**	.324**	.313*

注:* $p < 0.05$,** $p < 0.01$;深灰为相关项且 $1 > |r| > 0.5$,浅灰为相关项且 $0.1 < |r| < 0.5$(表中已略去不相关项)。

根据研究区老年人总体步行频率和城市布局的初步相关性分析,不难看出,在 500 m 范围内城市布局和老年人步行出行频率具有显著相关关系,且 $0.3 < |r| < 0.6$,其中街区边长和步行频率具有显著的负相关关系。而 300 m 范围内只有少数指标对步行频率有影响,且相关性 $|r| < 0.2$,1 000 m 范围内则无任何指标和步行频率相关。说明在 500 m 范围内空间环境对老年人的步行出行具有显著的影响,这和

课题组研究重庆市南岸区空间环境因素与人们步行活动时得到的结论相符合(出行500 m 范围内的空间环境因素能够影响人们的步行出行频率)。据调查发现步行出行距离在 300 m 范围内的老年人,其步行出行多为宅域步行(即在住宅附近的步行活动),本节着重于研究住区层面的空间环境对老年人步行出行的影响,因为 500 m 范围内的空间环境指标能够反映出 300 m 范围内的相关指标,因此,重点针对住区500 m 范围内的空间环境进行研究,从老年人不同的出行目的出发,分别研究空间环境对其不同类型步行出行频率的影响。

(2)老年人步行的关键影响因子分析

本节主要研究步行空间设施与步行环境的关键影响因子,在研究过程中尽量避免其他干扰因子影响。在实际研究中发现,对于老年人步行来讲,目的地可达性因子与空间安全性因子同样影响较大,不可忽略,因此将其纳入研究范畴。

①老年人交通性步行的关键影响因子分析。从模型研究结果来看,影响老年人交通性步行出行的空间环境因子较多,且各变量之间存在着较复杂的关系,本节从中选出影响老年人交通性步行出行较为关键的因子进行分析讨论。

从模型中变量的伪 R^2 增加值的变化可以看出各因子对老年人交通性步行出行的影响程度,按照伪 R^2 增加值由大到小选出排名前十位的空间环境因子,即土地利用混合度(0.065)、商业设施密度(0.056)、街区边长(0.055)、交叉口密度(0.052)、机动车流量(0.049)、人行横道(0.047)、公交站场密度(0.045)、人行道路面平整度(0.043)、机动车速度(0.042)、沿街商业(0.041)10 个关键性因子,见表6.9。

表6.9 按伪 R^2 增加值排列的前十位空间环境变量(一)

编号	1	2	3	4	5	6	7	8	9	10
空间环境变量	X_{e5}土地利用混合度	X_{e7}商业设施密度	X_{e2}街区边长	X_{e1}交叉口密度	步行平均道宽度	X_{e25}人行横道	X_{e12}公交站场密度	X_{e26}人行道路面平整度	X_{e23}机动车速度	X_{e34}沿街商业
伪 R^2 增加值	0.065	0.056	0.055	0.052	0.049	0.047	0.045	0.043	0.042	0.041

a.步行空间设施舒适性关键因子。步行体验舒适性关键因子中步行道平均宽度成为影响老年人交通性步行的关键指标。步行道较宽的街道,人流相对松散,人与人之间可以保持一个合理的舒适距离,较窄的人行道则经常会出现人流拥挤的情况,在行走过程中经常会出现必须停下来避让对向行人的情况。

b. 步行空间环境舒适性关键因子。环境舒适性也会在一定程度上影响老年人的交通性步行出行,其中沿街商业是关键性影响因子。沿街商业的出现会给街道带来活跃的氛围,吸引较多的行人,此时老年人和别的人的接触会增加,更会产生一种归属感和主人翁的感觉,较多的行人也同时会无形中宣布这是步行者专属的空间,无形中增加了与机动车的隔离感,老年人更愿意在这样的环境中步行出行。同时也可以在完成别的出行目的的同时顺便购买少量便于携带的日常生活用品。

c. 其他关键因子。从关键性因子分析可以看出影响老年人交通性步行出行的关键因子主要体现为目的地可达性和安全性两个方面,说明老年人交通性步行出行首先考虑的是便捷的需求,其次是对安全性的关注,而只有少数因子和视觉丰富性相关,对步行体验舒适性的要求则不是很高。

目的地可达性关键因子中交叉口密度(0.052)、街区边长(0.055)、土地利用混合度(0.065)、商业设施密度(0.056)、公交站场密度(0.045)5 个关键因子在很大程度上能够影响老年人的交通性步行出行。其中交叉口密度和街区边长是影响路网连通性的关键因子,路网连通性高的住区说明老年人达到特定目的地的实际距离将会相对缩短,步行更加具有便捷性,交叉口密度高、街区边长小都意味着具有较多的步行路径从而能够在很大程度上缩短步行距离,满足老年人对时间和体力消耗的需求。土地利用混合度、商业设施密度和公交站场密度是影响土地利用布局的关键因子,其中商业设施密度对老年人交通性步行具有很大影响,因为购物是老年人的步行出行的主要构成部分。

步行空间安全性对老年人交通性步行出行也具有显著影响。人行横道(0.047)、人行道路面平整度(0.043)、机动车速度(0.042)是此时影响步行空间安全性的关键指标。其中机动车速度是影响交通安全的关键指标,机动车速度和老年人交通性步行具有强烈的负相关性,机动车流量越大、速度越快则老年人交通性步行出行频率会相对减少。人行道是老年人步行的最主要、最直接的步行设施,老年人对步行道的平整度要求较高,路面不平的道路往往会出现老年人绊倒的情况。此外,老年人普遍认为在交通流较大的道路上设置斑马线是必要的,这样能够提高步行的安全性,同时通过斑马线穿行也能保证步行路径最短。

②老年人购物性步行的关键性因子分析。从以上模型研究结果来看,影响老年人购物性步行出行的空间环境因子较多,且各变量之间存在着较复杂的关系,本节从中选出影响老年人购物性步行出行较为关键的因子进行分析讨论。

从模型中变量的伪 R^2 增加值的变化可以看出各因子对老年人购物性步行出行的影响程度,按照伪 R^2 增加值由大到小选出排名前十位的空间环境因子,即土地利用混合度(0.035)、商业设施密度(0.032)、绿色开敞空间密度(0.026)、步行道平均宽度(0.025)、沿街商业(0.024)、人车设施隔离度(0.022)、交叉口密度(0.021)、街道绿化(0.020)、沿街通透界面比例(0.020)、机动车速度(0.016)10个关键性因子，见表6.10。

表6.10 按伪 R^2 增加值排列的前十位空间环境变量（二）

编号	1	2	3	4	5	6	7	8	9	10
空间环境变量	X_{e5}土地利用混合度	X_{e7}商业设施密度	X_{e11}绿色开敞空间密度	X_{e13}步行道平均宽度	X_{e34}沿街商业	X_{e27}人车设施分隔度	X_{e1}交叉口密度	X_{e38}街道绿化	X_{e39}沿街通透界面比例	X_{e23}机动车速度
伪 R^2 增加值	0.035	0.032	0.026	0.025	0.024	0.022	0.021	0.020	0.020	0.016

a. 步行空间设施舒适性关键因子。步行体验舒适性关键因子中步行道平均宽度成为影响老年人购物性步行的关键因子。步行道宽度影响老年人行走时的舒适性感受，较宽的人行道可以使老年人及同伴并排通过，且一定程度上能够使行人和车辆保持较远的距离，也可以设置一些座椅、绿地等。

b. 步行空间环境舒适性关键因子。空间环境舒适性关键因子中沿街商业和沿街通透界面比例成为影响老年人购物性步行的关键指标。沿街商业的出现一方面提供更多的购物场所，另一方面可以吸引更多的行人停留，为老年人提供更多的与他人接触的机会。沿街通透界面比例越高意味着走在街道上两边的视野将会很开阔，满足老年人观赏的需求。

可以看出老年人购物性步行出行对目的地可达性的需求并不是很高，对步行体验舒适性、步行空间安全性和空间环境舒适性的要求较高，说明老年人的购物性步行不是单目的的交通性步行，其步行行为伴随着休闲性质和多目的性。可以在购物的同时完成休闲、娱乐等日常活动。

c. 其他关键因子。目的地可达性关键因子中交叉口密度成为影响购物性步行的关键指标，交叉口密度越高，意味着通向购物目的地有多条路径可以选择。土地利用关键因子中土地利用混合度、商业设施密度、绿色开敞空间密度3个因子成为影响老年人购物性出行的关键因子。土地利用混合度高意味着多种多样的商业设施，商业设施密度高则说明了购物场所的数量增多，绿色开敞空间密度高说明在老年人步行去购物的过程中经过街头绿地、小广场等的可能性增高。

步行空间安全性关键因子中人车设施分隔度和机动车速度成为影响老年人购

物性步行的关键指标。人车设施分隔度高的街道,通常会有护栏、安全栓、树木、路缘石等将人行空间和车行空间界定出来,使老年人在步行过程中远离车辆带来的安全隐患,人车设施的良好分隔对老年人购物性步行具有积极的促进作用。

③老年人休闲性步行的关键影响因子分析。从模型研究结果来看,影响老年人休闲性步行出行的空间环境因子较多,且各变量之间存在着较复杂的关系,本节从中选出影响老年人休闲性步行出行较为关键的因子进行分析讨论。

从模型中变量的伪 R^2 增加值的变化可以看出各因子对老年人休闲性步行出行的影响程度,按照伪 R^2 增加值由大到小选出排名前十位的空间环境因子,即步行道平均宽度(0.031)、绿色个空间密度(0.027)、人车设施分隔度(0.027)、机动车速度(0.024)、公园绿地面积比(0.023)、街道绿化(0.020)、沿街通透界面比例(0.020)、休息座椅(0.017)、路面铺装材质(0.016)、街道清洁度(0.014),见表6.11。

表6.11　按伪 R^2 增加值排列的前十位空间环境变量(三)

编号	1	2	3	4	5	6	7	8	9	10
空间环境变量	X_{e13}步行道平均宽度	X_{e11}绿色开敞空间密度	X_{e27}人车设施分隔度	X_{e23}机动车速度	X_{e6}公园绿地用地面积比	X_{e38}街道绿化	X_{e39}沿街通透界面比例	X_{e17}休息座椅	X_{e18}路面铺装材质	X_{e21}街道清洁度
伪 R^2 增加值	0.031	0.027	0.027	0.024	0.023	0.020	0.020	0.017	0.016	0.014

a. 步行空间设施舒适性关键因子。步行体验舒适性关键因子中步行道平均宽度、休息座椅、路面铺装材质、街道清洁度成为影响老年人休闲性步行的关键指标。这些设施都是和步行行为直接发生关系的,其中步行道平均宽度较大的街道往往会有较多的服务设施,同时人行空间和车行空间也能够很好地被一些相应设施隔开,提供舒适、独立的步行空间;宽阔的步行道往往会有一些小型的交流空间出现,这些交流空间经常会设置休息座椅,老年人可以随机地坐在休息座椅上休息,一方面可以补充体力,另一方面提供了很好的交流空间。老年人对路面铺装材质的基本要求是要平整但不能太光滑,过于光滑的路面容易将老年人滑倒造成不必要的伤害,符合老年人使用特点和审美特点的路面铺装材质能够使他们放心地走在上面,可以更好地放松心情、观察人的活动和美好的街道景观。而清洁度高的街道能够给人以赏心悦目的步行感受。

b. 步行空间环境舒适性关键因子。空间环境舒适性关键因子中街道绿化和沿街通透界面比例成为影响老年人休闲性步行的关键指标。良好的街道绿化环境能使老年人感到放松和愉悦,调查中大多数老年人表示他们喜欢步行道上的草地,他们认为这些会使他们感到安静、安全和健康。公园、草地、灌木丛等都会吸引他们步行。通透界面比例高的街道意味着街道的封闭性较低,在这样的街道行走人们的视野比较开阔,另外相对开阔的街道空间与封闭的空间相比更能够使老年人产生安全感和舒适感,从而可以放心的步行。

从 Pearson 相关分析结果和关键因子的分析来看,目的地可达性中土地利用布局会影响老年人休闲性步行经常发生的场所,而影响老年人休闲性步行的空间环境因素主要是空间设施舒适性、空间环境舒适、空间安全性 3 个方面。这不难解释,因为老年人休闲性步行没有特定的目的性,对空间的舒适性、安全性、环境品质的要求远高于便捷性。

c.其他关键因子。目的地可达性关键因子中绿色开敞空间密度和公园绿地用地面积比成为影响老年人休闲性步行的关键指标,可以看出较弱。这两个因子通过影响土地利用布局来影响老年人休闲性步行,绿色开敞空间密度高、公园绿地用地面积比高也从侧面反映出老年人休闲性步行多发生在这些场所。

步行空间安全性关键因子中人车设施分隔度和机动车速度成为影响老年人休闲性步行的关键指标。车速快的街道更容易使老年人产生不安全感,而步行道旁边的人车分隔设施能够起到很好的作用。

6)总结

通过以上研究可知,住区步行空间舒适性主要体现在设施舒适和环境舒适两个方面,它们对老年人步行出行意愿与活动有着决定性影响。其中设施舒适性主要由步行道平均宽度、过街辅助设施、步行道台阶和坡道、气候遮蔽设施、座椅设置、路面铺装等空间环境因子相关,以上这些空间环境因子作为设施舒适性和环境舒适性中的关键因子。而环境舒适性主要由街道机动车速、空间污染情况、卫生清洁程度、安全空间质量等空间环境因子影响(表6.12)。

表6.12 影响步行空间舒适性的空间环境因子

空间舒适性	关键空间环境因子
设施舒适性	步行道平均宽度
	过街辅助设施
	步行道台阶和坡道
	气候遮蔽设施
	座椅设置
	路面铺装

续表

空间舒适性	关键空间环境因子
环境舒适性	机动车速
	街道清洁度
	空气污染程度
	噪声程度
	节点空间
	街道安全程度

6.1.2　步行环境审美性的影响因素——以重庆8条生活街道为例

对美好生活环境的追求是人们一直以来建设城市的目标之一，步行空间的物质环境建设也一直在尽力满足人们步行出行及审美需求。然而，随着工业革命的发展，汽车等机动交通开始盛行。步行空间、步行街道的规划与建设也已偏向于满足机动交通的通畅和快捷为主，忽略了人的步行出行及审美需求，使得步行空间优质体验质量下降，人们步行活动满意度降低。因此，本节从心理需求的角度，落脚于住区步行街道空间，研究美丽街道的特征与影响要素，并推广于步行物质环境，提升步行空间美丽性，促进人们的主动步行活动。

1) 调研区域选择

经过对重庆主城区范围内多条街道的调研、分析与筛选，最终确定了知名度较高的8条生活性街道：沙坪坝—沙正街、沙坪坝—天陈路、沙坪坝—磁童路、渝中区—中山四路、渝中区—新华路、黄桷坪—涂鸦街、渝北区—锦橙路和南坪—南城大道进行实证研究(图6.6)。这些街道在功能复合、人车状况、调研便利程度、知名度上都具有相似性(表6.13)，但在空间要素、自然要素、环境要素和设施要素等物质环境特征方面具有差异性(表6.14)。此外为更好地对街道物质环境要素进行对比，必须消除街道长度的影响，因此研究选择街道长度大概为8~10 min的步行距离(大概700 m)，且街道界限明确、街道风貌一致的地段，进一步保证研究结果的科学性。

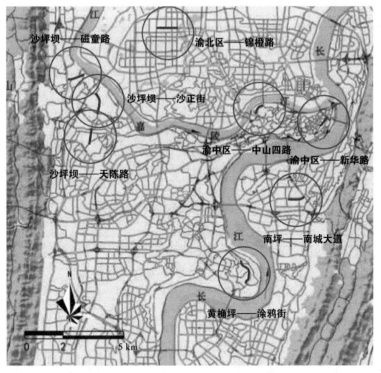

图 6.6 调研区位图

表 6.13 8 条街道功能、交通与使用情况对比

序号	街道名称	用地功能	长度	人们步行频率	知名度	是否人车混行	熟悉程度及调研方便度
1	沙正街	商业、居住、教育、行政办公	700 m左右	非常高	高	是	非常熟悉,便于调研
2	天陈路	商业、居住、教育、公园	700 m左右	高	高	是	非常熟悉,便于调研
3	磁童路	商业、居住、文物古迹、行政办公	700 m左右	非常高	高	是	非常熟悉,便于调研
4	中山四路	商业、居住、教育、文物古迹、行政办公	700 m左右	高	高	是	非常熟悉,便于调研
5	新华路	商业、居住、行政办公、公园	700 m左右	非常高	高	是	熟悉,便于调研
6	涂鸦街	商业、居住、教育、行政办公	700 m左右	高	高	是	熟悉,不便调研

续表

序号	街道名称	用地功能	长度	人们步行频率	知名度	是否人车混行	熟悉程度及调研方便度
7	锦橙路	商业、居住、公园	700 m 左右	高	高	是	熟悉,不便调研
8	南城大道	商业、居住、办公、文化设施	700 m 左右	高	高	是	熟悉,不便调研

表 6.14　8 条街道物质环境差异初步分析

街道名称	空间要素					自然要素			环境要素				设施要素	
	街道线性	复杂程度	围合状况	通透性	高层建筑	植物覆盖	植物种类	水体	风貌	色彩	节点	维护	状况	设计感
沙正街	弯曲	较好	较好	较高	一般多	一般	一般	无	传统商业	灰色	一般	一般	较差	一般
天陈路	较弯	复杂	不好	一般	一般多	一般	较好	无	传统商业	色彩丰富	一般	较差	一般	一般
磁童路	弯曲	复杂	一般	较高	少	较差	不好	有	仿古商业	赭石、白色	较好	一般	一般	较好
中山四路	弯曲	复杂	一般	较好	少	很好	很好	有	民风文化	灰色	很好	很好	很好	很好
新华路	较直	太复杂	不好	不好	很多	较差	不好	无	传统商业	色彩丰富	一般	较差	较差	较差
涂鸦街	弯曲	太复杂	较好	一般	一般多	一般	一般	无	文化艺术	色彩极为丰富	较好	较好	较好	较好
锦橙路	直线	不复杂	较好	一般	很多	良好	一般	无	现代商业	色彩丰富	一般	较好	较差	一般
南城大道	直线	复杂	较好	较好	很多	良好	较好	无	传统商业	色彩丰富	较好	较好	较好	较好

2）研究思路

在获取了人们对街道美景感受的心理满足因子指标和街道物质环境因子指标

后,采用相关性分析和回归分析对数据进行处理,得到心理满足因子和街道物质环境因子之间的关系,从而总结美丽街道的物质环境特征。

3)结果分析

(1)问卷统计结果

问卷总发放数量为280份,平均一个街道35份左右。去除那些无效问卷(有漏填或者不满意的问卷),共得到有效问卷246份(表6.15)。

表6.15　问卷发放与回收情况

序号	道路名	发放问卷数量	有效问卷数量	有效回收率/%
1	沙正街	35	35	100.0
2	天陈路	35	26	74.3
3	磁童路	35	30	85.7
4	中山四路	35	35	100.0
5	新华路	35	28	80.0
6	涂鸦街	35	28	80.0
7	锦橙路	35	33	94.3
8	南城大道	35	31	88.6
合计		280	246	87.9

通过问卷整理,可以得出每条街道的心理满足因子的得分(图6.7)。通过图6.7的整体线型趋势,可知中山四路各个方面的心理评价都绝对高,而新华路各个方面的心理评价都绝对低,其余6条路各个方面的心理评价结果都错综复杂,没有绝对的优势,也没有绝对的劣势,必须通过进一步分析,得出影响其得分结果的原因。

8条街道的心理满足评价结果,还反映了人们对街道的整体美景认知。根据10个心理因子的整体评价结果(图6.8),可以得到8条街道的整体美景度顺序由高到低依次为:中山四路、南城大道、涂鸦街、沙正街、磁童路、锦橙路、天陈路和新华路。但是,整体美景度的好,不代表各项特征都好,必须进一步分析具体街道环境要素与主观评价的正负关系,才能更好地得出满足人们心理需求的街道物质环境特征。

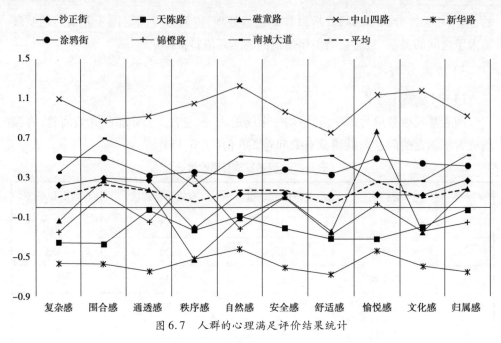

图 6.7　人群的心理满足评价结果统计

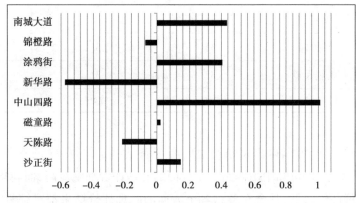

图 6.8　心理因子的整体评价结果

（2）街道物质环境特征与人群心理需求的关系

根据第 3 章的理论研究，在人群审美需求主要包含形式美和内涵美两个层次。形式美包括复杂感、秩序感、围合感与通透感；内涵美包括文化感、愉悦感和归属感。这些因子基本上较为全面地概括了人对步行空间环境的审美感知。根据实地调研与数据统计分析，得出以下 10 个影响人们审美感知的街道空间环境要素。

①街道线性的变化——多样的复杂化空间。从多元线性回归结果得出：街道线性与复杂感呈正相关（B 为正值），街道线性越大，街道越弯曲，人们的复杂感评价越好。通过街道线性和复杂感评价关系图（图 6.9）也可知，中山四路、涂鸦街、沙正街

的街道线性比较大,其复杂性评分较好;而锦橙路的街道线性比较小,其复杂性评价较低。

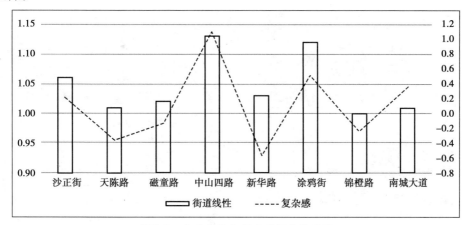

图 6.9　街道线性和复杂感评价关系图

从 8 条街道的街道线性分析图(图 6.10)中可以看出,弯曲的街道中,视线的对景点较多,这将使人们可以不断感受到街道景观的变化,从而获得良好的复杂感(表6.16)。

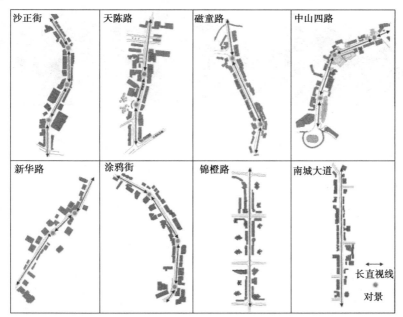

图 6.10　8 条街道线性分析图

表6.16 4条街道的景观序列对比

街道	开始	线性空间	中间节点	结尾
中山四路				
涂鸦街				
沙正街				
锦橙路				

　　街道绿化对复杂感的影响主要表现为绿视率的影响，通过回归分析可知，绿视率与复杂感呈正相关（B 为正值），街道绿视率越高，街道复杂感越高。

　　②复杂感的点缀与装饰——绿视率。绿色植物数量越多，复杂感评级越高。从绿视率和复杂感的关系图（图6.11）中可以得出，中山四路、涂鸦街、南城大道的绿视率比较大，其复杂感评价也比较高；锦橙路和新华路绿视率比较少，其复杂感评价也较低。

　　绿色植物的出现，本身就同周围建筑的颜色和形态产生了对比，点缀了原有的街道空间，使街道景观效果产生了变化。此外，丰富的绿化使得街道光影产生了十分微妙的变化，斑驳的光影也可以增加街道的复杂感。在中山四路上，立体的绿化交错分布，拱圈式的林荫大道上光影相间，竹子点缀建筑立面的意外出现（图6.12）等，都形成了丰富的、变化的街道绿化景象。南城大道上，植物覆盖也较多，有草坪、花坛、乔木、小灌木丛，给人们复杂感带来积极的影响。但是在锦橙路上，形态相似的底层商业,再加上色彩、形态都相似的行道树,使得街道形态十分单调。所以,南城大道和锦橙路的街道线性都为1.0,但是复杂感得分有很大的差异。新华路上的绿化就更为单调了,仅有的绿化为行道树,并且维护一般,对复杂感产生了十分消极的影响。

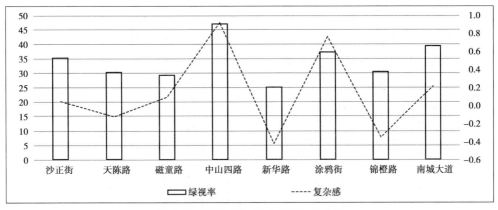

图6.11 绿视率和复杂感评价关系图

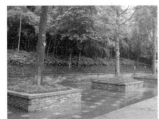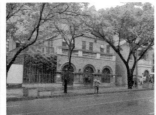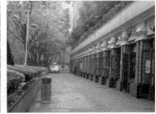

图6.12 中山四路丰富的绿化

③建筑边界对围合感的基础构建——界面密度。街道界面密度主要是指通过建筑界定对人群围合感的影响,建筑立面使得人群视线被果断阻隔,让室外空间看似房间的效果。而密集、连续不断的建筑布局常常比松散的建筑布局更容易创造围合感。线性回归的结果表明,街道界面密度越大,界面越连续,围合感评价越高。正如阿兰·雅各布斯的结论(图6.13),建筑间水平间距越大,空间限定感越弱。从界面密度和围合感评价的关系图(图6.14)和街道的围合状况图(图6.15)中可以看出,中山四路、沙正街、磁

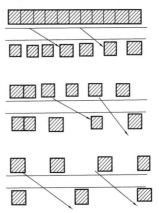

图6.13 建筑间水平间距越大,空间限定感越弱

(资料来源:(美)雅各布斯.伟大的街道[M].王又佳,金秋野,译.北京:中国建筑工业出版社,2009.)

童路、涂鸦街和南城大道的界面密度均大于70%，它们的围合感评价都较高；天陈路的街道界面密度为60.92%，主要是铁路上面的桥很长，使得街道有很长的一段开阔空间，且开阔处景观环境不好，围合感较弱。新华路的界面密度也较低，为54.40%，很多界面由于施工问题，很长的一段处于开敞，有的被很矮的广告立面围合，街道外的停车场等景观也渗透到街道空间中，没有形成良好的街道围合空间。可见，界面密度大于70%是围合感良好的必要条件。

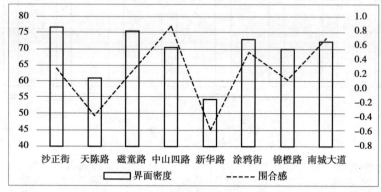

图 6.14　界面密度和围合感评价关系图

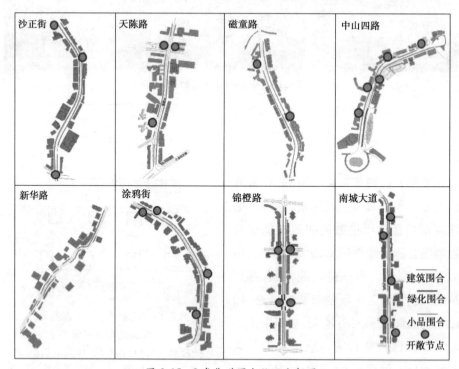

图 6.15　8 条街道围合状况分析图

④绿化界面对围合感的补充——绿视率。街道上的行道树为街道绿化的重要组成部分,树木界定空间是从水平和垂直两个不同方向上实现的。在水平方向上,通过封闭或者填充一片空地来实现,如乔木是划分行车空间和步行空间的重要元素,这样就形成了竖向"隐形围墙",有的街道通过双排树木划分人行道空间,对空间进行围合和界定,有的街道利用自然的坡地地形对空间进行围合;在垂直方向上,有的街道行道树形成了优美的林荫道,构建了一个街道"天花板"来实现空间界定,都使得空间变得十分丰富。

线性回归的结果也表明,街道围合感与街道绿视率呈正相关,街道绿视率大,围合感评价越高。如图6.16所示,中山四路、涂鸦街、南城大道的绿视率具有显著的优势,其围合感评分也比较高;沙正街和磁童路的绿视率不是很好,但是界面密度比较高,其围合感评价依然很好,说明界面密度达到70%是围合感评价较好的重要条件;天陈路、新华路和锦橙路的绿视率不高,围合感评价也不高。

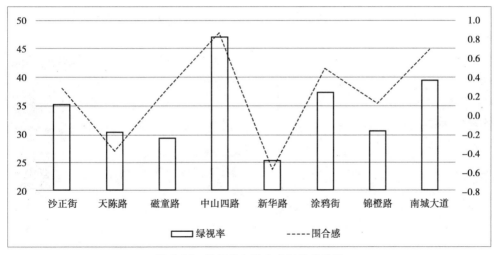

图 6.16 绿视率和围合感评价关系图

在水平方向上,街道上的植物、绿篱等通过线性排列能够界定空间,形成空间的隐形分割线。例如,南城大道(图6.17)上有些人行道段较宽,采用绿化进行分割,使空间有更好的界定。然而,沙正街上,在一些开阔处,人们不愿意停留,主要是由于空间尺度太大,人们站在空间中过于显眼,如果增加些树木或花坛来界定分割空间,则会吸引更多人群。另一方面,在机动车较多的街道,利用植物设置围栏,能够隔离人流和车流,增加步行的舒适与安全性(图6.18)。

在竖直方向上,竖向绿化能够补充建筑界面的围合、界定作用,与建筑界面共同构成连续的街道界面,例如,中山四路入口处的坡地(图6.19)对街道外界面的围合起到重要作用。

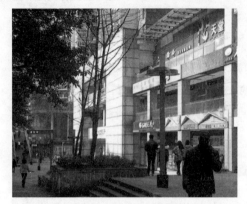 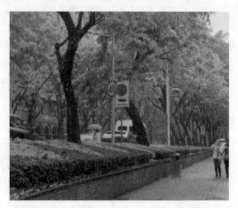

图 6.17　南城大道通过树木划分人行道　　　　图 6.18　中山四路通过绿篱隔离车流

　　垂直方向上，树木茂盛的枝叶形成了室外"天花板"，形成街道空间的顶部界定。例如，中山四路上（图 6.20），水平方向上有坡地草坪、行道树划分空间，垂直方向上有林荫道，人们走在路上，仿佛置身于室内的房间，给人良好的顶部空间界定，增强街道空间的围合感。

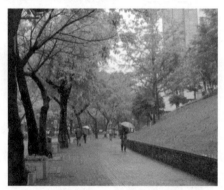 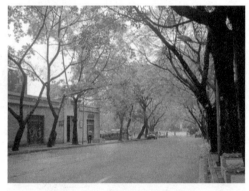

图 6.19　中山四路入口处的坡地　　　　　图 6.20　中山四路的林荫道

　　⑤通透感的反映——立面通透性。立面通透性是人们通过门、窗和围栏看到两侧事物的程度，是人群通透感"量"的基础。通透的街道立面可以拓展街道空间，人们看到了街道空间本身以外的要素，感受了更为丰富的街道文化和内涵。

　　相关性分析的结果显示，街道立面通透性与通透感呈正相关，即街道立面通透性越高，通透感评价越高。从立面通透性和通透感评价情况（图 6.21）可知沙正街和南城大道的立面通透性比较大，其通透感评价也较高。中山四路、涂鸦街通透性不大，但其通透感评价比较高，主要是因为人们从通透的地方看到的景观比较优美；锦橙路、新华路和天陈路立面通透性大，通透感评价却不高，主要是因为人们通过通透的街道街面看到的景色质量比较差。

立面通透性表现为周围店铺通透的橱窗和店面以及周围公共场所通透的围墙、门窗和围栏的通透程度。磁童路、天陈路、南城大道和锦橙路街道两侧基本都为底层商业,立面通透性比较大。中山四路和涂鸦街受建筑形式和功能的影响,建筑本身通透性较低,但是两侧的几个公共服务和行政场所的通透性也较高。新华路很多地方被施工的围墙覆盖,所以通透性较低。

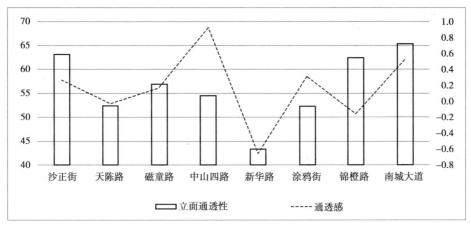

图 6.21 立面通透性和通透感评价关系图

然而,并非完全通透的立面才会给人通透感,有些街道的围墙后的树枝探出了头,也给人提供了一种"心理"上的通透感。例如,涂鸦街上,有些布满涂鸦的围墙是封闭的,但是,围墙内部的树叶探出头来,绿色的树叶加上多彩的涂鸦,同样给人良好的通透感(图 6.22)。中山四路上也有类似的景象(图 6.23),给街道的通透感评价产生了积极的影响。所以,尽管这两条街道的立面通透的指数不是很高,但是其通透感的评价也相对较高。

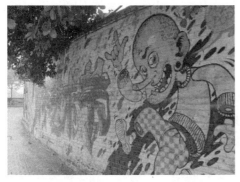

图 6.22 涂鸦街围墙后面的绿化

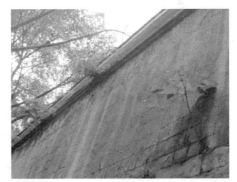

图 6.23 中山四路围墙后面的绿化

可见,立面通透性只表现了行人"看"的量,但却无法表示行人"感知"的量,人群对两侧场所内景物的"感知"对通透感也造成了积极的评价。

⑥街道立面通透性质的反映——节点质量指数。节点质量指数是人群通透感"质"的反映，因为平淡无奇甚至丑陋的街道两侧的环境也不会给人带来美感，街道两侧的场所内部优美的环境才会给人们的通透感产生积极的影响。

相关性分析的结果显示，街道节点质量指数与人群通透感呈正相关（B 为正值），即节点环境质量越好，人们通透感评价越高。从节点质量指数与通透感评价之间的关系（图6.24）可以得出，中山四路、涂鸦街和南城大道的节点质量指数比较高，其通透感评价也比较高，天陈路和新华路的节点质量指数比较低，其通透感评价也比较低，刚好可以补充解释上述立面通透性对于通透感的影响。

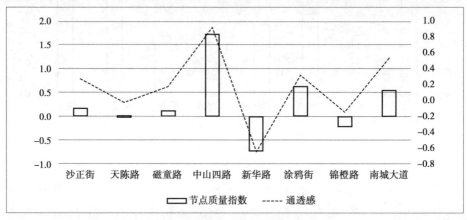

图6.24 节点质量指数和通透感评价关系图

在调研中，学校等场所经常被人们提到，例如，中山四路道路两侧民国风格的学校以及党政机关门后的林荫大道（图6.25），涂鸦街上通过透明围墙看到的四川美院（图6.26）的和低于人行道的铁路小学，这些景观拓展了人们的视野，增添了街道的吸引力。但是，沙正街上的小学（图6.27）没有被人提及，因为其围墙过于封闭，只有门口处是通透的。可见周围公共场所优美景色的出现与通透，对街道通透感评价起到积极的作用。

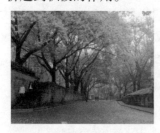
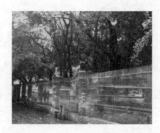
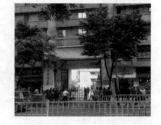

图6.25 中山四路党政机关门　　图6.26 四川美院透明的围墙　　图6.27 沙正街上的小学校门
　　后的林荫大道

然而，节点质量只能在一定程度上反映街道通透性的"质"的特点，建筑内部的景观质量难以测量,只能定性进行分析。通透的橱窗可以将建筑内部的活动延伸到街道上,也给行人一种吸引感。沙正街有很多橱窗是通透的,会吸引人们的注意;磁童路上两侧店面的通透,让人们体会到了文化特色。但是,天陈路和新华路街道上大量店铺里令人眼花缭乱的货物使得其节点质量指数相对较低,促成了人们相对较低的通透感评价。

⑦空间秩序感的影响因子——高层建筑线密度。相关性分析的结果表明,街道高层建筑线密度与人们的秩序感呈负相关(B 为负值),即高层建筑线密度越大,人们的秩序感越差。

中山四路和磁童路上基本没有高层建筑(图 6.28),其秩序感评分相对较好;而锦橙路的高层建筑线密度为 1.32,高层建筑分布、样式和高度较为有规律,不能给街道的秩序感带来积极的影响。涂鸦街上,只是零星点缀着几座高层建筑(图 6.29),活跃了天际线,同时也不打乱街道固有的秩序,所以其秩序感评价还是很好。南城大道的高层建筑太过于集中和密集,有一段人们总是行走于高层建筑两侧,所以,秩序感评价也不是很好。新华路上的建筑高度太高,与整体环境不协调,所以秩序感评分也不是很高。天陈路街道界面连续性不好,使得高层建筑出现太过于突兀,破坏了整体的秩序感。

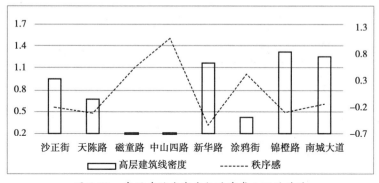

图 6.28　高层建筑线密度与秩序感之间的关系

可见,少量体量和高度适宜、外表优美、位置适宜的高层建筑可以打破单调的街道天际线,使街道天际线变得更加有韵律,同时不影响人们的秩序感。但是,如果在街道上出现过多、过高、排布规律性较强的建筑,就会对人们的秩序感造成消极的影响。

⑧街道环境与人群文化感。由多元线性回归的结果(表 6.17)可以得出,与街道文化感最为相关的要素为设施设计感指数、高层建筑线密度、界面密度和主体色彩数。可知街道文化感是由空间、建筑、街道设施和色彩状况共同决定的。设施设计感指数是人们对街道设施设计的评价;高层建筑线密度反映了街道建筑的形态及

风格;主体色彩数则是对街道色彩环境情况的描述;界面密度反映了整体围合是否有利于维护街道文化的统一性和建筑的多样性。

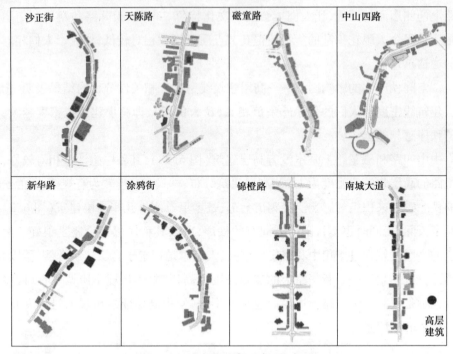

图 6.29　8 条街道高层建筑分析图

表 6.17　人群文化感与街道物质环境多元线性回归分析

模型		非标准化系数		标准系数	t	Sig.
		B	标准误差	试用版		
1	（常量）	−.217	.112		−1.933	.101
	设施设计感指数	.631	.111	.918	5.689	.001
2	（常量）	.188	.150		1.250	.267
	设施设计感指数	.482	.086	.702	5.586	.003
	高层建筑线密度	−.445	.145	−.386	−3.073	.028
3	（常量）	−.818	.200		−4.094	.015
	设施设计感指数	.433	.035	.631	12.232	.000
	高层建筑线密度	−.556	.061	−.482	−9.091	.001
	立面通透性	.020	.004	.232	5.273	.006

模型		非标准化系数		标准系数	t	Sig.
		B	标准误差	试用版		
4	（常量）	−.526	.120		−4.398	.022
	设施设计感指数	.471	.019	.686	24.630	.000
	高层建筑线密度	−.460	.038	−.399	−12.214	.001
	界面密度	.015	.002	.181	7.433	.005
	主体色彩数	−.025	.006	−.103	−3.913	.030

　　具有文化特色的街道设施会对街道文化起到点缀和促进作用,使人们从细微处就感受到了街道的文化特点。涂鸦街和磁童路上的特色路灯(图6.30和图6.31),无不在细微处体现街道文化特色。值得一提的是,在访谈过程中,街道上的雕塑小品也经常被人们提及。这些雕塑作为文化的构成部分,代表了整个城市和地区的文化水平和传统风貌。中山四路上的周恩来雕塑(图6.32),城南大道上的雕塑(图6.33),都是经常被人们提到的。

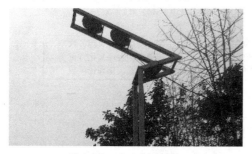

图6.30　涂鸦街的路灯

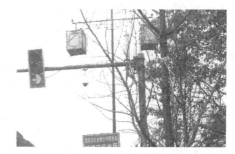

图6.31　磁童路的路灯

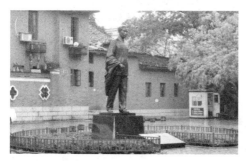

图6.32　中山四路的雕塑

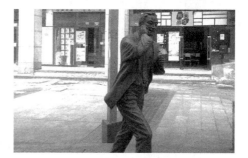

图6.33　城南大道的雕塑

　　界面密度与人群文化感也有关,连续的建筑界面对街道文化感的表现和保护是十分重要的。一方面,连续的街道界面在一定程度上表现了建筑的多样性和丰富性。另一方面,较好围合的街道空间使得街道形成一个风貌一致、相对独立的社会活动场所,让人们可以很好地感受其特有的精神和内涵;而开敞的街道会使得外部不符合街道整体风貌的景色渗透到街道空间中,使街道特有的文化特色遭到破坏。

高层建筑的出现会对人群文化感造成较为明显的影响。其主要体现为,在文化气息比较浓厚的地方,高层建筑较少;而在现代气息较为浓重的地方,高层建筑较多。中山四路、磁童路和涂鸦街的高层建筑较少,而其他商业氛围较浓厚的南城大道和沙正街的高层建筑较多,现代居住风格的锦橙路的高层建筑也较多。所以,在文化氛围较为浓厚的地方,对于高层建筑的布局一定要慎重。

立体色彩数对街道人群文化感也有影响,具有不同文化背景的街道,其色彩也存在差异。在文化氛围较为浓厚的历史街道,其立体色彩数较少,色彩较为统一协调,应体现其历史感与古朴感。而在现代气息浓厚的街道中,立体色彩较多,且色彩搭配较为明亮、鲜艳、欢快。此外,特定的主题街道也应配置相应的色彩,以烘托出独特的氛围,创造出其人群文化感。

综上所述,街道文化氛围的营造是通过整体建筑风格表现、整体色调协调、特色设施装饰和风貌保护共同获得的(图6.34),单纯的立面装饰只能让人们获得视觉上的信息,无法表现街道的文化内涵,不能让人们产生心理上的共鸣。

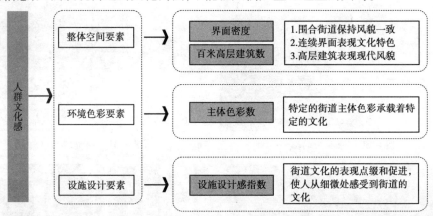

图6.34　人群文化感影响因子总结

⑨街道环境与人群愉悦感。从多元线性回归的结果分析(表6.18)可以得出,与街道愉悦感最为相关的要素为绿视率、街道线性、节点质量指数和每米宽度内每分钟通行的人数。Vikas Mehta(2008)和Alfonzo(2005)的研究都表明具有吸引力的要素、趣味且变化的视觉效果以及人群活动对人们愉悦感的重要性。这和我们所得的研究结论存在一定的对应关系。街道绿视率和节点质量指数对应于具有吸引力的要素,街道线性对应于变化的视觉效果,每米宽度内每分钟通行的人数对应于人群活动。

表6.18　人群愉悦感与街道物质环境多元线性回归分析

模型		非标准化系数		标准系数	t	Sig.
		B	标准误差	试用版		
1	（常量）	-2.589	.221		-11.709	.000
	绿视率	.078	.006	.981	12.320	.000
2	（常量）	-4.743	.617		-7.693	.001
	绿视率	.065	.005	.822	12.814	.000
	街道线性	2.470	.691	.229	3.573	.016
3	（常量）	-3.514	.516		-6.805	.002
	绿视率	.042	.008	.528	5.469	.005
	街道线性	1.995	.426	.185	4.684	.009
	节点质量指数	.257	.078	.338	3.297	.030
4	（常量）	-2.963	.300		-9.892	.002
	绿视率	.036	.004	.452	8.603	.003
	街道线性	1.727	.225	.160	7.671	.005
	节点质量指数	.304	.041	.398	7.404	.005
	每米宽度内每分钟通行的人数	-.013	.004	-.063	-3.614	.036

　　街道绿视率和节点质量指数与愉悦感呈正相关。由节点质量指数、绿视率与愉悦感之间的关系（图6.35和图6.36）可知。这两个因子是通过吸引人们注意力，使得人们可以"体验"街道优美的景色和氛围，从而使人获得愉悦感的。

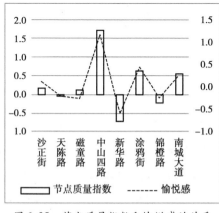

图6.35　节点质量指数和愉悦感的关系

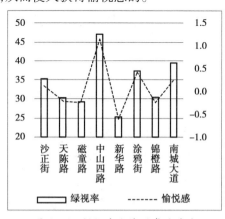

图6.36　绿视率和愉悦感的关系

人们具有亲近绿色的本能，绿视率大，人们就越能"体验"美的街道景观，这会对人们的愉悦感造成积极的影响。例如，在中山四路上我们经常可以看到人们在结尾处的广场上交谈、驻足、观望和锻炼。南城大道的台阶广场上也停留了大量的人群，在那里晒太阳、交谈。通过这些活动，人们的心情就得到了改善。

节点附近往往是人们驻足观赏、体验或活动的主要场所。中山四路是桂园、戴笠公馆等民国遗址所在，人们通过对这些历史遗迹的观赏，获得愉悦感；涂鸦街汇聚了四川美院、美术培训学校、501 艺术基地等艺术场所，两边的涂鸦立面，风貌有特色；南城大道两侧有南岸商圈、南岸区图书馆，功能和外观优美；沙正街现代商业气氛较浓，有重庆大学、南开中学等学校。人们在这些场所周围总是能体验到不同的风貌和内涵，带给人们愉悦的心情，所以愉悦性评分相对较高。锦橙路周围是现代的住区，新华街是商业气息浓厚的街道，这两条街道没有令人影响深刻的场所，所以带给人们的愉悦感较少。

根据街道线性与愉悦感的关系（图 6.37）可以看出，街道线性与愉悦感呈现较为明显的正相关关系。街道线性使得街道上的景观在不断地变化，可能在变化中不断带给人们"惊喜"，人们不断地被突如其来的视觉效果吸引，从而产生愉悦感。而从调研实际结果上看，南城大道是一个例外，其街道线性不是很高，但是愉悦感评分比较高，说明是良好的节点和绿化状况也能让人产生愉悦感。

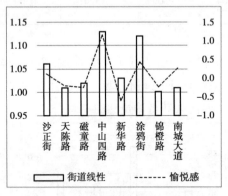

图 6.37　街道线性和愉悦感的关系

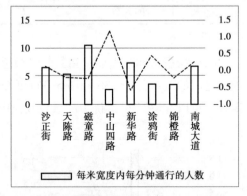

图 6.38　每米宽度内每分钟通行的人数与
愉悦感的关系

人在街道上的行为活动包括穿越性活动和停留性活动。大多数研究表明：停留性活动与穿越性活动在促进街道活力方面，其作用往往相反，由多元线性回归结果（表 6.18）可知，街道愉悦感跟街道上的每米宽度内每分钟通行人数呈负相关。街道上过多行走的人群对于人们的愉悦感产生了消极的影响。这和阿兰·雅各布斯对人流量与人群愉悦感之间关系的研究结果类似（表 6.19），他提及：如果人流量高到一定程度,人们必须不时地闪躲,以避免碰撞,这样的步行不会令人愉快。在沙正街、中山四路、涂鸦街、南城大道上行走的人们大多都较为愉悦(图6.38)。磁童路上的人群较多,虽然其节点质量指数比沙正街高,但是其愉悦感评分却没有沙正街高。在对磁童路愉悦感调研的过程中,有位受访者抱怨说"人太多了,感觉很烦躁"。

表6.19　阿兰·雅各布斯关于人流量对于人群愉悦感的影响

每米宽度内每分钟通行的人数/人	人群愉悦感影响
3～4	不会拥挤
≤2	感到空旷
8	随心所欲的采用任何步速
≥13	人们感到拥挤,人们为了避免碰撞而不停的躲避

综上所述,人群愉悦感涉及吸引、趣味与活动(图6.39)。绿化和节点可以吸引人们注意,驻足停留,体验场所乐趣;弯曲的街道可以不断地带来视觉变化,让人们感受街道的趣味,这些都是人们获得愉悦感的积极因素。但是,过多的人流量使得人们的通行活动受到限制,从而影响人们的愉悦感。

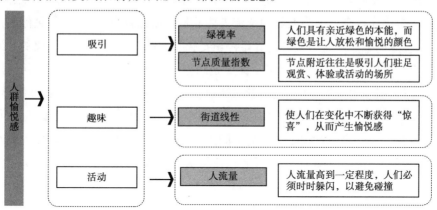

图6.39　人群愉悦感影响因子总结

⑩街道环境与人群归属感。归属感是表现了街道的场所精神,是人们对所处环境的依赖和肯定。由多元线性回归的结果(表6.20)可以得出,与街道愉悦感最为相关的要素为节点质量指数、百米座椅长度和立面通透性。可见,这些与归属感有关的要素都是与人们之间的交流有关的,可见满足人们交流需求的街道环境要素的增多有利于街道归属感的提升。

表6.20   人群归属感与街道物质环境多元线性回归分析

模型		非标准化系数		标准化系数	t	Sig.
		B	标准误差	试用版		
1	（常量）	.011	.057		.199	.849
	节点质量指数	.627	.079	.956	7.975	.000
2	（常量）	-.875	.288		-3.033	.029
	节点质量指数	.590	.052	.899	11.378	.000
	立面通透性	.016	.005	.245	3.098	.027
3	（常量）	-1.222	.201		-6.068	.004
	节点质量指数	.372	.074	.567	5.023	.007
	立面通透性	.019	.003	.290	5.962	.004
	百米座椅长度	.128	.040	.355	3.221	.032

从节点质量指数与归属感的关系图（图6.40）中可以看出归属感随街道质量指数波动的趋势是吻合的。中山四路、涂鸦街和南城大道的节点质量指数比较高，其归属感得分也比较高。因为人们的交流需要驻足停留，而节点是人们驻足停留的主要场所，良好的节点质量为人们的驻足停留提供了优越的环境，例如，开放的公园和广场。人们可以在这里与邻居、朋友甚至是陌生人交谈。有时，这些地方甚至成为地区的象征，吸引着人们走向节点、走向街道。从而增强人们的归属感和社区感。

从座椅长度与归属感的关系图（图6.41）中可以看出，百米座椅长度越大，街道归属感越强。人们更愿意在有座椅的空间进行交谈。座椅的存在，可以使人们小歇片刻、谈话聊天、消磨时间或者等候朋友，座椅为人们的交流提供了方便。为了便于交谈，多样化的座椅设置受到了人们的喜爱。

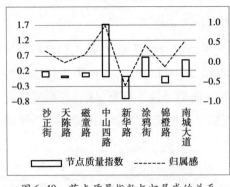

图6.40   节点质量指数与归属感的关系

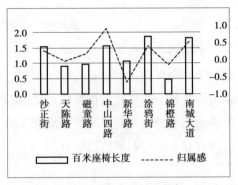

图6.41   百米座椅长度与归属感的关系

立面通透性增加了室内外交流的可能性,所以可以促进街道归属感(图6.42)。然而,中山四路是个特例,其立面通透性不是最大的,但是归属感评价却很高,也是因为前两项的优势足够大,弥补了通透性的不足。对路人来说,窗子的存在让他们感受到生活的气息,感受到室内的舒适和庇护,对于房子里面的人来说,人们透

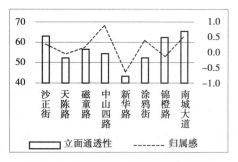

图 6.42　立面通透性与归属感的关系

过窗户看到外面的公共生活,有可能受到外部活动的吸引而参与到其中,从而促进了室内外的交往。

街道归属感体现了一条街道的场所精神,如果说愉悦感是一种人与场所的交流与体验,那么归属感则表现了人通过场所与他人的交流与体验(图6.43)。可见,街道交流活动促进了人们对街道的认知和体验。通过提升节点质量、增加座椅和增加立面通透性可以促进人们交流,三者的综合作用可以最大限度地提升街道归属感。

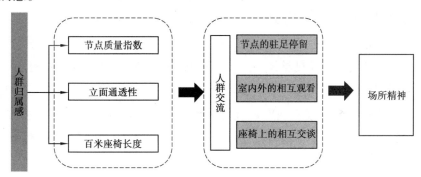

图 6.43　人群归属感影响因子总结

(3)结论

步行环境的审美感知包括空间的形式美感知和内涵美感知,形式美与人们的初步印象和感知有关,内涵美与人们的情感感知、心理需求相关,两者缺一不可。

①步行空间形式美的特征。形式美包括复杂感、围合感、通透感和秩序感。它们分别表示了街道视觉的变化、复杂感、围合感、通透感和秩序特征。

复杂感与街道线性、界面密度、绿视率、百米座椅长度和设施设计感指数有关。街道线性和界面密度从整体上影响了街道的复杂感。街道线性表现了线性空间序列的变化,界面密度表现了空间围合与开敞的变化,以及建筑物的连续性和多样性。

街道的绿化和设施状况会对复杂感起到点缀和丰富作用。围合感与界面密度和绿视率有关。街道界面的连续性是形成具有围合感的街道的基础，界面密度达到70%以上是构建围合感良好的街道空间的基础条件。但是并不意味着界面密度越高越好，要注意街道围合与开敞的有效配合。我们可以通过绿化植物配合建筑补充和构建垂直方向和水平方向的围合感。通透感与立面通透性和节点质量指数有关。立面通透性是通透感"量"的特征，节点质量是街道通透感"质"的特征，在保证量的基础上，增大周边景观环境较好的场所对街道景观的渗透，同时美化建筑内部景观质量，对街道通透感的提升具有重要的作用。

综上所述，街道形式美实质上是整体统一、和谐与局部点缀、变化之间的关系。街道线性串联空间序列的统一与变化，街面的围合与开敞，建筑的连续和多样、立面通透的保量和保质，高层建筑位置、间距和外形的适宜等特点构成了街道形式美的空间基础；绿化植物的点缀与补充，色彩的统一与搭配，节点景观对街道空间的渗透，街道设施的设计与布局，较少的人群和垃圾的干扰是街道形式美的补充和点缀。上述整体特征和局部特征共同构成了街道的形式美。

②步行空间内涵美的特征。街道内涵美包括文化感、愉悦感和归属感，这些都代表了更深层次的审美，是对历史意义、人的意义和场所意义的共同表达。

文化感与设施设计感指数、主体色彩个数、界面密度和高层建筑线密度有关。街道文化氛围的营造是通过整体建筑风格表现、整体色调协调、特色设施装饰和风貌保护共同获得的。愉悦感与节点质量指数、绿视率、街道线性和每米宽度内每分钟通行的人数和百米垃圾发现次数有关。绿化和节点可以吸引人们注意、驻足停留，体验场所乐趣；弯曲的街道可以不断给人们带来视觉变化，使人获得惊喜，这些都是人们获得愉悦感的积极因素。但是，过多的人流量阻碍人们的自由通行活动，人们不能在街道上自由行走，从而影响人们的愉悦感。归属感与节点质量指数、立面通透性和百米座椅长度有关。街道归属感体现了一条街道的场所精神，经过研究发现，与街道归属感有关的因子都是和人们交流有关的。可见，街道交流活动的发生促进了人们对街道的认知和体验，从而提升街道归属感。

综上所述，内涵美是一种综合的美感，它是通过表达、体验和交流共同形成的。文化感的形成依赖于建筑空间、色彩、设施的共同表现；愉悦感的形成依赖于吸引人的景观节点，视线效果变化的体验；归属感的形成依赖于满足人们交流需求的节点、通透的立面和设施设计。

6.2 提升步行环境优质体验的规划策略

6.1 小节实证研究表明人们在步行活动中对住区步行空间的需求主要是舒适性体验需求与审美性感知需求,因此在步行空间的规划中,我们通过打造舒适性步行空间满足步行活动的基本需求,创造美丽的步行空间以增加步行活动的趣味性,提升步行活动的活力与品质。

6.2.1 舒适步行环境的营造

1）步行设施舒适性的提升

步行空间设施的舒适性关系到人群步行的便利程度。主动式步行干预的步行空间规划设计应综合考虑人群的特殊需求,提供舒适、便利的步行服务设施满足不同年龄段、不同体能的人群的步行需求。具体从以下几个方面干预:拓宽步行道,增加休息交流空间;设置满足步行需求的人性化步行设施。

（1）适宜的人行道宽度

人行道宽度受到人流量、各类使用者舒适性通过以及其活动需求等要素的影响。首先可以考虑单因子影响下的人行道宽度要求。英国的《步行空间设计手册 1》,对这部分内容有相关要求,我们可以适当借鉴。如人行道宽度的确定,不能单独考虑人流量,还要结合各类使用者通过时的最大宽度要求（表 6.21）,应最大限度地满足各种活动需求的人群的舒适性（表 6.22）需求;此外,在特殊地段可以适当增加人行道宽度,例如,学校和商店周边。

表 6.21　满足各类人群舒适性通过需求的人行道宽度设定

使用拐杖的人行道宽度	0.75 m
轮椅宽度	0.9 m
使用拐杖者 + 推婴儿车者的二人宽度	1.5 m
成人 + 幼儿的二人宽度	1.2 m

表 6.22　满足功能需求的人行道和行走区宽度设定

步行道宽度	最窄 2 m
逗留、聊天道路宽度	2.5 m 以上
玩耍的步行空间宽度	4 m 以上

　　步行空间的舒适性还与人们视野中感知的绿化、天空和建筑的比例有关。对于建筑高度较高的地方，可以适当增加步行空间宽度或者减少行道树的密度，以保证人们对天空的可见，减少步行空间的昏暗感，增加人群步行的舒适感。

　　步行空间中设施的布局与人们步行的舒适性也有很大的关系。座椅设置的基本原则首先是不阻碍行人通过，即流动的人不会对人们的休憩行为造成影响。所以在人流量大的线性空间中，不宜布置大量的座椅，应该根据两侧功能选择座椅位置。座椅适合贴近建筑或者绿化布局，并结合乔木设置，且以连座座椅为主（表 6.23）。在步行空间外侧时背对车行道，在步行空间内侧时面向车行道。在节点空间中可以布置较为丰富的座椅，形式和位置也可较为自由。

表 6.23　座椅形式选择方法总结

空间类型	位置	意向图	效果图	特征
线性空间	人行道外侧布置			节省位置，不影响人流，可与行道树相结合
	人行道内侧布置			节省位置，不影响人流，可与周边场所绿化结合
节点空间	结合节点边上绿化布局			处于角落空间，私密性较好
	结合广场上的植物布局			可以产生丰富的空间形态，满足各种人群需求

垃圾箱的位置关系到人们是否可以迅速地将手中的垃圾扔掉,所以其布局也与人们的舒适感有关。根据需求垃圾箱的位置可以设置为固定型、移动型和依托型3种。固定型可用于人流量较少的路旁,移动型配合设施与人流量变化较多的节点场所,依托型设置于人流量较多的狭小空间。垃圾箱最好靠近商店、节点和公交站牌等人流集中的地方,这些地方容易产生小量、快速、游移性质的垃圾,可以根据不同的环境性质和人流量具体确定。同时结合绿化植物的设计对垃圾箱做一些隐蔽措施,以减少人们的不适感。

(2)针对性设置不同步行空间

调查发现步行道宽度对人群交通性步行、购物性步行、休闲性步行都有显著影响,拓宽步行道宽度对促进人群步行出行至关重要。宽阔的步行道可以布置多样步行空间,同时可以提供人们活动、表演的空间增加步行空间步行趣味。不同人群由于不同的自身特点对步行环境的需求各不相同,因此,在步行系统中针对不同人群设置相应的步行空间。比如,老人的舒适行走距离是成年人的一半,只有150 m,超过这个距离,就应该设置途中休息处(图6.44),对老人而言,步行中有效的步行休息可以补充体力缓解疲劳,从而延长步行时间和步行距离。在休息交流空间中可以用适当的座椅设置来增加人群和其他行人的交流(图6.45至图6.46)。

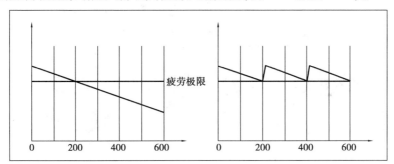

图6.44　不设休憩空间与间隔一定距离设置休憩空间情况下人的疲劳曲线之比较

(资料来源:范佳山.商业街中人的行为与公共空间设计研究[D].上海:上海交通大学,2007.)

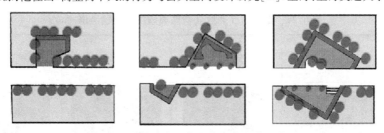

图6.45　步行系统中的休息交流空间布置

(资料来源:王媛婷.基于原居安老思想的社区规划研究[D].上海:上海交通大学,2011.)

（3）配置适宜的人性化步行设施

首先应该提供符合人群使用特征的步行道，在路面材料的选择上，尽量选用表面平整、透水性强又不易湿滑的材料。目前很多路面选用石材铺装，只注重图案、色彩好看，却忽视雨雪天气路面湿滑的问题，而且一些砂砾、砖块等表面凹凸不平的材料往往不利于老人使用拐杖等，混凝土材料的坚硬铺装又很容易引起人群不必要的摔伤等（表6.24）。对于老人而言，由于腿脚不便，步行道路应尽量避免路面高差，在有高差变化的地方需要设置平坦的台阶和坡道。因为不同身体状况的人有不同的偏好，所以建议在有高差变化的地方坡道和台阶最好能综合使用（图6.47）。台阶和坡道应结合景观设置，配以圆滑扶手栏杆，台阶宽度至少1.5 m，保证两位老人可搀扶通过，踏面需采用非光滑处理。护栏、扶手等能够被人触及的设施，应该防止出现尖锐、粗糙部分，防止刮伤或摔伤老人。另外，步行道上需布置免费饮水池、遮阳避雨棚以及小品装饰，使人们在不同气候条件下都能够享受步行及恢复体力，让他们能够放心、安全、舒适地步行。

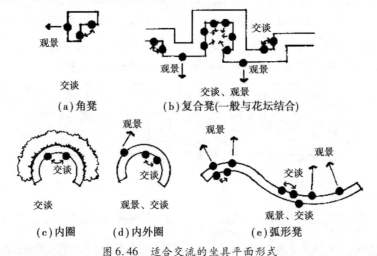

图6.46　适合交流的坐具平面形式

（资料来源：王晓俊. 风景园林设计［M］. 南京：江苏科学技术出版社，2000.）

表6.24　重庆市江北区调查区典型的路面铺装形式

调查内容	形式一	形式二	形式三	形式四
图示				

续表

调查内容	形式一	形式二	形式三	形式四
硬度	硬度适中	硬度适中	偏硬	坚硬
平整度	较平整,轮动车使用较颠簸	平整度一般,轮动车使用较颠簸	平整度高,轮动车使用平顺	平整度较好,轮动车使用较平顺
防滑效果	透水性强,路面不易积水和打滑	透水性较强,路面不易积水和打滑	透水性一般,路面会有打滑现象	透水性差,路面会有积水,易打滑

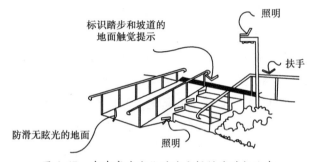

图 6.47　在有高度变化的地方提供坡道与踏步

（资料来源：（美）克莱尔·库珀·马库斯,卡罗琳·弗朗西斯. 人性场所：城市开放空间设计导则[M].北京：中国建筑工业出版社,2001.）

2）步行环境舒适性的提升

（1）控制机动车速,打造安宁化交通环境

限制机动车速是打造舒适良好的步行环境的关键环节,通过控制机动车车速形成安宁化交通环境,能够为人们,特别是老人和小孩提供一个安全、舒适的步行环境。

荷兰采用一种称为"Woonerf"的慢速交通理念,通过设计步行空间的方法使车速降低,增进安全、环境和生活质量。趋向于减慢车速的设计要素包括绿化岛、坡度变化、步行空间宽度变化、道路弯曲等。Woonerf 步行空间的布局创造了具有特色的步行空间景观,促进了孩子、老年人及其他成年人之间的交往,因而受到热烈欢迎,许多欧洲城市传统布局的步行空间都开始转变。本文建议采用 Woonerf 的基本做法来限制机动车速度,创造适合老年人步行出行的安全舒适的住区步行空间环境

(图6.48)。

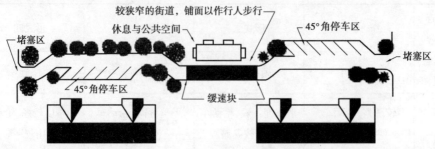

图6.48　Woonerf步行空间营造方法示意图

（资料来源：托马斯·H.罗斯.场地规划与设计手册［M］.顾卫华，译.北京：机械工业出版社，2002.）

（2）提升空间质量，增加"步行空间眼"

空间质量可以给人们以"安全感"的暗示，因此，维护和设计良好的步行空间节点和设施的质量十分必要。首先，注意对破败的建筑和设施进行定期维护；其次，在视线较好的地方可以设置一些高度和朝向适宜的座椅，预防盗窃等行为的发生；最后，步行空间"阳角"空间是向外侧突出的空间，这种通过社会自发监督空间让人产生了视觉和心理的死角，而"阴角"空间是把人们环抱着的空间，给人以安全感，步行空间节点设计中尽量减少"阳角"空间，增加"阴角"空间（表6.25）。

表6.25　阳角空间和阴角空间的差别

阳角空间	阴角空间
"阳角"容易造成人们视觉和心理的死角，引发不安全事件	"阴角"空间可以创造出一种把人拥抱在里面的温暖感，给人安全感

为了增加"步行空间眼"，设置通透性的步行空间立面是十分必要的。同时可以将建筑内部的活动引到室外。在室外设置门廊，门廊不仅可以遮风挡雨，还可以为人们提供休息的场所，吸引人群，对步行空间进行"监督"。

（3）增强管理，提升步行环境卫生状况

步行环境的清洁卫生状况是影响人们步行出行意愿的直接因素，步行空间的空气污染、噪声污染、垃圾污染等都会严重影响步行品质。鼓励促进社区或步行空间的自治组织建设,提升环境卫生状况;通过加强体制建设和管理,提升步行空间的清洁度与美观度。

6.2.2　美丽步行环境的营造

步行空间的合理设计可以激发人们的积极情绪,从而促进步行活动的发生。基于前述,对步行空间形式美和内涵美特征的研究,下面也从这两个方面入手,提出相应美丽步行环境的营造方法。

1)步行空间"形式美"的打造

(1)打造"复杂感"的步行空间

调查发现,丰富多样的步行空间往往被人群认为是安全的、有活力的;复杂感强的步行空间能够给人群丰富多样的视觉体验,也可以使他们放松身心、愉悦心情。而步行空间景观比较单调的地方往往会被认为是比较冷清、缺乏安全感的,人们都不太愿意在这样的步行空间中行走。调查中一些住区周边的步行空间景观设计复杂多样,还有适量的运动场地,人群步行出行的频率较高(如城市新筑社区)。主动式步行干预的规划设计可以通过住区道路、绿地、水体空间形态以及植物配种方式的区别处理强化步行空间景观的视觉特色,形成良好的步行空间环境,吸引人群步行出行。俄勒冈州的波特兰市是一个有悠久步行传统的城市,其通过具有想象力的步行空间景观设计改善了步行环境,促进居民步行出行。此外人的活动和户外就餐也能够增加视觉丰富性,增加步行空间活力,吸引人群步行(图6.49)。规划设计宜创造多的活动交流空间来应对人群对步行空间景观的需求。

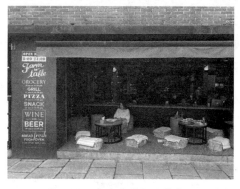

图6.49　户外活动与就餐空间

①步行空间序列组织。早在1961年,库伦就提出了步行的视觉序列应是一系列优美画面的结合,他称为"串行愿景"(serial vision)。一个具有丰富感的步行空间是线性空间与节点空间的有机组合:"起"于入口处的节点,"经"于长直的步行空间,"兴"于中间的节点,再"经"于线性空间,最后"结"于结尾处节点。通过线与节点的结合,共同塑造丰富的空间序列。

弯曲的步行空间,多由自然地形的弯曲所产生,其空间流动感较强,容易给人以丰富多变的景观趣味感,可以在转弯处形成节点空间。直线型步行空间主要利用直线组织空间的底景,通过两边建筑的界面,组织步行空间的空间变化和节奏,可在主要的公共场所附近形成节点空间(表6.26)。

表6.26 步行空间的空间序列组织形式

步行空间的形状	模式分析图	特点
弯曲步行空间		在转弯处形成节点空间,满足人们行走时的对景
直线步行空间		在主要的公共场所附近形成节点空间

②提升步行空间的绿化品质。自然要素在激发人们积极情感中起到重要的作用,人们越来越追求步行空间环境的自然。在有限的步行空间中,首先应该提升人们感知的绿化数量,即绿视率。一方面,扩大两侧场所绿化对步行空间绿化的渗透,通过透明的围墙、栏杆和门窗实现;另一方面,通过层次丰富,不同类型的植物搭配,构建步行空间立体绿化(表6.27),增加人们视野中的绿化比例。

表6.27 步行空间立体绿化构建方式归纳

模式	意向图	效果图	特征
屋顶绿化 + 行道树 + 装饰绿化			屋顶绿化利用植物栽植于屋顶,美化建筑顶面的一种简单的绿化形式
行道树 + 立体花坛 + 装饰绿化			立体花池可以放置于步行空间节点处,提升绿化植物趣味性

续表

模式	意向图	效果图	特征
行道树＋装饰绿化＋围墙绿化	行道树　建筑围墙绿化　装饰绿化		围墙绿化使呆板的硬质建筑围墙充满绿色的生机
悬挂绿化＋装饰绿化＋行道树	建筑　行道树　悬挂绿化　装饰绿化		悬挂绿化悬挂于建筑外墙上,可根据需求摆出不同的造型,丰富建筑外墙

　　植物是塑造和强调步行空间的重要方式,通过不同形式的绿化围合和搭配,形成丰富多样的绿化配置效果(表 6.28)。例如,通过植物可以将硬质铺装空间划分为更小的公共空间,很好地将人群分流;在主要公共场所门口进行点缀和强调,能使步行空间更具有意向性。

表 6.28　步行空间绿化的空间塑造模式

模式	意向图	效果图	特点
硬地疏林	建筑		在空间较大的人行道上,采用较高大的乔木类植物作为景观植物,通过分割空间,将人群分流
突出空间	学校等场所　建筑　建筑		通过良好的绿化搭配,突出空间的意象性

　　对于特定的步行空间,在不同的情况下,可以通过不同的绿化形式对其进行点缀(表 6.29)。通过对立面的装饰、色彩的点缀和小空间的构筑,共同丰富、对比和点缀步行空间,提升步行空间的丰富感。

表6.29　绿化的点缀空间的方式归纳

点缀方式	适用情况	装饰效果	说明
装饰立面	当步行空间立面过于单调，窗子、门的形式太过单一时		通过对建筑立面的装饰，形成丰富多变的空间效果
色彩点缀	当步行空间色彩过于单调，或者整个步行空间色彩太过于昏沉		通过不同的植物点缀步行空间色彩，缓解步行空间单调性
构筑小空间	当某一段步行空间比较空旷，且没有其他步行空间设施		通过绿化构建一个小空间，起到点缀空间的作用

此外，步行空间设施也是提升丰富感的重要因素，跟绿化效果相似，设施的出现也可以使得单调的步行空间变得更加活跃。线性空间边缘的座椅，设计感良好的垃圾箱和路灯，都会提升步行空间的丰富感。

（2）塑造富有"韵律感"的步行空间

①步行空间的轮廓线布局控制。高层建筑是现代步行空间的重要组成部分，适当的高层建筑节奏和韵律可以使步行空间变得更加灵动，高层建筑的后退还会形成步行空间广场，丰富步行空间序列。调研的8条生活性步行空间中，建筑大部分为3～10层，12层以上的建筑起到点缀、控制空间轮廓的作用。通过高层建筑控制的轮廓线设计方法有：高层建筑出现在步行空间起始和结尾位置，起到明确界定步行空间的作用；成群出现在主要功能区，提升土地利用效率等。如果步行空间是弯曲的，可以将高层建筑布局在转折点处，形成步行过程中的对景，给人以视觉冲击。此外，高层建筑不能均匀出现，否则会对空间的秩序感造成消极的影响（表6.30）。

表6.30　高层建筑控制下的轮廓线布局方式

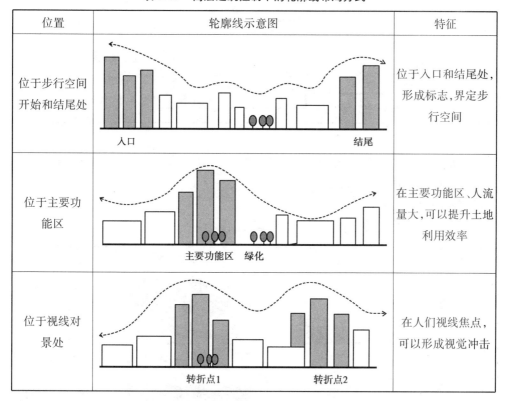

位置	轮廓线示意图	特征
位于步行空间开始和结尾处	入口　　　　　　　结尾	位于入口和结尾处，形成标志，界定步行空间
位于主要功能区	主要功能区　　绿化	在主要功能区、人流量大，可以提升土地利用效率
位于视线对景处	转折点1　　　　转折点2	在人们视线焦点，可以形成视觉冲击

②打造良好的建筑"围合"界面。优秀的步行空间界面密度要保持在70%以上。良好的建筑围合是围合感塑造的基础。在围合过程中要做到开敞与围合的搭配。围合可以通过两侧建筑围合实现，而开敞可以通过一侧围合实现。步行空间可以在具有良好外部视觉效果的地方进行开敞，使人们可以在经历了狭窄的视野后，过渡到宽阔的视野，有利于领略不同程度的步行空间景观轮廓（表6.31）。

表6.31　双侧围合和单侧围合的差异

围合方式	视线特征	特征
双侧围合	建筑　　　建筑 视线集中于近处景观	一般情况下进行双侧围合，将视野集中于近处景观，体验近处美景

续表

围合方式	视线特征	特征
单侧围合	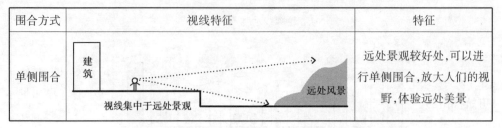 建筑 视线集中于远处景观 远处风景	远处景观较好处,可以进行单侧围合,放大人们的视野,体验远处美景

但是在实际情况中,受到地形、场所等因素的限制,建筑无法很好地进行围合,这时,可以利用地形、绿化和设施等要素进行补充(表6.32),通过这些多样化的围合方式共同界定步行空间。

表6.32 步行空间的多样化围合方式

围合方式	示意图	装饰效果	说明
自然地形围合	建筑 建筑		利用现有地形,通过设计后成为步行空间围合界面的一部分
乔木围合	建筑		在开敞的空间建立一个"虚"的围墙或者通过这个围墙缓解高层建筑的压迫
构筑物围合	建筑 构筑物围合		在空旷的地方通过构筑物形成围合

③提升步行空间"通透感"。调查结果显示,沿街通透界面的比例和沿街建筑界面的比例与人群步行出行紧密相关。通透界面比例高、沿街建筑界面低的住区步行空间具有良好的视觉通透性,人群往往表现出较多的步行出行意愿。人群认为通透的步行空间可以让他们有放松的感觉,同时视线不受遮挡,可视距离更远也会带来安全感。规划设计应该尽量多地提供通透的步行空间界面,尽量避免实体围墙的围

合,在有围墙的地方可结合绿化、小品的设置等方式来缓解其带来的压抑感。另外,规划设计需注重步行空间绿地、小广场等小型活动空间的设计,此类空间会给人群更加开阔的视野、更多活动及观察的机会,对人群步行具有积极的促进作用。同时人群也可以从这些空间穿过,可以更加方便快捷的到达目的地。

优美的步行空间立面设计仿佛让人们进入一座展览馆,使人们在行走的过程中可以观赏两侧的景物。通过门、窗户和围栏等介质将步行空间建筑或场所内部的活动和景观渗透到步行空间上,产生内部和外部活动的互动,增加步行空间的吸引力。虽然,有研究表明,步行空间的通透性应该大于60%,但是,优秀的步行空间立面不应该只注重"量",更应该注重"质"。

将两侧公共场所的优美景色渗透到步行空间上可以提升步行空间通透性的"质",主要可以通过景色的渗透、氛围的渗透和实体的渗透实现(表6.33)。例如,步行空间两侧的学校优美的景观通过大门或者通透性较高的围栏渗透到步行空间上,会吸引行人忍不住观望。调研表明,大门口的景色相对较好,所以,大门口较好的通透性十分重要。如果人行道高于周边公共场所,那么给人们的观望又提供了便利。此外,如果已经是通过墙体围合,那么可以将两侧场所内的绿化拓展到步行空间上,提升行人对围墙另一头的想象,从而潜移默化地增强通透感。

表6.33 增强步行空间两侧场所通透感的方法归纳

通透感提升的常用方法	思路	实例	说明
景色渗透	使用有通透功能的围墙、栏杆,特别注意大门的装饰和通透		大门可以足够通透化,增大内部最为优美的景色渗透到步行空间,实现资源的共享
氛围渗透	将步行空间内具有特色的建筑或者构筑物展现到步行空间上		如果步行空间两侧场所功能有特色,可以通过能代表其特色的装饰物将其氛围渗透到步行空间上
物体渗透	如果步行空间通过实体墙围合,可以将两侧场所内的绿化渗透到步行空间上		将步行空间内的树木景物渗透到步行空间上,可以引导人群想象围墙另一侧的景象,增强"隐性"的通透性

此外,色彩的繁杂对步行空间秩序感产生消极的影响。步行空间色彩分为自然色、半自然色和人工色。自然色包括天空、植物和水的颜色;半自然色是指通过人为加工的自然建材的颜色;人工色是指人工生产出的物品的颜色,包括混凝土、玻璃、面砖和涂料等。为了保证步行空间的秩序感,主色调不宜过多,可以选择 2~3 种颜色为主色调,然后,可以选择搭配色进行补充与活跃,并结合绿化和天空的颜色,形成辅助色。

2）步行空间"内涵美"的塑造

（1）烘托"文化"空间

文化感是步行空间的历史积淀,是空间最为显著的特色与标志。步行空间文化感的产生是受建筑界面、设施设计和色彩共同影响的。

建筑界面是形成步行空间文化感的基础,它对于整体空间的文化表现具有意向性。而设施设计的文化表现是对建筑的配合,这对人们从细节感受空间文化具有重要作用。常用的步行空间文化的展现方式大致有景观再现、借鉴转化、抽象表达、对比融合、隐喻象征等几类（表6.34）。

表6.34 步行空间文化的展现方式总结

文化的展现方式	特征	案例	说明
景观再现	根据当地环境的景观特征重现当地的历史人文景观,手法有直接的或间接的、具象的或抽象的		富兰克林纪念馆前的步行空间:用反映原有建筑外轮廓的抽象构架作为步行空间景观的主景,运用间接再现的手法获得了超越时空的连续感和历史文化氛围
借鉴转化	在新建筑上注入这个地区在历史中形成的特有的符号和排列方式		上海新天地:基本保留了里弄的格局、建筑外观立面、细部和里弄空间的尺度,但对建筑内部进行了较大的改造,以适合现代生活需求
抽象表达	在原有建筑形式,各种标志性景观符号的再现与抽象的基础上,结合当代景观的功能结构,创造新的有地方特色的现代形式		涂鸦街昔日的工业景象虽已衰败,但钢管架构的川美大门,机械零件的公共雕塑艺术品都试图展现一种艺术文化特性

续表

文化的展现方式	特征	案例	说明
对比融合	将传统乡土建筑的材料、构造和布局方式与当代材料和技术结合,在质感、色彩、形体等实现冲突中的和谐,对比中的统一		德国基尔市商业步行空间中心场地上,通过巧妙的设计和相同的石块材料,将瀑布、水池与跌宕起伏的地势融为一体,有一种浑然天成之感
隐喻象征	通过空间、形体、细部的处理,利用隐喻与象征的手法表达地域文化的内涵		中山四路通过拱圈、立柱等建筑细部形式,烘托出了特有的文化氛围

步行空间的主体色彩反映了空间的特有文化特色,带给人们文化感。世界名城都有其色彩的限定,例如,巴黎为米黄色、伦敦为土黄色,北京为以灰色调为本的复合色。空间主体色彩的选择一方面要注意与原有的整体城市色彩的对比、协调和融合关系,还要注意人们对不同色彩的感受与联想(表6.35),更好地展现步行空间文化。辅助色彩的选择也要注意与主体色彩搭配、对比和点缀。主体色彩为灰色调时,辅助颜色宜选择明亮跳跃的颜色突出轮廓,成为亮点;城市主体色彩为亮色系时,城市家具则应相应的为同色系或暗色调,使之融合于城市之中。

表6.35　步行空间色彩表现与联想

白色	白云、洁净、圣洁、素雅、冰雪
灰色	混凝土、忧郁、平凡、沉默、朴素、含蓄、中性、民国
黑色	夜、死亡沉稳、刚毅、严肃、阴沉、悲戚、沉重
红色	太阳、温暖、热情、革命、危险、喜庆、积极、中国
橙色	焦躁、温馨、明朗、华美、热量、果实
黄色	月亮、明快、希望、明亮、光明、中国
褐色	古朴、土壤、生态、涩味、沉静、典雅、巧克力
绿色	植物、山体、青春、永远、和平、理想、健康
蓝色	天空、大海、无限、冷淡、平静、悠远、永恒、忧伤
紫色	高贵、优雅、奢侈、消极

(资料来源:刘鑫垚.基于美学观的山地城市设计研究[D].重庆:重庆大学,2012.)

（2）打造趣味性的"愉悦"步行空间

在城市步行空间中，人们总是被一些特殊的物质环境所吸引，由此激发出人们对环境的体验冲动，从而获得愉悦感。在步行空间中，最具有吸引感的物质为节点和绿化，必须增强节点和绿化的吸引力和被感知的能力，从而使节点和空间产生互动。例如，主要历史遗迹场所的开放性、公园的可达性、主要开放节点的标识性、体育健身设施的完善性等，使得人们可以方便地进出和体验，获得愉悦感。

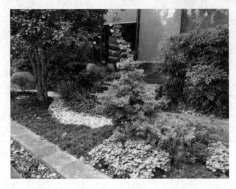

图 6.50　立体花池塑造多样形状

此外，绿化空间的良好设计也可以增加趣味性，例如，立体花池（图 6.50）可以塑造出各种各样的形状，满足人们观赏、拍照等需求。具有愉悦感的步行空间还应减少人与人之间的摩擦，可以通过适当拓宽人行道获得。

（3）提升步行空间"归属感"

如果说愉悦感是人与景观之间的互动，那么归属感则是人与人之间的互动。增加人与人之间的交流是促进步行空间归属感的重要方式。

首先，节点空间必须满足各类人群的交流需求。例如，老人的交流一般是坐着的，儿童的交流可能是一块玩耍，而年轻人的交流可能是边运动边交谈，所以在节点空间中，需要有不同的交流区。此外，场所内部景观可适当增加层次性，如相对较高的乔木和低矮的灌木以及花卉的分割，这样不仅可以增加观赏情趣，也可从一定程度上自然地将游憩场所划分为诸如私密空间、焦点空间和围合空间等不同开放程度的小空间。

立面通透方面，不仅是可以直接进出的门，各种窗子的存在也增加了室内外的交流。窗子应该对着步行空间上的优美景色，同时注意窗子高度与人们视线的关系，以吸引内部的人群到步行空间。

在设施方面，可以搭建易于人们相互交流的互动式座椅，用以支持互动性行为。前面一般的公共设施大多是为了纯粹的休息功能，不易于人们相互交流，因此很难激发人与人之间的互动行为。因此，可以在此基础上进行变形，形成易于"交流"的内向的座椅（表 6.36）。

表 6.36　易于交流的座椅变形

类型	以前模式	变形模式	适用地方
直线型座椅			直线型空间中
围绕型座椅			节点空间中

本章小结

　　本章从感知与需求视角出发,探讨了住区步行空间环境与人群步行需求与体验的关系,总体而言,满足人群感知需求的物质空间环境对人们的步行活动体验有促进作用。本章通过开展两个实证专项研究,发现步行空间舒适性与街景丰富性,决定了人们步行活动的频率,舒适的、丰富的步行空间对人们的步行活动具有吸引导向。在对重庆市 8 条步行空间环境因素与人群步行活动的分析中,发现步行空间的形式美和内涵美对于人们步行活动具有正向的积极促进作用(图 6.51)。

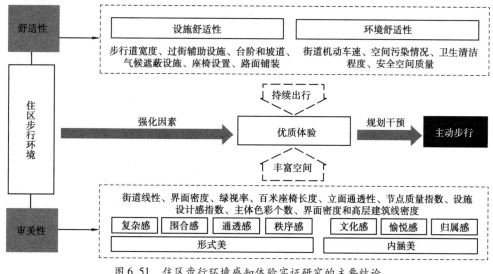

图 6.51　住区步行环境感知体验实证研究的主要结论

　　基于实证研究总结提出了满足人群步行体验与感知需求的空间营造策略:在舒

227

适步行空间的营造方面，通过设置有效人行道宽度、不同的步行空间、配置人性化步行设施来提升步行设施的舒适性；通过控制车速、营造安宁化交通环境，提升步行空间卫生状况来提升步行环境的舒适性。在美丽步行空间的营造方面，可以通过复杂化空间打造、韵律感秩序步行空间塑造来打造具有"形式美"的步行空间；同时可以通过"文化"步行空间烘托、趣味性的"愉悦"步行空间打造、提升步行空间归属感来打造具有"内涵美"的步行空间。

7 主要结论

本书立足城乡规划学、公共健康学、行为学、心理学、人文地理学、建筑学、环境设计学等多学科交叉视角,以优化城市建成环境,提升居民健康水平为宗旨,以主动式健康干预作为抗击肥胖、高血压等慢性病的主要途径,将研究重点聚焦在步行(通过步行提升体力活动,从而减少肥胖、高血压等慢性病的发病率),开展了住区层面步行环境的理论与实践研究,着重研究住区步行环境特征对人群主动步行出行的影响效果与作用机理。

通过理论分析与实践论证得出本书的结论,结论分为4个部分:一是提出应对人群健康的城乡规划主动式健康干预;二是基于理论归纳提出主动步行的住区步行环境特征与构成;三是通过实证推论提出影响住区步行环境特征的空间形态因子。四是基于实证结果,提出最宜步行住区的理想环境模式。

7.1 应对人群健康的城乡规划主动式健康干预

城市中建成环境质量直接作用于人群健康,设计精美的城市环境和杂乱喧嚣的城市环境分别会对人群健康产生正、反两方面的影响;城乡规划学科必须双重考虑物质环境与社会环境的建设,通过空间设计和引导,促使建成环境向人群健康有益的方向发展。城乡规划学科对建成环境的影响,本文认为其实质是对环境的主动式干预。从抗击慢性病、提升体力活动的角度看,这种干预主要表现为塑造促进人们主动步行出行的住区步行环境。

7.2 主动步行的住区步行环境特征与构成

7.2.1 影响步行出行的三类关键行为因素

环境对步行的影响主要基于对步行行为的干预。本文提出影响步行的3类关键行为因素:一是步行行为干预的倾向因素,满足人们对步行设施完备的需求,表现为环境如何决定人们步行出行的意愿；二是步行行为干预的促成要素，满足人们对步行高效便捷的需求，表现环境如何加强人们步行出行的效率；三是步行行为干预的强化要素，满足人们对步行优质体验的需求，表现环境如何提升人们持续步行的频率和更多丰富的交往活动。

7.2.2　促进人群主动步行的住区步行环境特征

从步行行为常发生的住区层面，提出主动式健康干预的住区步行环境，由步行环境的设施完备、步行环境的高效便捷和步行环境的优质体验3部分组成。其中，住区步行环境设施完备的环境特征表现为步行行为的邻近性和安全性，住区步行环境高效便捷的环境特征表现为步行行为的连通性和可达性，住区步行环境优质体验的环境特征表现为步行行为的舒适性和审美性(表7.1)。

表7.1　主动步行的住区步行环境特征与构成

环境	三类干预	步行行为需求的倾向要素	步行行为需求的促成要素	步行行为需求的强化要素
	影响本质	环境如何决定人们步行出行的意愿	环境如何加强人们步行出行的效率	环境如何提升人们持续步行的频率和更多丰富的交往活动
	空间内涵	步行设施完备的需求	步行高效便捷的需求	步行优质体验的需求
住区环境	空间构成	步行的环境设施完备	步行的环境高效便捷	步行的环境优质体验
	环境特征	邻近性和安全性	连通性和可达性	舒适性和审美性

7.3　影响住区步行环境三类特征的空间形态因子

7.3.1　影响住区步行邻近性和安全性的空间形态因子

住区步行环境设施的邻近性决定了人群主动步行出行的意愿。影响邻近性最主要的因素是土地利用布局和日常服务设施布局。较高程度的土地混合利用，即区域内土地利用的多样性具有更多的公交设施和就业点，可以提升短距离工作机会和公交使用率，进而促进主动步行出行；日常服务设施中主要的商业、公共服务设施的邻近性也会促使人群选择步行出行。其中，文化娱乐设施距离、公交设施距离和教育设施距离是住区步行环境设施邻近性重要关注的方面，对居民主动步行出行具有重要影响。

住区步行环境的安全性在消除人们对机动车主导的现代街道产生的步行安全隐患起到重要作用。步行安全性在很大程度上取决于道路、环境、管理 3 项客观要素，街道业态活力、机动车速度、违规占道停车是影响步行安全性的最重要因素。反之，安全的步行环境对促进人群主动低碳出行、降低对私家车的依赖性、缓解车辆对环境的影响等方面具有重要作用。

7.3.2　影响住区步行连通性和可达性的空间形态因子

住区步行环境的连通性能直接促进人们便捷的主动步行出行。满足连通性的步行环境营造应侧重于对空间重要节点的控制，人群步行距离和步行目的需求是完善步行系统网络必须着重考虑的方面；同时，完善日常服务设施的种类、数量和空间布局，也是有利于增强步行网络连通性的。

住区步行环境的可达性能消除人们主动步行出行的阻隔。影响步行网络可达性的社会、城市、自然三大主要要素的作用强度不一，其中社会空间阻隔因素很重要但却通常被忽略；增加城市道路网密度、减少用地阻力对增强步行网络可达性有着直接影响；而山体、水体等自然要素对可达性的阻隔作用较小，并且具有不稳定性。

7.3.3　影响住区步行舒适性和审美性的空间形态因子

住区步行环境的舒适性决定了人们产生持续的步行出行。舒适性分为设施舒适性和环境舒适性，步行设施舒适性与步行道平均宽度、过街辅助设施、步行道台阶和坡道、气候遮蔽设施、座椅设置、路面铺装等因子有关，步行环境舒适性则与路面铺装、噪声程度、空气污染程度、街道清洁度等因子相关。

住区步行环境的审美性除了刺激人们持续的步行出行，还能丰富步行空间、促使住区交往活动。审美感知包括空间的形式美和内涵美，形式美包括复杂感、围合感、通透感和秩序感，分别表示了街道视觉的变化、复杂感、围合感、通透感和秩序特征，其涉及的空间环境要素分别为街道线性、界面密度、绿视率、百米座椅长度和设施设计感指数、立面通透性和节点质量指数等；内涵美包括文化感、愉悦感和归属感，代表了更深层次的审美，是对历史意义、人的意义和场所意义的共同表达，其涉及的空间环境要素分别为设施设计感指数、主体色彩个数、界面密度和高层建筑线密度、节点质量指数、绿视率、街道线性和每米宽度内每分钟通行的人数、百米垃圾发现次数、节点质量指数、立面通透性、百米座椅长度等。

7.4 宜步行住区环境的理想模式

基于以上认识,本文提出构建与目前规划体系相适应的宜步行规划单元,进而明确宜步行住区环境的理想模式,使其成为具有实践操作价值的规划单元,为步行城市建设奠定基础。

由于步行者心理耐力与体能的限制,决定了其步行出行范围的有限性,国内外众多城市交通调查结果都表明,在 300 ~ 500 m(即步行约 5 min)的距离范围内,绝大多数人会优先选择步行。另外,控制性详细规划中对于公共服务设施、服务范围 500 m 的规定,考虑未来与空间规划体系相结合,本文首先选定 500 m 步行范围作为住区步行单元规模。

其次,步行空间连续是现实规划条件中实现步行单元的基础性空间条件之一。在城市中,步行路径的连续性往往会被山体、河流等自然阻隔或铁路、高速路等交通阻隔。这些障碍不仅会降低通勤性步行、生活性步行这种有明确目的地的步行出行频率,同时对于休闲性步行出行更是有着积极的影响。因此,本文认为从步行连续性的角度考虑,在现实条件下的步行单元必须限定在交通干道、自然山体等步行难以逾越的地块范围内。其中,交通主干道是最为主要且常见的步行交通障碍,而依据我国现有城市道路规范要求,主干道间距一般为 800 ~ 1 200 m,也就是说,在多数情况下,城市步行连续物质空间形态主要表现为一个由主干道围合而成的街区,其边长大约为 1 000 m。可以说,这一空间规模与步行单元的空间规模是相似的。

另外,本文重点研究的是住区,其所承载的功能必然是以居住功能为核心的。在我国城乡规划中,对于住区规划安排总是以大规模集聚的形态出现,主要目的是集中提供配套设施,而在现实的规划中也逐步形成了以在合理步行距离内满足基本生活需求为原则的四级居住区分级控制,即十五分钟生活圈居住区、十分钟生活圈居住区、五分钟生活圈居住区以及居住街坊。特别是《城市居住区规划统计标准》(GB 50180—2018)中指出,十五分钟生活圈居住区是以居民步行十五分钟可满足其物质与生活文化需求为原则划分的居住区范围(步行距离 800 ~ 1 000 m),由城市干路或用地边界线围合、居住人口规模为 5 万 ~ 10 万人,配套完善的地区,这一定义在空间范围上与本文所界定的步行单元范围相吻合。可见,从空间规模和特征上来说,步行单元在现有规划条件下是与十五分钟生活圈居住区的空间特征相适应的。

综上所述,本文认为,在现有条件下,住区是满足步行单元的空间载体,也为其应用提供了基础。特别是考虑到住区为基地的规划单元可以为步行单元、规划单元和管理单元的空间范围提供很好的一致性。也就是说,以住区为基地的步行单元不仅是步行行为的空间单元、步行需求设施的供给单元,更是维护环境的管理单元。

因此,步行单元有必要对传统的住区进行重新定义,从促进主动步行的角度对其中的社会环境、建成环境进行了深化说明。建成环境中的设施配套是住区规划的核心,对步行单元来说,提供全面的促进主动步行的要素也是其建构的核心目的。此时,建构的步行单元与 TOD 单元以及邻里单元具有同样的效果,即前者负责单元与城市的联系,后者负责满足日常生活步行的设施和环境供给。在结合以上分析的步行单元范围的基础上,结合实证案例分析,建立一种适宜步行的新的住区(以下称为"社区")发展模式(图 7.1)。

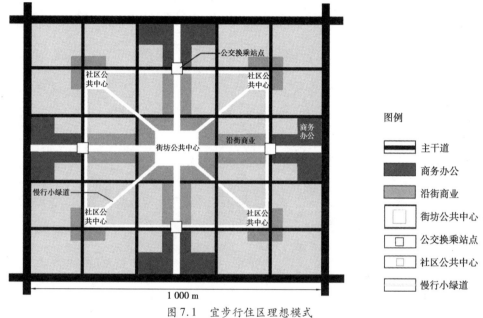

图 7.1　宜步行住区理想模式

在交通上,该单元将一个社区限定在以公共交通站点为核心的 500 m 范围内,而后整个社区空间发展结构通过公交干线两侧的人车混行街道引导。该街道的重要意义在于它是整个社区活力的核心纽带,其不仅将连接位于社区中心的公共活动中心和住区边缘 4 个办公点以创造有效的功能混合,它的更大意义在于鼓励社区内非机动车和公交等各种绿色出行方式,同时将创造极具适宜尺度的社区活动场所提升住区活力。

在功能布局上,该单元采取社区中心 + 街坊中心的二级结构,形成集中(社区中心) + 分散(街坊)中心的布局结构。首先,在社区中心层面,将满足社区居民需求的商业、餐饮、文化娱乐设施和公用设施集中布置,提升功能混合使用,同时将社区公园与这些设施混合布局构建社区中心,进一步增强社区的活力与美丽度,促进各年龄和各阶层人群的交流,增强社区的归属感和凝聚力,同时,在街坊层面,布局一个组团级的公共中心,并配套基本的服务设施,满足居民对部分实施"家门口"可达的要求。另外,为了进一步增加土地混合,该单元在十字轴的末端,即主干道边上,布局部分办公设施。这主要是考虑办公功能对交通便利的需求(机动化时代不可能在社区内全部解决就业,必定有社区大量的社区外来人口进行上班通勤),同时避免社区公共中心置入过多的办公功能,其带来的巨大且复杂的外来人口和容易影响本地社区居民生活。

参考文献

1. 著作

［1］BANDUR A. Social foundations of thought and action:A social cognitive theory［M］. Prentice Hall,1987.

［2］CARMONA M,HEATH T,OC T,et al. Public Places,Urban Spaces:The Dimensions of Urban Design［M］. Kidlington:Architectural Press,2003.

［3］DING D. Ecological Models:Application to Physical Activity［M］. Encyclopedia of Behavioral Medicine. Springer New York,2013.

［4］HESTER R T. Planning Neighborhood Space with People［M］. Van Nostrand Reinhold Company,1984.

［5］弗朗兹·博厄斯. 人类学与现代生活［M］. 刘莎,谭晓勤,张卓宏,译. 北京:华夏出版社,1999.

［6］杰弗里·马丁. 所有可能的世界:地理学思想史［M］. 4版. 成一农,王雪梅,译. 上海:上海人民出版社,2008.

［7］卡门·哈斯克劳,等. 文明的街道——交通稳静化指南［M］. 郭志峰,等译. 北京:中国建筑工业出版社,2008.

［8］托马斯·H.罗斯. 场地规划与设计手册［M］. 顾卫华,译. 北京:机械工业出版社,2002.

［9］王江萍. 居民居住外环境规划与设计［M］. 北京:中国电力出版社,2009.

［10］徐磊青,杨公侠,等. 环境心理学［M］. 上海:同济大学出版社,2002.

［11］扬·盖尔. 交往与空间［M］. 何人可,译. 北京:中国建筑工业出版社,2002.

［12］叶嘉安,宋小东,钮心毅,等. 地理信息与规划支持系统［M］. 北京:科学出版社,2006.

［13］郑昭佩. 地理学思想史［M］. 北京:科学出版社,2008.

［14］中国科学院. 科技革命与中国的现代化:关于中国面向2050年科技发展战略的思考［M］. 北京:科学出版社,2009.

2. 期刊

［1］ALBERT B,WALTERS R H. Social Learning and Personality Development［J］.

American Sociological Review,1963,23(5):634-635.

[2] ALFONZO M A. To Walk or Not to Walk? The Hierarchy of Walking Needs[J]. Environment And Behavior,2005,37(6):808-836.

[3] ALTHOFF T,SOSIČ R,HICKS J L,et al. Large-Scale Physical Activity Data Reveal Worldwide Activity Inequality[J]. Nature,2017,547(7663):336.

[4] BOOTH M L,OWEN N,BAUMAN A,et al. Social-Cognitive and Perceived Environment Influences Associated with Physical Activity in Older Australians[J]. Preventive Medicine,2000,31(1):15-22.

[5] BORST H C,MIEDEMA H M E,De VRIES S I,et al. Relationships Between Street Characteristics and Perceived Attractiveness for Walking Reported by Elderly People [J]. Journal Of Environmental Psychology,2008,28(4):353-361.

[6] BROWN A L,KHATTAK A J,RODRIGUEZ D A. Neighbourhood Types,Travel and Body Mass:A Study of New Urbanist and Suburban Neighbourhoods in The US[J]. Urban Studies,2008,45(4):963-988.

[7] BROWN B,WERNER C. A New Rail Stop:Tracking Moderate Physical Activity Bouts and Ridership [J]. American Journal of Preventive Medicine, 2007, 33: 306-309.

[8] CAO X,MOKHTARIAN P,HANDY S. The Relationship Between The Built Environment and Nonwork Travel:A Case Study of Northern California[J]. Transportation Researchpart A,2009,43:548-559.

[9] CUNNINGHAM, Developing A Reliable Senior Walking Environmental Assessment Tool[J]. American Journal Of Preventive Medicine,2005,29(3):215-217.

[10] DAY K,ALFONZO M,CHEN Y,et al. Overweight,Obesity,and Inactivity and Urban Design in Rapidly Growing Chinese Cities[J]. Health & Place,2013,21(0): 29-38.

[11] DISHMAN R K. Increasing and Maintaining Exercise and Physical Activity[J]. Behavior Therapy,1991,22(3):345-378.

[12] DOYLE S,KELLY-SCHWARTZ A,SCHLOSSBERG M,et al. Active Community Environments and Health:The Relationship of Walkable and Safe Communities to Individual Health[J]. Journal of the American Planning Association,2006,72(1): 19-31.

[13] EWING R,HANDY S. Measuring the Unmeasurable:Urban Design Qualities Related

to Walkability[J]. Journal of Urban Design,2009,14(1):65-84.

[14] EWING R. Pedestrian and Transit-Friendly Design:A Primer for Smart Growth[J]. International City/County Management Association,1999.

[15] FELIX D. Research in Historical Geography and in the History and Philosophy of Geography in the UK,2001-2011:An Overview[J]. Journal of Historical Geography,2013(42):203-211.

[16] FRANK L D,Andresen M A,Schmid T L. Obesity Relationships with Community Design,Physical Activity,and Time Spent in Cars[J]. American Journal of Preventive Medicine,2004,27(2):87-96.

[17] FRANK L,PIVO G. Impacts of Mixed Use and Density on Utilization of Three Modes of Travel:Single-Occupant Vehicle,Transit,and Walking[J]. Transportation Research Record. 1994,1466:44-52.

[18] HANDY S L,BOARNET M G,EWING R,et al. How the Built Environment Affects Physical Activity:Views From Urban Planning[J]. American Journal of Preventive Medicine,2002,23(2):64-73.

[19] HANDY S,CAO X,MOKHTARIAN P L. Self-Selection in the Relationship Between the Built Environment and Walking:Empirical Evidence From Northern California [J]. Journal of the Amercian Planning Association,2006,72(1):55-74.

[20] HANDY S,CAO X,MOKHTARIAN P. The Causal Influence of Neighborhood Design on Physical Activity within the Neighborhood:Evidence from Northern California[J]. American Journal of Health Promotion,2008,22(5):350-358.

[21] HANSMANN R,HUG S M,SEELAND K. Restoration and Stress Relief through Physical Activities in Forests and Parks[J]. Urban Forestry & Urban Greening,2007,6(4):213-225.

[22] HARTIG T,EVANS G W,JAMNER L D,et al. Tracking Restoration in Natural and Urban Field Settings[J]. Journal of Environmental Psychology,2003,23(2):109-123.

[23] HEINEN E,Van WEE B,MAAT K. Commuting by Bicycle:An Overview of the Literature[J]. Transport Reviews,2010,30(1):59-96.

[24] HUMPEL N,OWEN N,LESLIE E,et al. Associations of Location and Perceived Environmental Attributes with Walking In Neighborhoods[J]. American Journal of Health Promotion,2004,18(3):239-242.

[25] ISAACS R. The Urban Picturesque:An Aesthetic Experience of Urban Pedestrian

Places[J]. Journal of Urban Design,2000,5(2):145-180.

[26] JACKSON L E. The Relationship of Urban Design to Human Health and Condition [J]. Landscape and Urban Planning,2003(64):191-200.

[27] KELLY J G. Changing Contexts and the Field of Community Psychology [J]. American Journal of Community Psychology,1990,18(6):769-792.

[28] KRIZEK K J,JOHNSON P J. Proximity To Trails and Retail:Effects on Urban Cycling and Walking[J]. Journal of the American Planning Association,2006,72(1):33-42.

[29] LEE C,MOUDON A V. Neighbourhood Design and Physical Activity[J]. Building Research & Information,2008,36(5),395-411.

[30] LEE I,EWING R,SESSO H. The Built Environment and Physical Activity Levels:The Harvard Alumni Health Study[J]. American Journal of Preventive Medicine,2009,37(4):293-298.

[31] LDYDEN K M. Social Capital and the Built Environment:The Importance of Walkable Neighborhoods [J]. American Journal of Public Health,2003,93(9):1546-1551.

[32] LI F,HARMER P A,CARDINAL B J,et al. Built Environment,Adiposity,and Physical Activity in Adults Aged 50-75[J]. American Journal of Preventive Medicine,2008,35(1):38-46.

[33] MACKIEWICZ A,RATAJCZAK W. Towards a New Definition of Topological Accessibility [J]. Transportation Research B,1996,30(1):47-79.

[34] MCCORMACK G R,ROCK M,TOOHEY A M,et al. Characteristics of Urban Parks Associated with Park Use and Physical Activity:A Review of Qualitative Research [J]. Health & Place,2010,16(4):712-726.

[35] MEHTA V. Walkable Streets:Pedestrian Behavior,Perceptions and Attitudes[J]. Journal of Urbanism,2008,1(3):217-245.

[36] MILLINGTON C,THOMPSON C W,ROWE D,et al. Development of the Scottish Walkability Assessment Tool(Swat)[J]. Health & Place,2009,15:474-481.

[37] MOUDON A V,LEE C,CHEADLE A D,et al. Operational Definitions of Walkable Neighborhood:Theoretical and Empirical Insights[J]. Journal of Physical Activity and Health,2006,3(s1):S99-S117.

[38] NASAR J L. Urban Design Aesthetics the Evaluative Qualities of Building Exteriors [J]. Environment and Behavior,1994,26(3):377-401.

［39］NELSON M C,Gordon-Larsen P,Song Y,et al. Built and Social Environments Associations with Adolescent Overweight and Activity［J］. American Journal of Preventive Medicine,2006,31(2):109-117.

［40］NG S W,NORTON E C,POPKIN B M. Why Have Physical Activity Levels Declined Among Chinese Adults? Findings from the 1991-2006 China Health and Nutrition Surveys［J］. Social Science & Medicine,2009,68:1305-1314.

［41］POWELL K. Places to Walk:Convenience and Regular Physical Activity［J］. American Journal of Public Health,2003,93(9):1519-1521.

［42］RANDALL T A,BAETZ B W. Evaluating Pedestrian Connectivity for Suburban Sustainability［J］. Journal of Urban Planning and Development,2001(3):1-15.

［43］RUNDLE A,ROUX A V D,Freeman L M,et al. The Urban Built Environment and Obesity in New York City:A Multilevel Analysis［J］. Am J Health Promot,2007,21(4 Suppl):326-334.

［44］SAELENS B E,HANDY S L. Built Environment Correlates of Walking:A Review［J］. Medicine and Science in Sports and Exercise,2008,40(7S):S550-S566.

［45］SHEN Q. Spatial Technologies,Accessibility and the Social Construction of Urban Space［J］. Computers,Environment and Urban Systems,1998,22(5):447-464.

［46］SIMONS-MORTON D B,Simons-Morton B G,Parcel G,et al. Influencing Personal and Environmental Conditions for Community Health:A Multilevel Intervention Model［J］. Community Health,1988,11(2):25-35.

［47］SKÄRBÄCK E. Urban Forests as Compensation Measures for Infrastructure Development［J］. Urban Forestry & Urban Greening,2007,6(4):279-285.

［48］SOUTHWORTH M. Designing the Walkable City［J］. Journal of Urban Planning & Development,2005,131(4):246-257.

［49］SPENCE J C,LEE R E. Tow4rd a Comprehensive Model of Physical Activity［J］. Psychology of Sport and Exercise,2003,4(1):7224.

［50］SUMINSKI R R,Poston S W,Petosa L R,et al. Features of The Neighborhood Environment and Walking by U. S. Adults［J］. American Journal of Preventive Medicine,2005,28(2):149-155.

［51］TAYLOR A F,KUO F E,SULLIVAN W C. View of Nature and Self-Discipline:Evidence from Inner City Children［J］. Journal of Environmental Psychology,2002,22:49-63.

［52］ULRICH R. View Through a Window May Influence Recovery［J］. Science,1984,

224(4647):224-225.

[53] Van DEN BERG A E,KOOLE S L,Van DER Wulp N Y. Environmental Preference and Restoration:(How) are They Related[J]. Journal of Environmental Psychology,2003,23(2):135-146.

[54] VELARDE M D,FRY G,TVEIT M. Health Effects of Viewing Landscapes-Landscape Types in Environmental Psychology[J]. Urban Forestry & Urban Greening,2007,6(4):199-212.

[55] VOJNOVIC I,JACKSON-ELMOORE C J,HOLTROP J,et al. The Renewed Interest in Urban form and Public Health:Promoting Increased Physical Activity in Michigan [J]. Cities,2006,23(1):1-17.

[56] WENDEL-VOS W,DROOMERS M,KERMERS S,et al. Potential Environmental Determinants of Physical Activity in Adults:A Systematic Review[J]. Obesity Reviews,2007,8 :425-440.

[57] 曾松,杨佩昆,方棵波. 城市道路网结构的可达性评价[J]. 同济人学学报,2001:29(6):666- 671.

[58] 陈泳,何宁. 轨道交通站地区宜步行环境及影响因素分析——上海市 12 个生活住区的实证研究[J]. 城市规划学刊,2012(6):96-104.

[59] 陈泳,赵杏花. 基于步行者视角的街道底层界面研究——以上海市淮海路为例[J]. 城市规划,2014,322(6):24-31.

[60] 顾震弘,韩冬青,罗纳德·维纳斯坦. 低碳节能城市空间规划策略——以南京河西新城南部地区为例[J]. 城市发展研究,2013(02):94-104.

[61] 胡焕庸.《人地学原理》序言[J]. 人文地理,1986(1):6-11.

[62] 胡志斌,何兴元,陆庆轩,等. 基于 GIS 的绿地景观可达性研究——以沈阳市为例[J]. 沈阳建筑大学学报:自然科学版,2005(06):671-675.

[63] 黄怡. 大都市核心区的社会空间隔离[J]. 城市规划汇刊,2004(5):65-72.

[64] 李平华,陆玉麒. 可达性研究的回顾与展望[J]. 地理科学进展,2005,24(3):69-77.

[65] 卢银桃,王德. 美国步行性测度研究进展及其启示[J]. 国际城市规划,2012(1):10-15.

[66] 卢银桃. 基于日常服务设施步行者使用特征的社区可步行性评价研究——以上海市江浦路街道为例[J]. 城市规划学刊,2013(05):113-118.

[67] 鲁斐栋,谭少华. 基于新城市主义理念的步行干预规划策略探讨[J]. 西部人居环境学刊,2013(05):72-79.

[68] 马林兵,曹小曙.基于 GIS 的城市公共绿地景观可达性评价方法[J].中山大学学报,2006:45(6):111-115.

[69] 潘海啸.城市绿色交通体系整体技术和策略选择[J].建设科技,2011(17):19-22.

[70] 孙斌栋,潘鑫,宁越敏.上海市就业与居住空间均衡对交通出行的影响分析[J].城市规划学刊,2008(01):77-82.

[71] 谭少华,郭剑锋,江毅.人居环境对健康的主动式干预:城市规划学科新趋势[J].城市规划学刊,2010b(4):66-70.

[72] 谭少华,郭剑锋,赵万民.城市自然环境缓解精神压力和疲劳恢复的研究进展[J].地域研究与开发,2010a,29(4):55-60.

[73] 谭少华,王莹亮,肖健.基于主动式干预的可步行城市策略研究[J].国际城市规划,2016,31(05):61-67.

[74] 王恩涌."人地关系"的思想从"环境决定论"到"和谐"[J].北京大学学报:哲学社会科学版,1992(01):84-90,121.

[75] 吴健生,秦维,彭建,等.基于步行指数的城市日常生活设施配置合理性评估——以深圳市福田区为例[J].城市发展研究,2014(10):49-56.

[76] 徐苗,杨震.超级街区+门禁社区:城市公共空间的死亡[J].建筑学报,2010a(03):12-15.

[77] 徐苗,杨震.起源与本质:空间政治经济学视角下的封闭住区[J].城市规划学刊,2010b(04):36-41.

[78] 许建,张新兰.步行网络评价指标及其应用[J].规划师,2012(4):65-68.

[79] 余柏椿.论椭圆区理论——山地居住区公建服务范围的研究[J].武汉城市建设学院学报,1991(01):50-58.

[80] 俞孔坚,段铁武,李迪华,等.景观可达性作为衡量城市绿地系统功能指标的评价方法与案例[J].城市规划,1999,23(8):8-11.

[81] 张殿业,明士军.成都市道路交通安全分级规划方法[J].交通运输工程与信息学报,2005(03):1-9.

[82] 张雷.罗士培与中国地理学[J].地理学报,2015,70(10):1686-1693.

[83] 张莹,王桂华.上海市中老年人步行现状及影响因素分析[J].中国公共卫生,2013,29(006):846-849.

[84] 邹德慈.人性化的城市公共空间[J].城市规划学刊,2006(05):9-12.

3.学位论文

[1] CORTI B. The Relative Influence of, and Interaction between, Environmental and In-

dividual Determinants of Recreational Physical Activity in Sedentary Workers and Home Makers[D]. Department of Public Health, the University of Western Australia, Perth. (1998).

[2] 韩玲. 基于人群心理满足的城市美丽街道环境特征研究[D]. 重庆：重庆大学，2015.

[3] 黄缘罡. 城市街区土地利用与步行出行的关系研究[D]. 重庆：重庆大学，2014.

[4] 李建鑫. 步行出行视角下街道连通性测度研究及应用[D]. 重庆：重庆大学，2016.

[5] 李英侠. 促进人群健康的城市公园空间环境设计研究[D]. 重庆：重庆大学，2015.

[6] 鲁斐栋. 城市住区宜步行的物质空间形态研究[D]. 重庆：重庆大学，2014.

[7] 吕毅. 城市小学校可达性评价[D]. 武汉：武汉大学，2005.

[8] 张青. 空间阻隔视角下小学步行网络的可达性评价[D]. 重庆：重庆大学，2014.

4. 报告

[1] TIGHT M R. Improving Pedestrian Accessibility and Quality of Life[R]. Leeds：University of Leeds，2005.

[2] UK. Department of Healthy. At Least Five a Week：Evidence on the Impact of Physical Activity and Its Relationship to Healthy[R]. A Report from the Chief Medical Officer. 2004.

[3] US Department of Health and Human Services. Physical Activity and Health：A Report of the Surgeon General. Atlanta[R]. U. S：Department of Health and Human Services & Centers for Disease Control and Prevention，1996.

[4] 中国慢性病报告[R]. 北京：中华人民共和国卫生部疾病预防控制局中国疾病预防控制中心，2006.